ゆる～く、ととのう こころ漢方

櫻井大典 著

ナツメ社

はじめに

みなさんの心身の不調の相談にのることが僕の仕事のひとつですが、本当に多くの人からさまざまな悩みを聞きます。そのなかでも多いのが「こころの不調」です。怒りたくないのに爆発してしまう、起きてもいないことに不安になって苦しいなど。

日々の生活をしていると、なかなか思い通りにいかないこともあります。ストレスを発散できる趣味がある人は、そうした感情とうまく付き合えているのかもしれません。しかし、多くの人が、仕事場と家の往復ばかりになってしまい、うまく解決できていないのではないでしょうか。

こころがしんどいとき、あなたはどうしていますか。

しんどくなってしまった人が解決への一歩を歩み出せないのは、ただ怠けているわけではなく、単純に改善する方法がわからないとか、原因に気づかなかっただけかもしれません。専門家に相談する時間が取れないという人もいるでしょう。

こころのしんどさを生み出すストレスは、必ずあなたのまわりに存在し、ストレスから受けたダメージは、自然に消えてはくれません。何かをすることによって解決するわけですが、その何かがわからない。そういう人は少なくないでしょう。

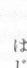

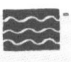

中医学では、体の不調とこころの不調を分けて考えません。たとえば、恐れという感情は腎に由来し、悲しみは肺と関係が深いと考えます。だから、恐怖を感じると失禁し、悲しみすぎると抵抗力が下がり、のどの不調や感染症にかかりやすくなると捉えます。不安や気分の落ち込みを改善するために、腎や肺を元気にする対策を考慮して対応することもあります。ここが中医学の興味深いところです。こころは目に見えないものなので、それを整えるのはなかなか難しいのですが、体を整えるのなら、もう少し楽にできるかもしれませんね。

本書では、さまざまなシチュエーションで起きるこころの反応を取り上げ、中医学の観点から、体の中ではどうなっているのか、どうしたら対処できるのかを解説しています。もしできそうと感じたものがあったなら、ぜひ試してみてください。あなたが元気でいられる術《すべ》が、ひとつでも見つかればいいなと思います。

みなさんが少しでも心地よい毎日を過ごすことができるよう、願っております。

櫻井大典

目次

Part 1 症状から探る こころの悩み解決法

Part 2

場面から探る こころの悩み解決法

Part 3 感情から探る こころの悩み解決法

コラム

この本を読む前に

●こころに関する漢方では、五臓の「肝」の働きが重要とされます。肝は気分や情緒をコントロールする臓であり、イライラや鬱々《うつうつ》とした感情と強く結びついているからです。そして、その肝は「脾《ひ》」と呼ばれる消化器官によって作られる気血水（エネルギー、栄養、栄養に富んだ潤い）によって活力を与えられ、正常に働くことができます。ですから、肝が元気に役目を果たすには、脾がきちんと活躍し、気血水をしっかり生み出していなくてはいけません。こうした考えをもとに解説をしているため、症状や状況が違う場合でも、それに対する反応が同じ説明になることもあります。その分、対策面ではさまざまな方法を提案することを心がけました。

●「こころを軽くする方法」にある対策は、ひとつの症状に限ったものではなく、別の症状にも当てはまる場合が少なくありません。そのため、いろいろなページをめくって読むことをおすすめします。そして、あなたが取り入れられそうなものをぜひ探してみてください。

●ここで紹介している対策方法は、あくまでもひとつの提案です。もし体調がすぐれないのなら、漢方医に漢方薬を処方してもらう、精神科医の診療を受ける、カウンセラーに相談するなど、プロの力を借りることもご検討ください。

part 1

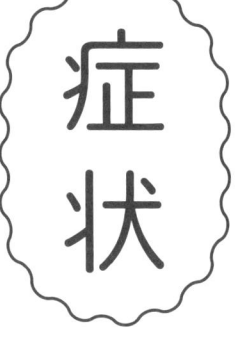

症状から探る

こころの悩み解決法

Case 1

胃がキリキリする

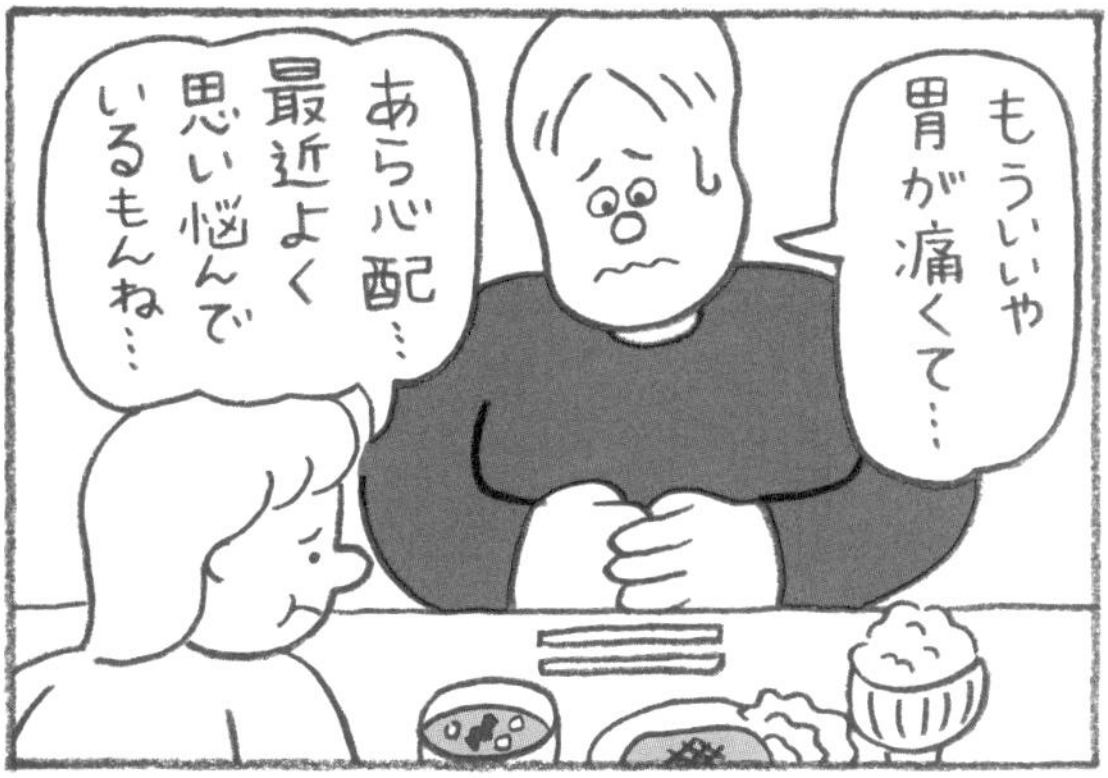
もういいや 胃が痛くて…
あら心配… 最近よく 思い悩んで いるもんね…

体で起こっていること

中医学では、病気が起こる原因には、内因、外因、不内外因の3つがあると考えます。

内因には、「怒、喜、思、悲、恐」の5つの感情の過剰な高ぶりや、先天的な体の弱さが挙げられます。外因には、感染症のほか、風の強さ、暑さや寒さ、湿気や乾燥などの自然変化があります。不内外因は、環境の変化や食習慣の悪化、過労などです。

このように、ひと口に胃の痛みといっても、何が原因かで捉え方は変わり、当然対策も変わるわけですが、ここでは、こころと関係の深い内因による胃痛について掘り下げます。

胃痛を引き起こす感情は、「怒」と「思」です。「怒」は、気血（エネルギーや栄養）の流れの交通整理をしている肝を直撃する感情です。怒りが適度なら気血の巡りをよくするよい面もありますが、過度になると肝が疲弊して気の巡りが悪くなります。すると、滞りが生じ、場合によっては詰まってしまいます。「詰まりは痛みを生じる」と中医学では考えるので、それが胃で生じると痛みのもとになります。

　もうひとつの「思」は、消化と吸収を調節している脾《ひ》と関連する感情なので、思いが多すぎると脾の働きが低下します。脾は胃や小腸、大腸で消化された栄養を吸収するだけでなく、その栄養を体のあちこちに送ったり、消化器官がスムーズに動くように調整したりするコントロールセンターの役割も担っています。さらに、脾は胃と表裏一体となって働くため、脾が弱ると胃も弱り、胃の働きである飲食物をスムーズに運ぶ機能が低下します。考えすぎて食べものがのどを通らない経験をした人もいるでしょうが、あれがまさにその状態です。こうしたことで胃がダメージを受け、それが胃痛となってあらわれるのです。

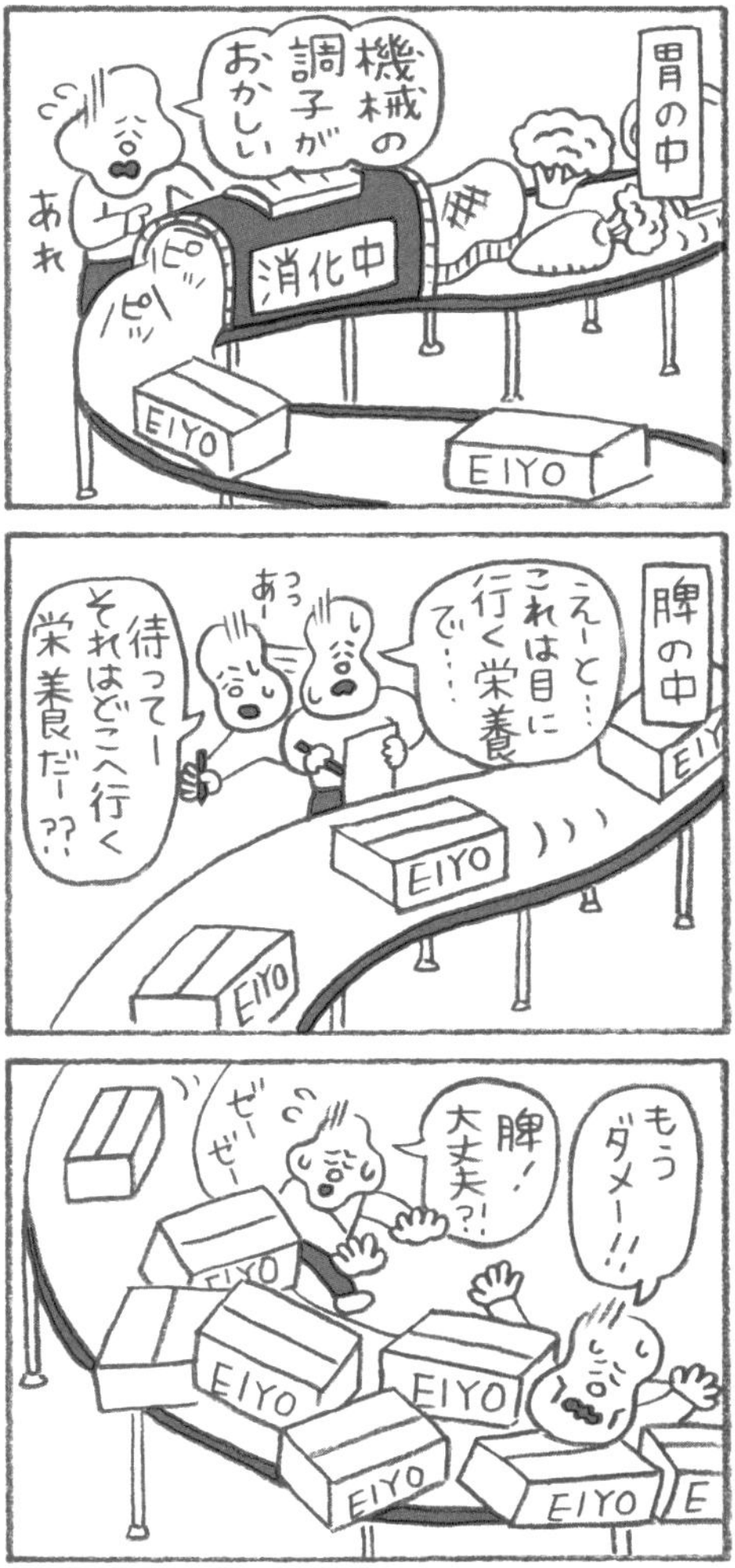

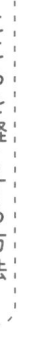

こころを軽くする方法

　対策の第一歩は、「怒」と「思」のどちらの感情が胃痛の原因になっているのかを見極めることです。「子どもに怒ってばかりいるわ」「悩みがあってそのことをずっと考え続けています」といったように、自覚している人は、それでタイプがわかりますね。しかし、自分がどの感情を抱いているのかわからない人も多いでしょう。そこで、この2つの感情と関連がある肝と脾がダメージを受けるとどうなるかを紹介するので、見極めの材料にしてください。

【肝が弱ると見られる症状】

□胸や腹、わき腹が張る
□下痢と便秘をくり返す
□目が疲れやすい

【脾が弱ると見られる症状】

□食欲が落ちる
□小食になる
□下痢や軟便になる

肝の弱りは怒り、脾の弱りは思いすぎの感情が強いとみなします。

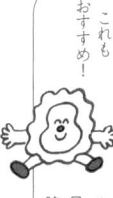

怒りの感情がたまっている人は、悲しい映画を見たり小説を読んだり、悲しみを誘う曲を聞くなんていうのもいいかもしれません。中医学では、怒りよりも悲しみの感情が勝ると考えるため、悲しみのシャワーを浴びて怒りを抑え込もうというわけです。

思いすぎる人は、肝の働きを促す酸味を多めにとり、日頃から肝の働きを高めておきましょう。「思いすぎて脾が弱っているのに、なぜ肝を元気にするの？」と思うでしょうが、中医学において、思いすぎるのは脾が強くなりすぎて暴走していると考え、その抑止役が肝にあるからです。やんちゃ坊主を怖い大人が抑えるみたいなイメージですね。肝を元気にするには、よい香りが効果的なので、酸味があって香りもよい柑橘類は最適です。ちなみに、悲しみが怒りに勝るのと同じように、「思」を抑制する感情も存在します。それは「怒」です。怒りを故意に起こすことは現実的ではないですが、理屈上は怒りで思いすぎを発散させることが可能です。実際に、古典には、「思いわずらい食欲もない人をどうしても助けたいときは、嫌われるのを覚悟で怒らせる」なんていう治療法も載っています。

これもおすすめ！

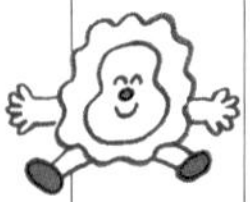

ストレスを発散させる⇩P36、75
暴飲暴食をやめる⇩P57、207
脾を労わる食事をとる⇩P136、201

Case 2

下痢をする

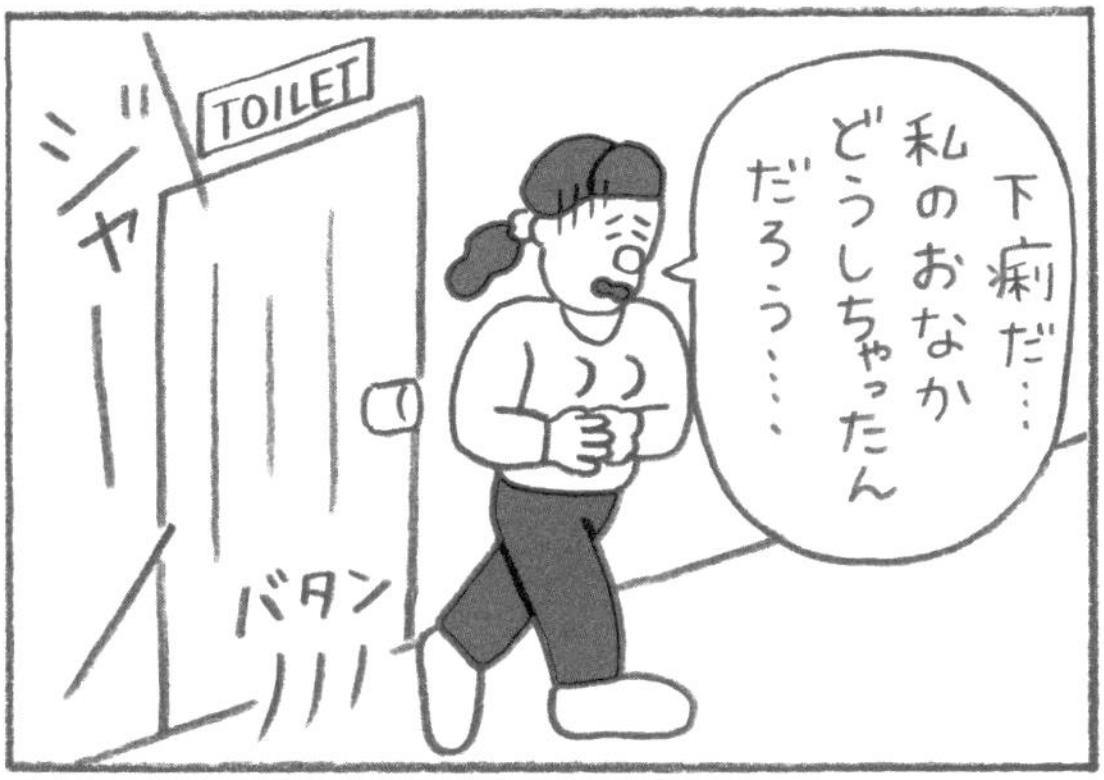

ジャー
TOILET
下痢だ…私のおなかどうしちゃったんだろう…
バタン

体で起こっていること

　下痢の原因は大きく分けて4つあります。1つ目は冷えや暑さ、寒さ、湿気など体の外の影響によるもの。夏場にエアコンで冷やされて下痢をするというのが、まさにこれですね。2つ目は冷たい飲食が多いなど、不摂生によるもの。たとえば、氷水を一気に飲んだらおなかが冷えて下痢をしたというのは、これに当たります。3つ目は病後の体力低下や先天的な虚弱体質で起こる下痢です。両親が胃腸が弱い場合、その子も弱くなることはよくあります。そして4つ目が憂鬱《ゆううつ》、怒りなど、情緒の問題によるものです。ここでは、最後の4つ目について掘り下げます。

　気分がふさぎがちだったり、イライラしたりすることが続いていると、気の巡りが悪化します。気とは胃腸を正しく動かすエネルギーなので、巡りが悪くて気が届きにくくなると胃腸の動きが悪くなります。中医学で胃腸は「脾胃《ひい》」といいますが、脾胃は飲食物を体に必要なものとそうでないものに

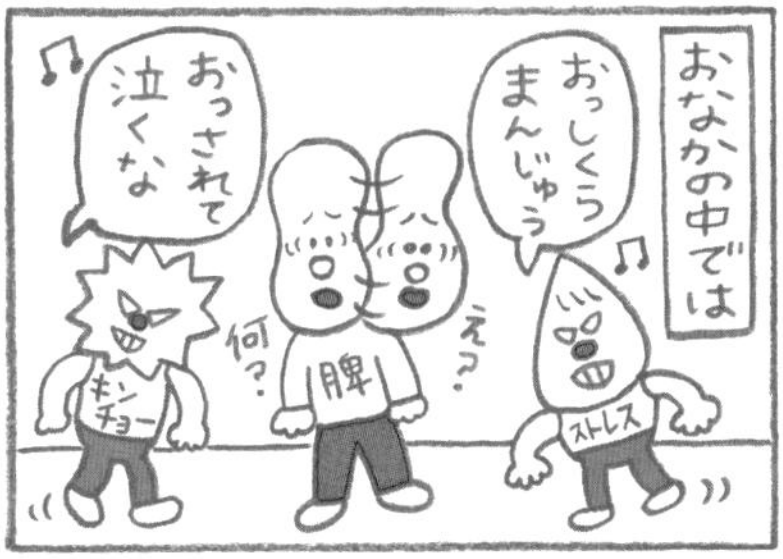
おなかの中では
おっしくらまんじゅう
えっ？
何？
脾
おっされて泣くな
キンチョー
ストレス

分別し、必要なものからエネルギーである「気」、栄養を運ぶ「血《けつ》」、体液である「水（津液《しんえき》）」の原料を作り出しています。そして、不要なものは便や尿に変えて排出しています。激しい怒りや継続するストレスで気の巡りが悪化すると、こうした脾胃の機能が低下するので、正しく消化吸収ができなくなり、下痢を起こしてしまうのです。

また、緊張やストレスがかかった状態では、体に力がぐっと入ります。胃腸も筋肉のかたまりですから、同じように固まって動きが悪くなります。すると、消化吸収力が低下します。本来なら、消化吸収を終えるまでの間は、食べたものを胃腸の中に保持できるので

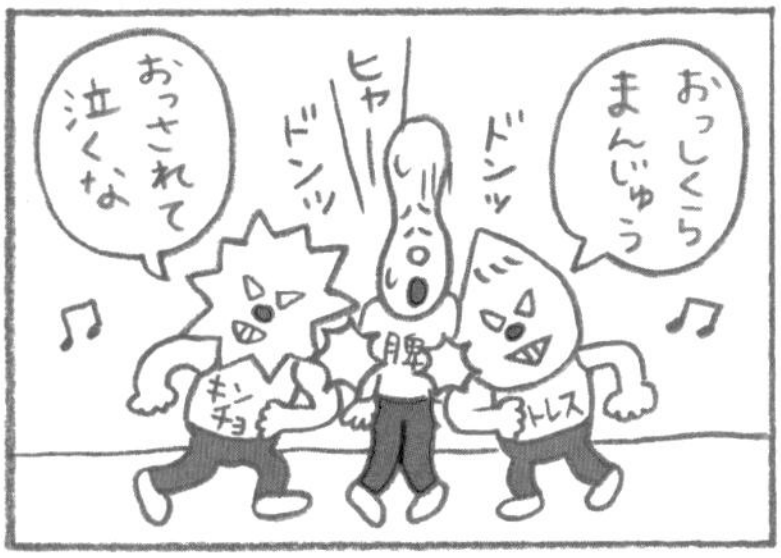
おっしくらまんじゅう
ドンッ
ヒャー
ドンッ
おっされて泣くな
脾
キンチョー
ストレス

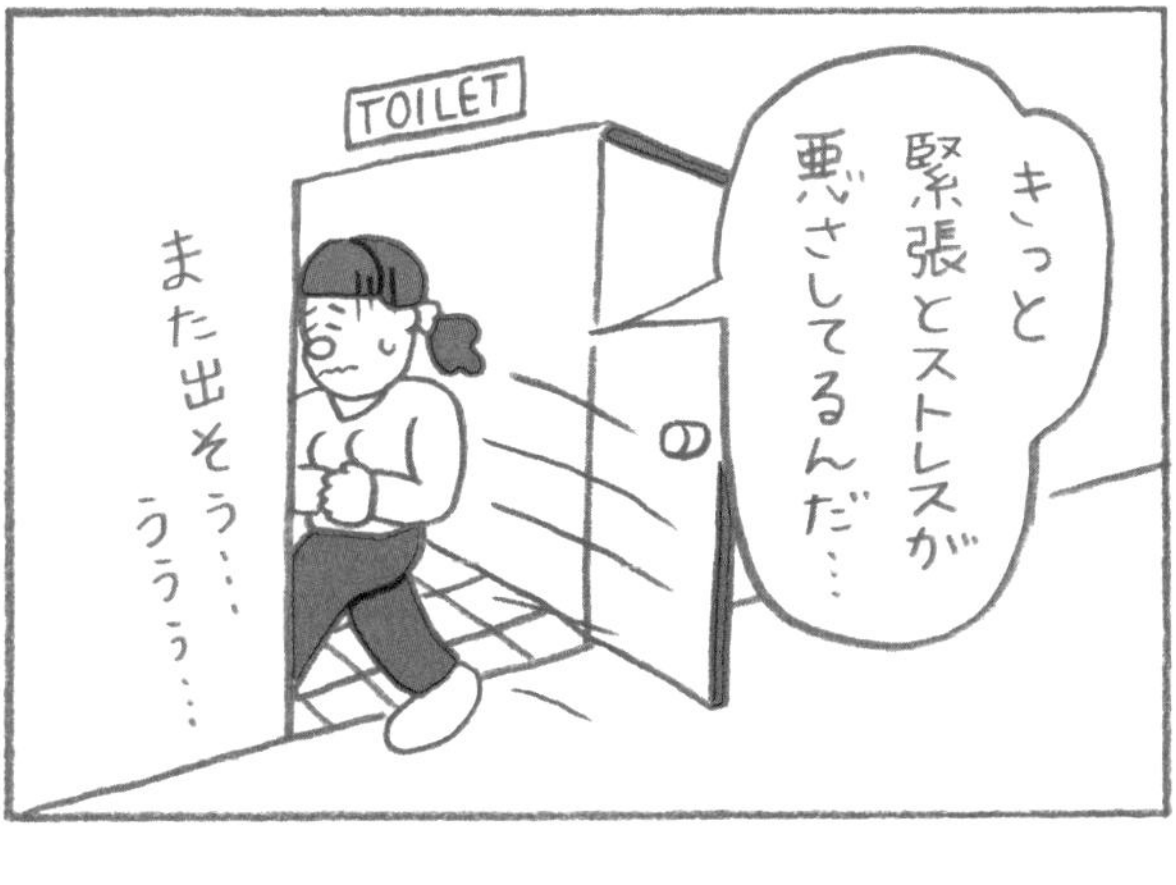
TOILET
きっと緊張とストレスが悪さしてるんだ…
また出そう…ううう…

すが、弱っているとすぐに排出してしまいます。つまり、未消化の便が外に出されてしまうわけで、これが下痢です。

こころを軽くする方法

下痢の改善の第一歩は、弱った脾胃を立て直すこと。そのためには、油っこい・甘い・味が濃い食べもの、生ものや冷たいものを控え、脾胃の負担を軽くします。そのうえで、気の巡りを改善させる対策をとりましょう。気の巡りをよくするには、柑橘類や香味野菜などの香りのよいものを食べること。ジャスミンやバラなどの香りをかいだり、ミントなどのハーブティーを飲んだり、アロマをたくのもおすすめです。香りのよいものは、「思いすぎ」や「怒り」の感情をやわらげるので、その意味でも効果的です。こうした感情は気を詰まらせてしまい、それが結果的に脾胃の働きを悪くしますからね。香りは脳に直接届くので即効性がありますが、それほど強い力はないので、初期段階で効果的に使えるよう、普段から好きな香りを用意しておくといいでしょう。

緊張やストレスをゆるめるには、何はともあれ、リラックスすること。緊張をとる方法のひとつに、漸進《ぜんしん》的《てき》筋《きん》弛《し》緩《かん》法《ほう》があります。これは体の各部に力を入れたり抜いたりしてその状態を意識することで、体のどこに力が入っているか、どうやって力を抜けばいいかを学ぶものです。たとえば、まず右足のももに力を入れます。このとき、ほかの部分の筋肉はできるだけゆるめます。この緊張状態を数秒維持して、一気に力を抜きます。次は、左のももで同じことを行い、体のパーツごとに緊張と弛緩（緩和）をくり返します。そうすることで、全身の緊張を解いていきます。横になって行うのがベストですが、座ったままでもできるので、電車の中や会社でも試してみてください。ただし、この効果は一時的なので、こまめに行ったり、深呼吸をする、軽いウォーキングをする、大声を出すなどほかのリラックス法と組み合わせたりするのがいいでしょう。

これもおすすめ！

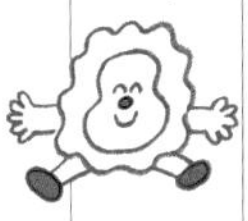

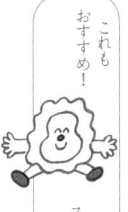

ストレスを発散させる⇩P36、75

Case

3 頭痛がする

体で起こっていること

頭痛の原因は体の外にあるか、内にあるかで大きく2つに分けられます。体の外に原因がある場合は、冷えなど外気によるものか、カゼなどの感染症によるもの。この場合の頭痛は、原因を見極めて取り除く対策をとるのが治療の基本です。もうひとつは、体の内に要因がある頭痛で、飲食の不摂生によるものか、過度な憂鬱《ゆううつ》やイライラ、怒りによるものです。過度な感情によるものは、言い換えると、ストレスによる頭痛ともいえます。

ストレスを受けて最初に影響が見られるのは、肝です。肝は気（エネルギー）の交通整理を行っているので、肝に負担がかかると、気の運行がおかしくなり、渋滞が起こります。すると、そこには熱が発生します。自然界でも暖かい空気が上昇するように、熱は体の上部（上半身、顔、頭）に影響を及ぼします。すなわち、目が真っ赤になったり、顔が熱くなったりします。上昇した熱気流が風を生み出すため、フラフラすることもあります。うまくしゃべれなくなったり、不安感が強くなったり、不眠になったりもします。こうした症状の中のひとつが、頭痛です。

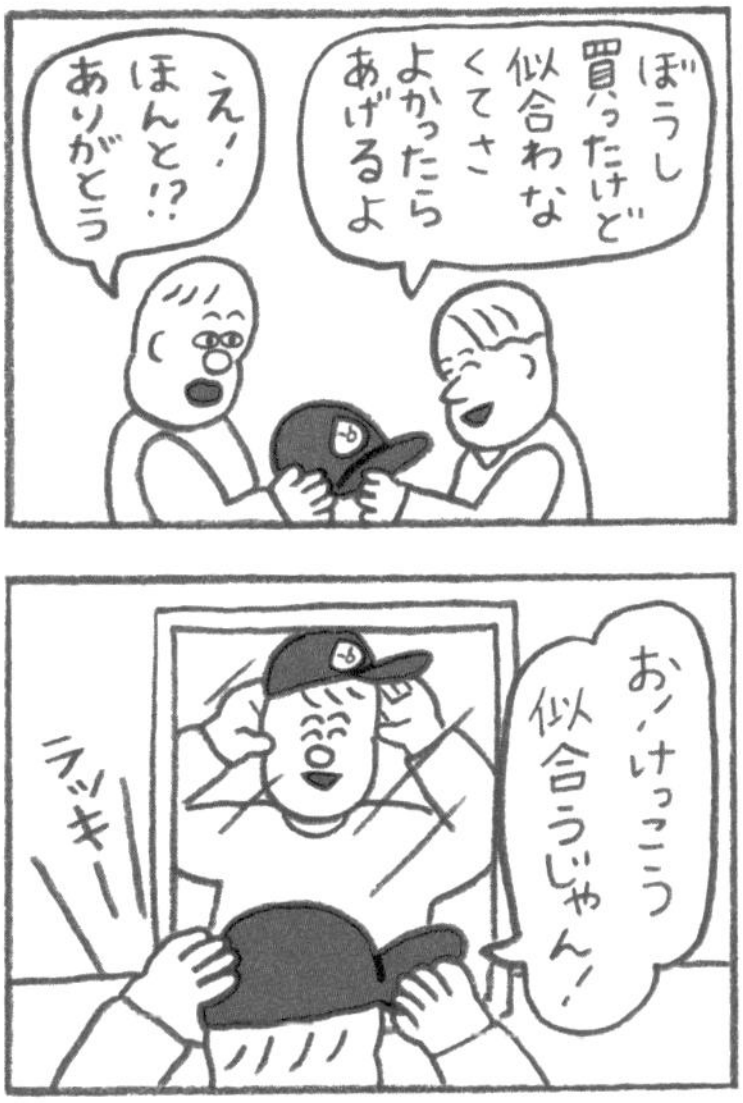
ぼうし買ったけど似合わなくてさ よかったらあげるよ
え！ほんと!? ありがとう
お！けっこう似合うじゃん！
ラッキー

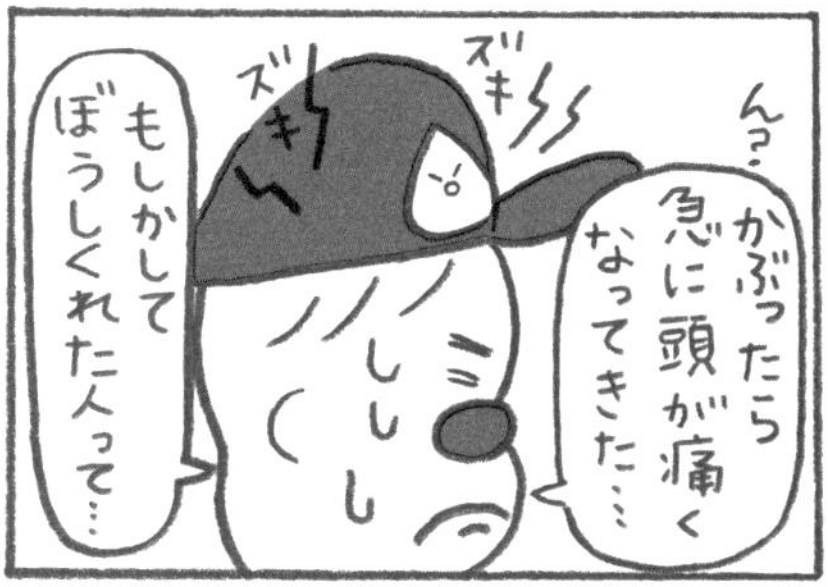
んっ？
かぶったら急に頭が痛くなってきた…
ズキ
ズキ
もしかしてぼうしくれた人って…

また、肝の弱りは気持ちの不安定さも引き起こします。というのも、肝の不調による気の滞りは、ずっと詰まっているのではなく、車の渋滞と同じように、流れたり止まったりするからです。その不安定さが気持ちに影響を及ぼし、怒りや落ち込みなど、気分がころころ入れ替わりやすくなります。ですから、ストレス性の頭痛は、頭の痛みに加え、こうした症状も伴うのが特徴です。ちなみに、肝に通じる気の通り道は体の側面にあるので、こめかみが痛い、片頭痛があるなど、側面の頭痛が起こることが多いです。

こころを軽くする方法

対策は、燃え上がった熱を鎮火することと、鎮火するための潤いを補うことの2つ。まずは熱が強いか、水が足りないかを見分けることからはじめ、それに応じた対策をとります。

最初に考えるのは、後者の潤い不足の場合についてです。次のような症状が見られたら、潤い不足を疑います。

□水分をとっても癒されないのどのかわきがある
□手足がほてる
□夕方頃からほてりや微熱があらわれる
□寝汗をかく
□ほお骨あたりが赤くなる
□肌が乾燥する

これらに心当たりがある人は、潤いを補う食べもの（P223）をとりましょう。潤いは夜作られるため、早く寝ることも大事です。

潤い不足の症状が少ない場合は、燃え上がる火を消す対策をとりましょう。イライラが強く、めまいや頭痛があるときは、深呼吸をしてください。燃え上がった火を空気の流れで消すイメージですね。

深呼吸は、ゆっくりしっかり息を吐き出しましょう。まずは吐ききり、そのあと、ゆっくりと吸います。それをイライラが落ち着くまで続けましょう。また、苦みのある食べもの（下記参照）を積極的にとることもおすすめです。苦みは余分な熱を冷ます働きのほか、神経の高ぶりを鎮静させる作用があるからです。こうして熱を冷ますことで、肝の機能を回復させ、頭痛の改善へとつなげます。

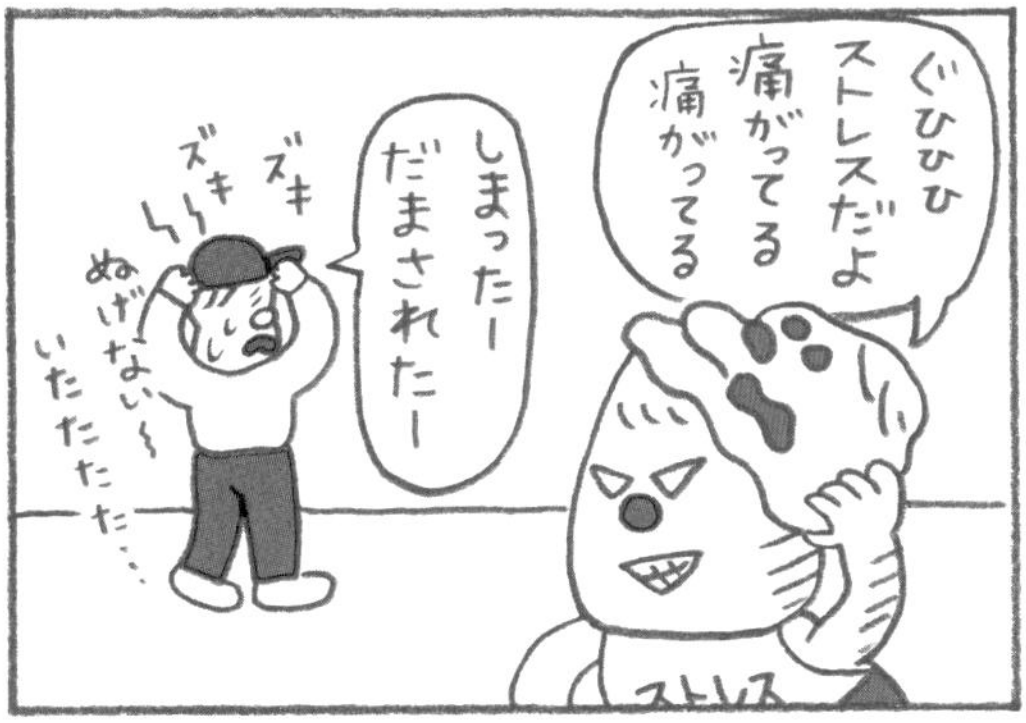
ぐひひ
ストレスだよ
痛がってる
痛がってる
しまったー
だまされたー
ズキ
ズキ
ぬげない〜
いたたたた…
ストレス

もちろん、肝の機能が改善するように直接働きかけてもよく、それには香りをよく使います。よい香りが漂ってくると一瞬その香りにこころが動き、気がそれますよね。たとえば、会社でイライラすることがあった帰り道、パン屋の前を通ったら焼き立てのパンの香りがしてふと立ち止まったなんてこと、あるでしょう？「気がそれる」は「気が動き出す」と同義だと僕は捉えていて、よい香りをかぐと止まっていた気の流れが動き出すので、香りを用いて気の動きを作り出そうというわけです。

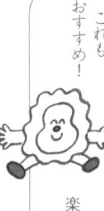

おすすめは柑橘類や香味野菜ですが、ミントやラベンダーなど、あなたの好きな香り、心地よく感じる香りでかまいません。気が動くと熱が徐々に取れていき、少しずつ気が回るようになり、血《けつ》も巡って痛みもやわらいでいきます。

【苦みのある食べもの】

アスパラガス、かぶ、ゴーヤー、セロリ、みょうが、モロヘイヤ、こんにゃく、カモミール、緑茶

これもおすすめ！

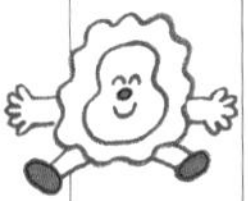

楽しいと思える時間を作る⇩P75

Case 4

もともと弱い部分の痛みが強まる

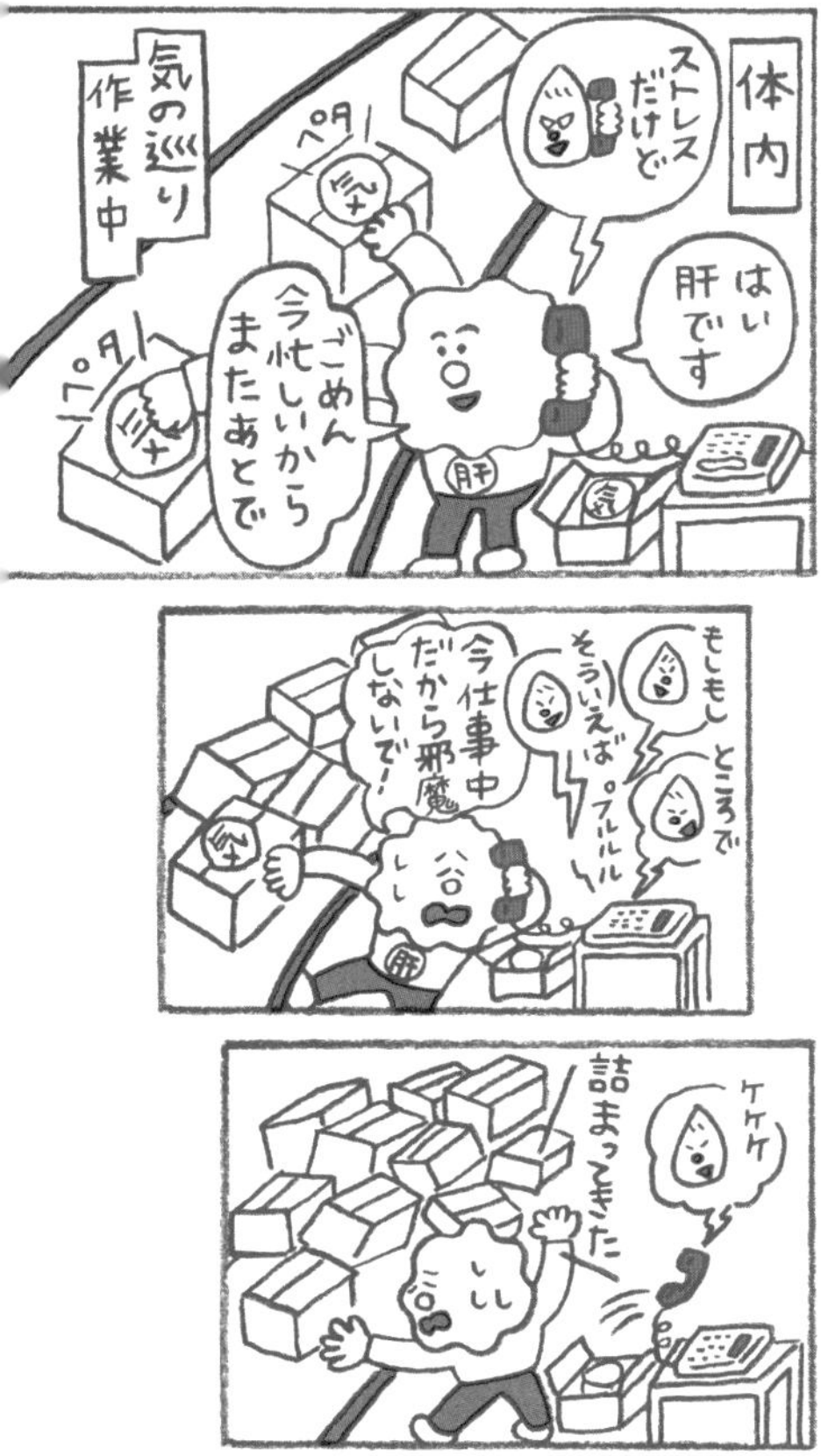
体内
ストレスだけど
はい 肝です
気の巡り作業中
ペタ
ペタ
ごめん 今忙しいから またあとで
肝
気
もしもし
そういえば
ところで
プルルル
今仕事中だから邪魔しないで!
ケケケ
詰まってきた

体で起こっていること

ストレスがかかると、それは肝に影響すると中医学では考えます。

肝は、気（エネルギー）が体内をスムーズに動くように調整している、いわば交通のコントロールセンターなので、ここがストレスの対応で手一杯になってしまうと、体のあちこちで気が渋滞を起こします。中医学には「不通則痛《ふつうそくつう》」という言葉があり、これは「通じざればすなわち痛む」という意味ですが、まさにその状態が起こり、気が詰まった部分に痛みが生じます。目で詰まれば目の痛みに、頭で詰まれば頭痛にという具合に。

この痛みは、体の弱い部分、または弱っている部分に多くあらわれます。もともと胃腸が弱いといった生まれながらに弱い部分に生じるのもそうですが、病気や病後で弱っている部分や、昔負った傷に生じるケースもあります。ストレスを感じることで、昔ただれた皮膚が再び痛んだり、うずいたりするといった経験がある人もいるでしょう。

それだけでなく、過労や休息不足などで疲労がたまっていたり、日々気をつかう状況が続いていたりすることでも痛みが生じ、悪化することがあります。

この場合の痛みは、エネルギーである気や、栄養を運ぶ血《けつ》が足りなくなることで、各臓腑、組織、器官が正常に働くことができず、痛みが生じるという考えで、「不《ふ》栄則痛《えいそくつう》」といいます。たとえば、生理痛がある人が、忙しく働いて疲れてしまうと、食べる力や、消化して必要な気血を生み出す力がなくなるので、より痛みが増すということもあります。また、過労や気のつかいすぎによる気の消耗は、気の機能のひとつである体を守る力も低下させます。そのため、わずかな風や急な冷え込み、高い湿気や乾燥した空気などの影響を受けやすくなり、こうした環境変化からも痛みが生じやすくなります。

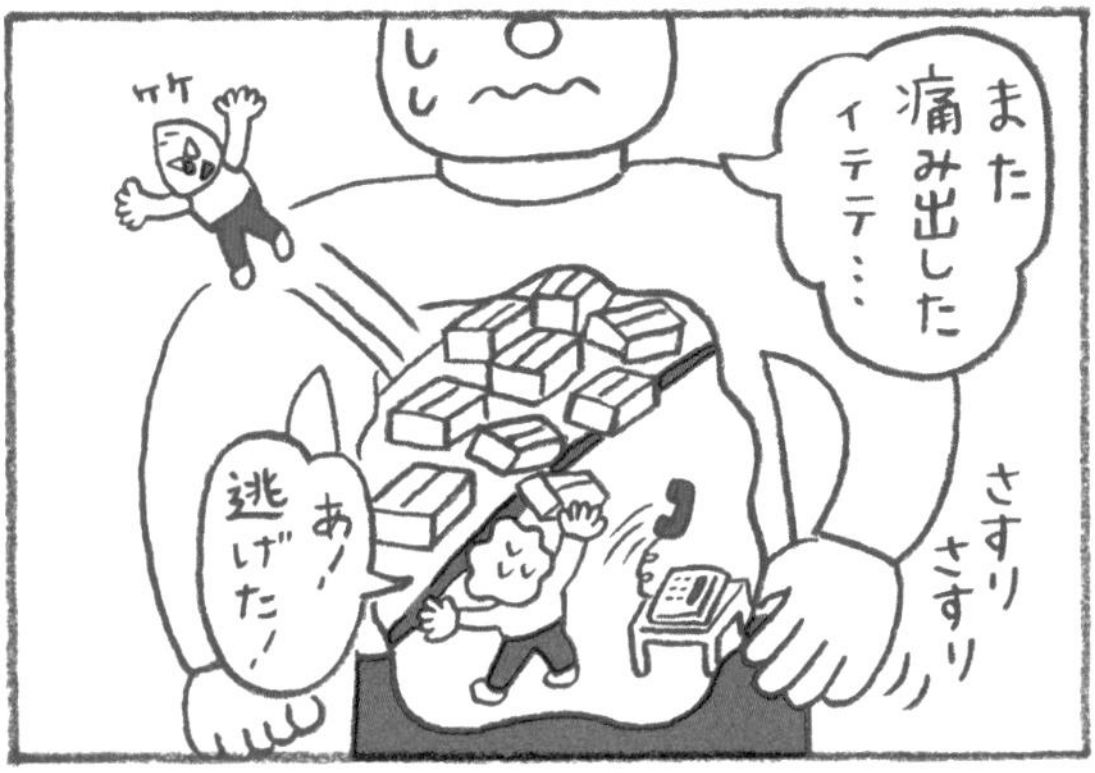
また
痛み出した
イテテ…
さすり
さすり
あ！
逃げた！
ケケ

こころを軽くする方法

ストレスを強く感じている人は、肝を元気にしておくことが大事です。肝を養うには、普段から穏やかな気持ちでいること。怒りや緊張を感じたら、まずは深呼吸しましょう。意外と「深い呼吸」ができていない人が多いので、改めてその仕方をお伝えしましょう。

まずは、しっかり吐くこと。息をゆっくり吐ききってください。次にゆっくり吸い、もう吸えないところまで吸ったら3秒息を止めます。そのあと、またゆっくりと吐き出してください。これをすっきりするまで行うといいでしょう。吐ききることと、ゆっくり呼吸することをお忘れなく。

肝は五行説（P220）で「木《もく》」に属すので、大きな木に抱きつくなんていうのもいいでしょう。それだけで、気持ちが穏やかになります。よい空気を深呼吸して、大きな木に抱きつく場所は、神社がおすすめです。神社は、五行の「木、火《か》、土《ど》、金《ごん》、水《すい》」のすべてが存在する場所だからです。

気をつかいすぎる人は、意識改革が必要です。自分の言動で相手が傷つくかもしれない、嫌な思いをするかもしれないと想像しても、こころの動きは本人にしかわかりません。こちらの意図しない受け取られ方をしたり、予想できない反応がかえってきたりはよくあることです。気をつかいすぎても消耗するだけで、伝わらないことが往々にしてあることを認識し、過度に気をつかう思考を変えることも大事です。「気をつかうな」と言っているのではありませんよ。あくまでも過度な気づかいは不調のもとということです。

イライラや情緒の不安定さはないけれど、疲労感が強い、ため息ばかり出る人は、脾胃《ひい》（胃腸）のケアと、気や血《けつ》のもとになる食べもの（P222、223）をしっかり補給しましょう。ただし、脾胃は食べものが入ってくると常に動き続けなくてはならないので、なるべく負担にならないものを口にすること。たとえば、冷たいものが入ってきたらまずは温めないといけないので、エネルギーをむだに消費します。また、胃、小腸、大腸の消化器官は、筋肉でできた袋や筒のようなものなので、ドロドロに混ぜたり流したりは得意ですが、硬いものを砕いたり繊維を断ち切るには適していません。だから、食べものは体温と同じか少し温かくし、しっかり噛む。これだけで、負担が相当減りますよ。

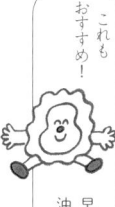

これもおすすめ！

早く寝る⇩P63
油っこい・甘い・味が濃いものを控える⇩P93

Case

5 まぶたがピクピク動く

体で起こっていること

まぶたがピクピク動いていたら、それはストレス過多の状態です。ストレスと関係が深い臓は肝です。怒りや鬱々《うつうつ》とした気持ちになることが多い、寝不足が続いている、過労など、ストレスが多いと肝は弱ります。肝には血《けつ》を貯蔵して必要なところに送る「蔵血《ぞうけつ》」という作用がありますが、それがうまく働かなくなり、肝に貯蔵されている血が足りなくなります。すると、体の各部分に十分な血を送れず、体は正しく働くことができなくなってしまいます。それが目の筋肉で起こると、けいれんを起こしてピクピクするわけです。

とくに、肝は目とつながりが深く、目を酷使すると肝の働きに影響を及ぼすことがあります。また、ストレスで肝に負担がかかりすぎると目が充血するといった、逆ルートをたどるパターンもあります。いずれにせよ、まぶたのけいれんはまさに肝に負担がかかっている状態といえます。「沈黙の臓器」と呼ばれ、文句も言わずに黙々と働く肝ですが、まぶたのピクピクは肝のSOSサインなのです。

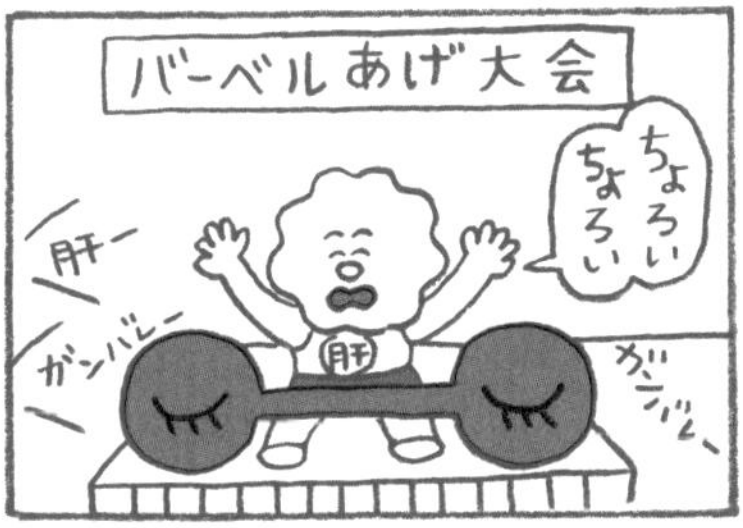

こころを軽くする方法

寡黙な肝がSOSを出しているわけですから、肝に元気になってもらうよう働きかけましょう。それには、血の消耗を抑え、血を増やす、この2つが対策のポイント

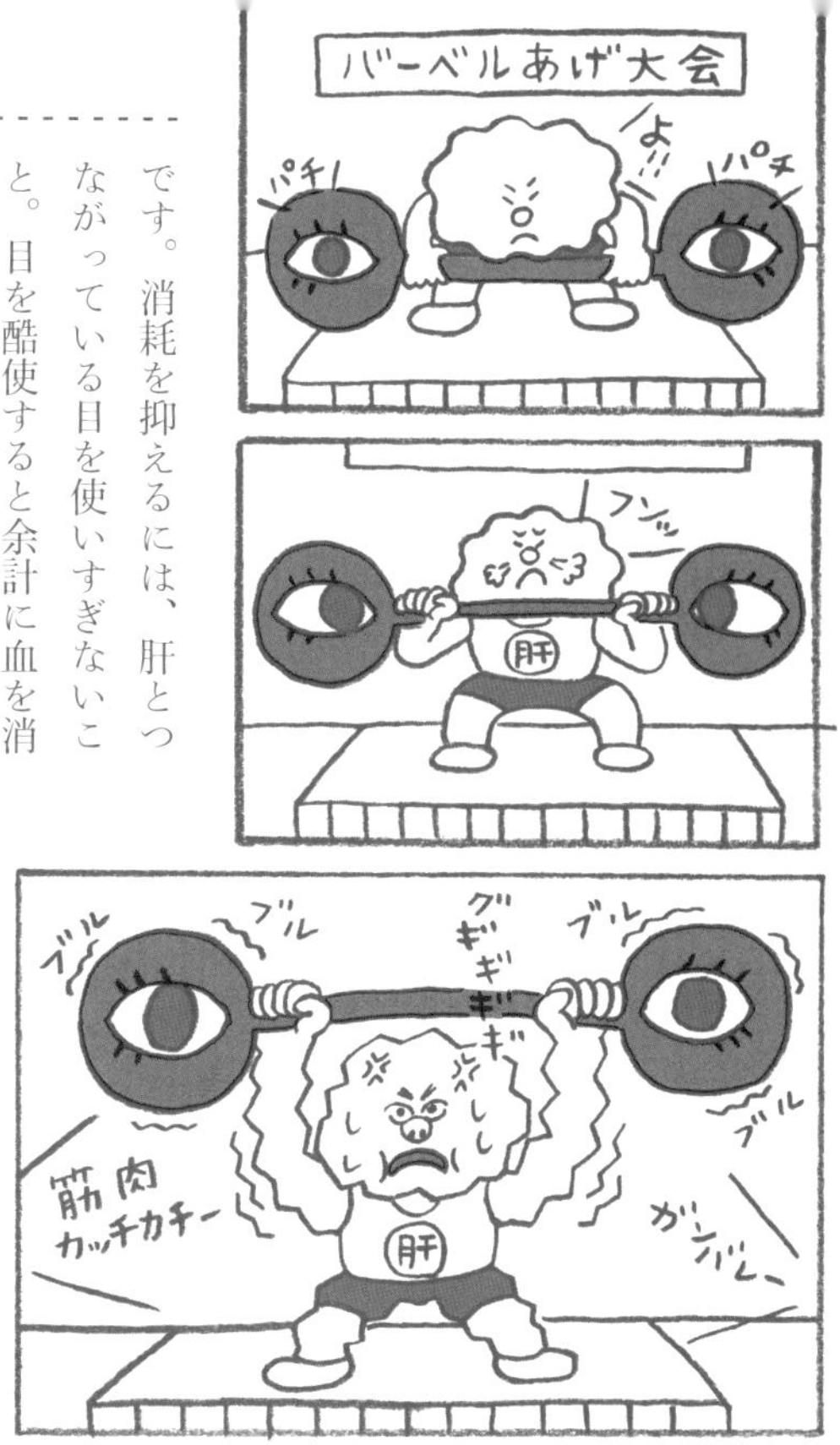

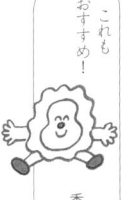

です。消耗を抑えるには、肝とつながっている目を使いすぎないこと。目を酷使すると余計に血を消耗してしまいます。また、頭をたくさん使うことも血の消耗を加速させます。要するに、とにかく早く寝るということです。とくに重要なのが、肝がよく働く時間帯の夜中の1時から3時。そして、肝と表裏一体である胆《たん》がよく働く時間帯の23時から1時。なので、23時には布団に入ってくださいね。そして、血を増やすには、血の原料となる食べもの（P223）を意識してとるようにしてください。

　また、肝は筋《すじ》とも深い関係があるので、次のような症状が見られることもあります。

□手足がしびれる
□屈伸がスムーズにできない
□手足に震えが出る
□筋肉がピクピクする
□手足がつりやすい

　まぶたがピクピクする以外に、これらも肝のSOSサインですので、すぐに休みましょう。休むといっても1日早く寝ただけでは解決はしません。せめて1週間、できたら2週間はしっかり休養をとるようにしてください。

これもおすすめ！

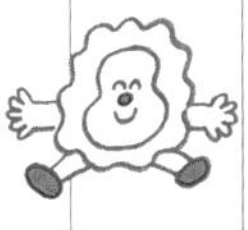

香りのよいものを取り入れる⇩P74

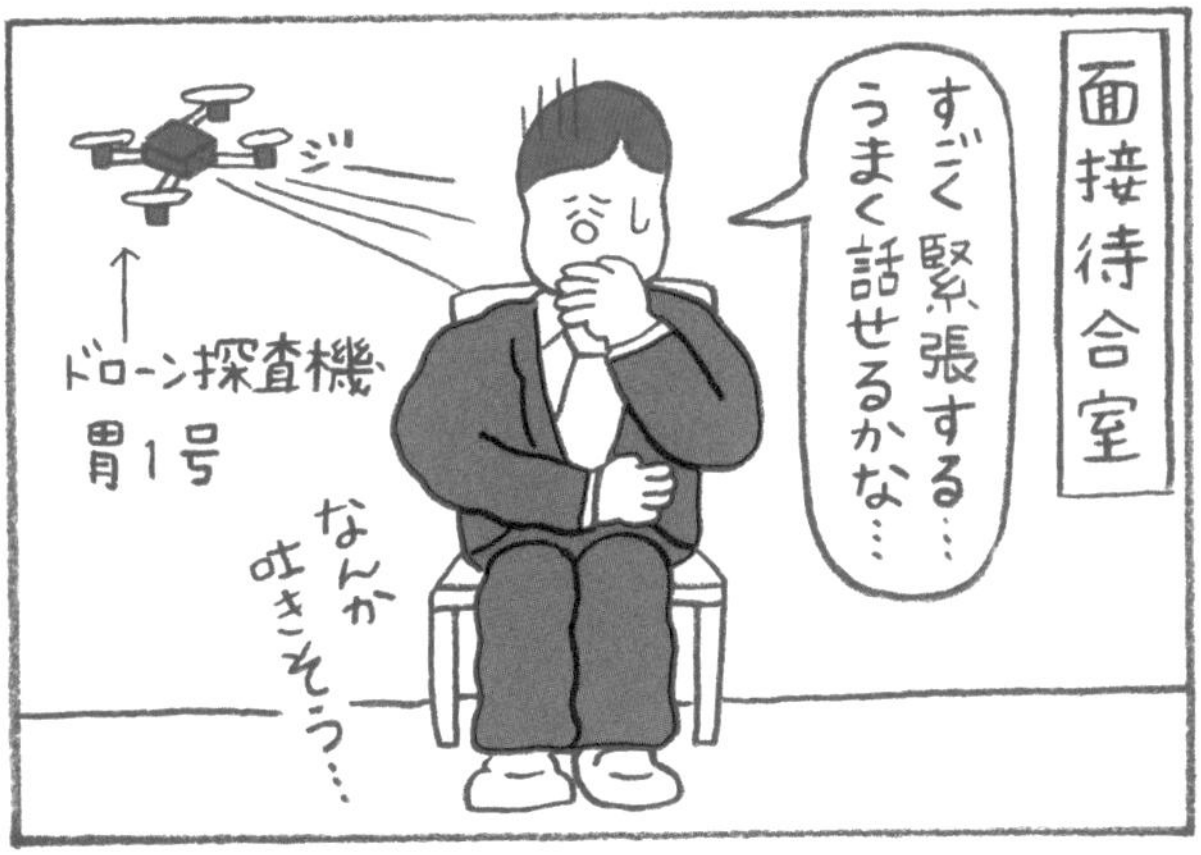

面接待合室
すごく緊張する…うまく話せるかな…
ジー
ドローン探査機
胃1号
なんか吐きそう…

Case 6

吐き気がする

体で起こっていること

食べものは、口↓食道↓胃↓小腸↓大腸と下降していくのが正しい流れですが、これが逆流すると、吐き気となってあらわれます。ですから、吐き気はたいてい胃がムカムカし、こみ上げてくるような感じがあります。

本来なら、口から入った食べものは胃が受け取り、それをドロドロにして体に必要な成分を吸収し、残りを小腸に送ります。小腸でも同様に吸収されて残りを大腸に送り、大腸も同じ作業を行う、というようにくり返されていきます。そして、最終的に尿と便が残り、排出されます。この正しい流れは、気（エネルギー）の動きによってコントロールされています。気が体内をスムーズに巡るように調整しているのは肝ですが、肝はストレスから身を守る役割も担っています。ですから、ストレス過多になると、

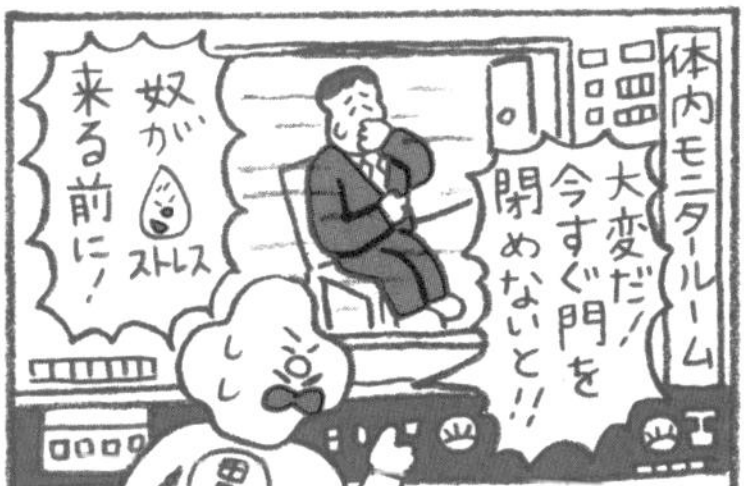

体内モニタールーム
大変だ!! 今すぐ門を閉めないと!!
奴が来る前に!
ストレス
胃

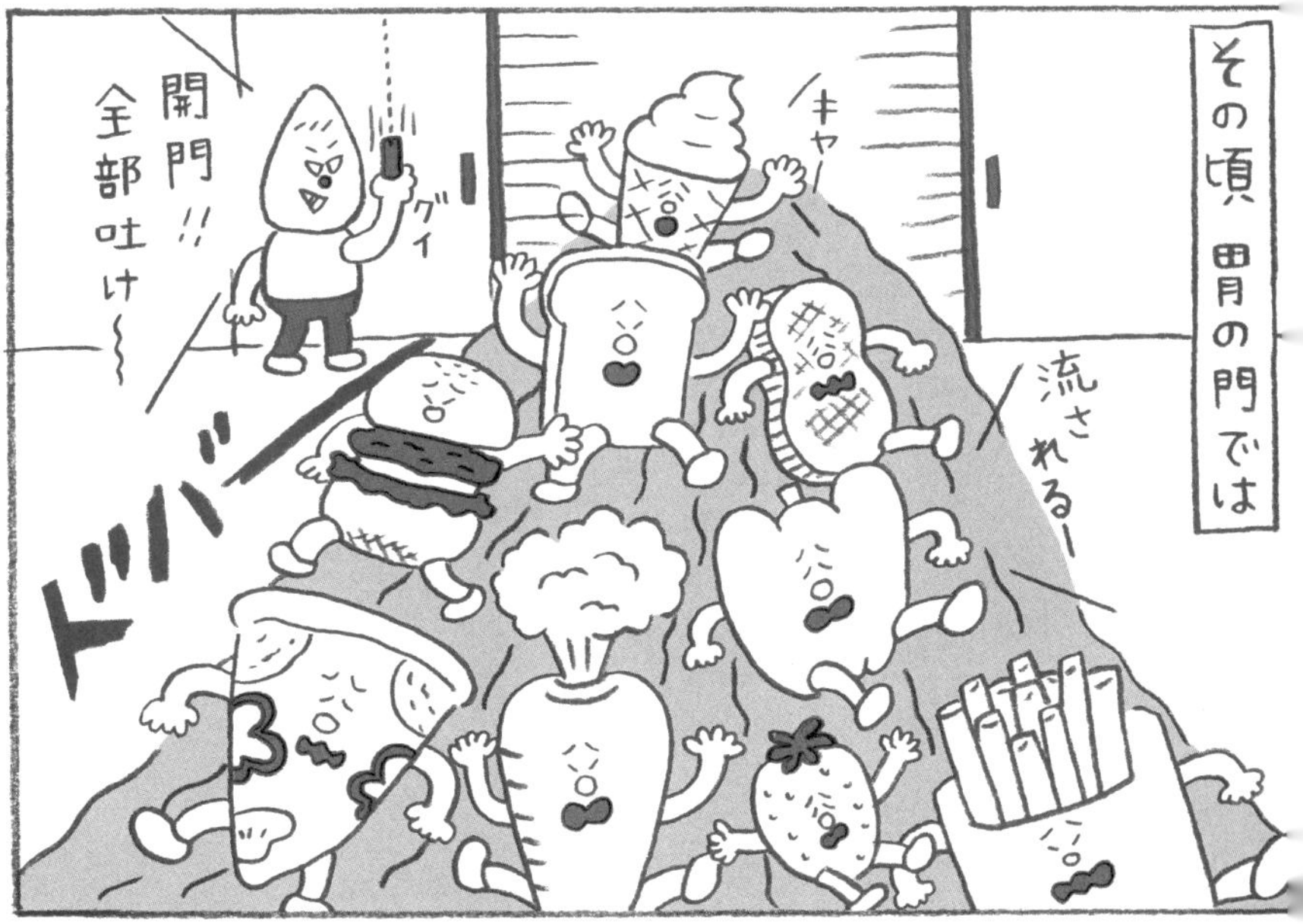
その頃 胃の門では
キャー
開門!!
全部吐け〜〜
グイ
流される〜
ドバ

肝はそちらの処理に忙しく、気を巡らせる働きがおぼつかなくなります。すると、気が詰まって飲食物を胃の下に下ろす働きがうまくいかなくなり、吐き気をもよおすのです。

もしくは、憂鬱《ゆううつ》で考えすぎてしまうことで「思」という感情が強まりすぎていることが原因かもしれません。「思」の感情は、消化と吸収を調整している脾《ひ》と関連しているため、「思」が多すぎると脾の働きが低下します。すると、食べものが詰まって、吐き気につながります。

こころを軽くする方法

ストレスが吐き気の一因なので、その解消法を見つけましょう。と

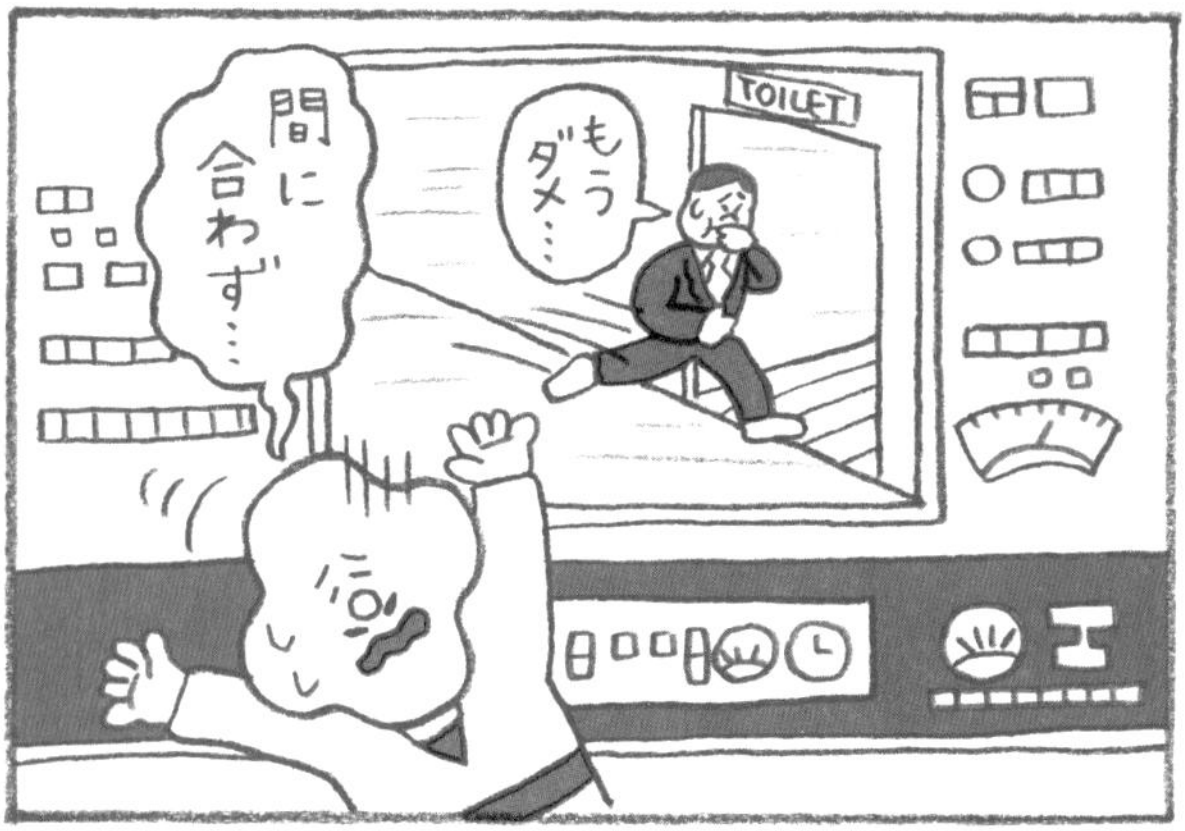

ころで、ストレスで過食や深酒し、そのあとで吐き気をもよおす、なんて生活をしていませんか。食べたり飲んだりしてストレスを晴らすのは手軽に思えるので、ドキッとした人も少なくないでしょう。

しかし、実際は食べものやお酒でストレスを解消するのは難しいですし、むしろダメージのほうが大きいです。楽しく食べるおいしい食事やお酒は、ストレス解消になることもありますが、強いストレスがかかったときは、暴飲暴食では解決しません。ですから、それ以外のストレス発散方法をひとつでも多く見つけておくことが大事です。ストレスの解消法は人それぞれでかまいませんが、僕の場合は、仕事とはまったく関係のないことをします。子どもを連れて近くの公園をはしごしたり、バイクに乗ることが好きなので早朝や深夜に人けのない街を走ったり、休日に山の中でコーヒーをいれてひとりでひと息ついたりしています。油断するとすぐ仕事のことを考えてしまうので、集中しないとできないことをして、仕事を頭の中から追い出しています。

ストレスを解消するよい方法を見つけても、食事の内容が悪いと脾を弱めてしまうので、その点にもご注意を。脾は冷たい・辛い・油っこいもの、お酒などが負担になって弱ることが多いので、それらを避けた食事にしてください。

これもおすすめ！

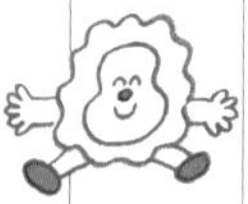

ストレスノートをつける⇩P148

Case

7 眠れない

体で起こっていること

中医学では、過度な感情を不眠の原因のひとつとして考えます。

鬱々《うつうつ》や怒りの感情が強すぎると、負担がかかるのは五臓の肝です。すると肝の働きのひとつである気（エネルギー）の巡りが滞り、それにより熱が生まれて覚醒します。そのせいで目がさえて、眠れないという状態に陥ってしまいます。

また、「怒、喜、思、悲、恐」のどの感情が多すぎても、心《しん》が落ち着かない状態を作り出し、不眠を引き起こします。よいイメージのある喜びも含まれているのが不思議かもしれませんが、喜びや笑いも、強すぎると興奮状態を作り出すので眠れません。楽しみな遠足や旅行の前に眠れなくなるのが

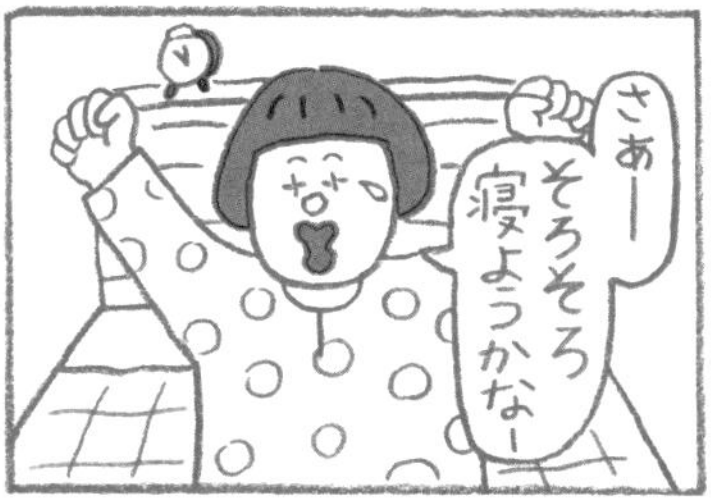
さぁー
そろそろ寝ようかなー

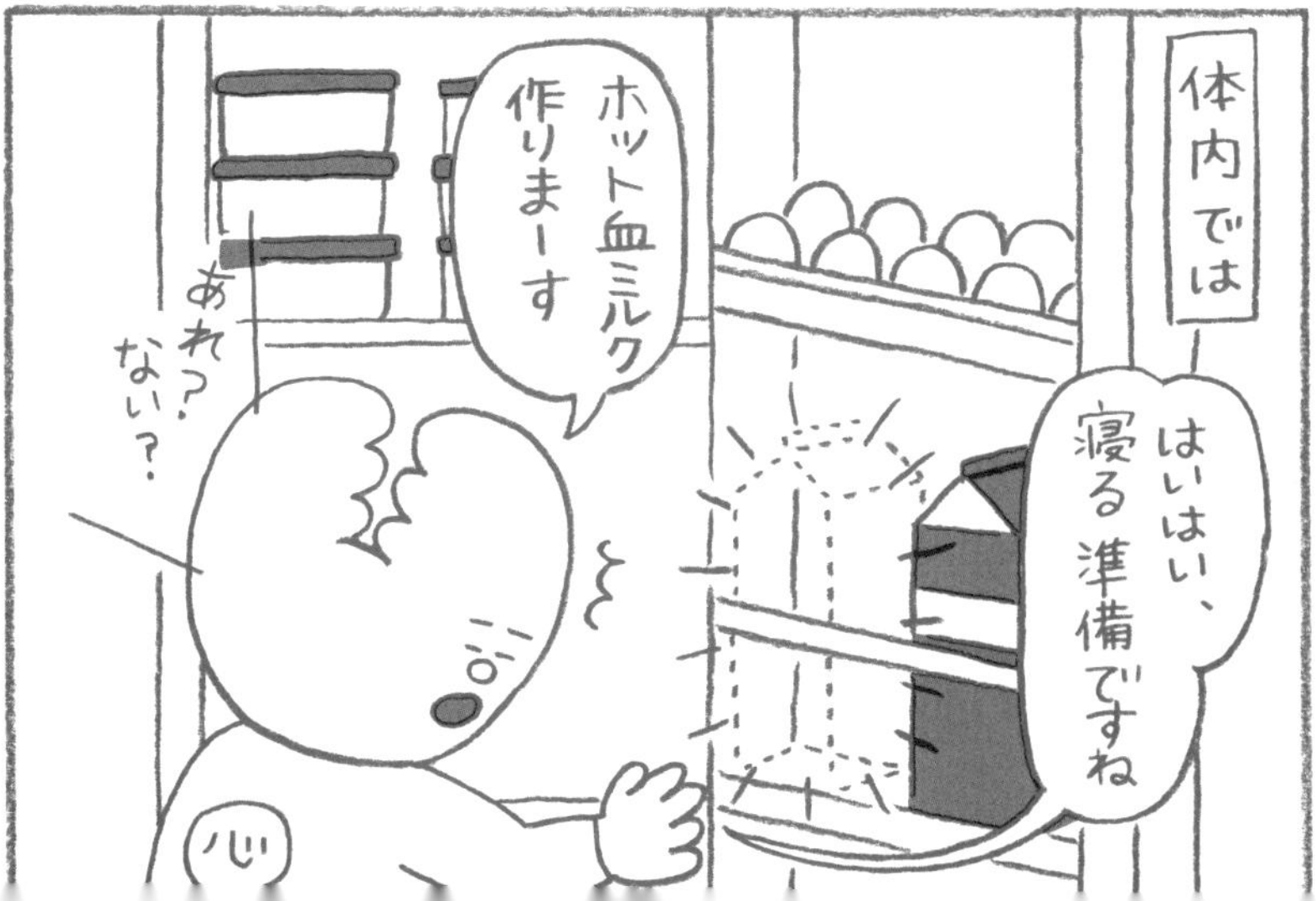
体内では
はいはい、寝る準備ですね
ホット血ミルク作りまーす
あれ？ない？
心

それです。また、思慮過多といわれる、思いわずらう状態も過度な感情とみなします。恋い焦がれた相手のことを思うと夜も眠れないというあれですね。もちろん恋のようなかわいらしい感情ばかりでなく、不安に思うことや、心配ごとが多くても同じ状況を生みます。

さらに、思考には血《けつ》を使いますが、血には精神を安定させる働きがあるので、考えすぎで血が不足すると覚醒しやすくなり、より不眠が誘発されます。突然の驚きや恐れも同じです。夜中に緊急地震速報が鳴り響いて眠れなくなった、怖い話を聞いて眠れなくなったという経験があるのではないでしょうか。

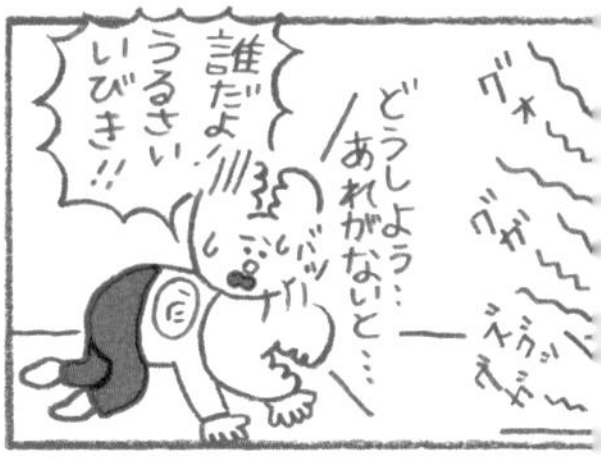
どうしよう…あれがないと…
バッ
誰だよ
うるさいいびき!!

また、ストレスを晴らそうと暴飲暴食したり、コーヒーや濃いお茶、お酒をがぶ飲みしたりといった不適切な飲食も不眠の原因です。暴飲暴食は消化吸収されずに残った食べものの残りかすが熱を帯び、その熱が体の上部に影響して覚醒を招きます。コーヒーや濃いお茶、お酒は、それらに含まれるカフェインやアルコールが心身の撹乱を引き起こします。

働きすぎや疲れすぎも不眠の原因です。疲労により脾胃《ひい》（胃腸）が弱り、エネルギーである気や、栄養を運んでこころを安定させる血《けつ》が十分に作られなくなるからです。それにより体もこころも養うことができず、不眠を引き起こします。疲労困ぱいでバタンキューと横たわり、気づいたら意識が飛んでいたというのは、眠っているのではなく倒れているのであって、よい状態ではありません。

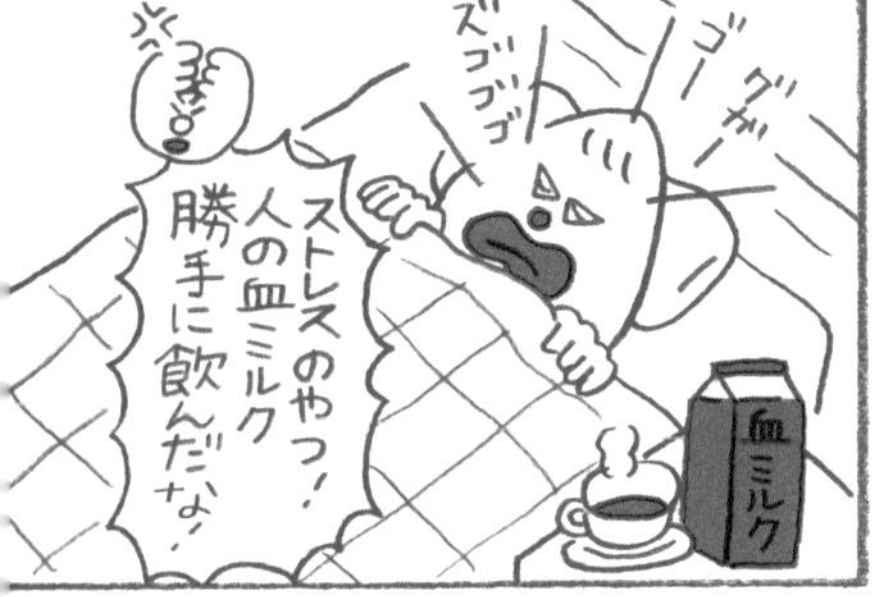
ゴーグガー
ズゴゴゴゴ
ストレスのやつ！人の血ミルク勝手に飲んだな！
血ミルク

こころを軽くする方法

不安で眠れない人は、不安に思っていることを書き出してみるのがおすすめです。自分ではたくさん不安があると思っていても、いざ書いてみるとノートの1ページさえ埋まらないなんてことも少なくありません。「不安だ、不安だ」と気持ちが先行している状態を書くことで客観視し、可視化するのが目的です。詳細はP116をご覧ください。

もうひとつの提案が、睡眠のルーティーンを作ることです。たとえば、15分入浴したあと20分読書をする、ストレッチを10分してから眠るなど。こんなふうにして気持ちを落ち着かせてから眠ってみてください。

ほかにも、部屋の照明を間接照明にして睡眠環境を整える、ぬるめのお風呂に入って体の緊張をとるのもいいでしょう。

逆に睡眠を妨げることは避けてください。寝る前に緊張することをしてはいけません。寝室にスマホを持ち込まないことも大事です。画面のライトが覚醒させるのも理由のひとつですが、気になることを検索してより不安になる人も多いですからね。

食べすぎや飲みすぎが原因の場合は、これらを減らすことが大切です。それにはまず現状を把握すること。「お茶やコーヒーを、毎日何杯飲んでいる？」「お酒は、どのくらいの量を週に何回？」と自分に問うてみてください。現状を把握する方法はP37でも紹介しているので、参考にしてください。

現状が把握できたら、まずはいつもの量から少しでもいいので減らしましょう。お酒を5杯飲んでいるなら4杯に、3杯なら2杯に、毎日なら1日おきにというように。

働きすぎを回避するには、休みをきちんとスケジュールに組み込むこと。休日は仕事のメールは見ないと割り切ることが大事です。

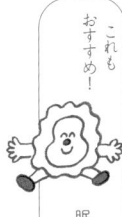

これもおすすめ！

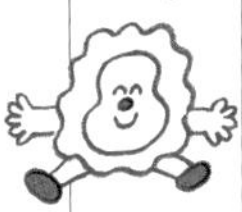

眠りやすい環境を整える⇩P54

Case 8

寝すぎてしまう

体で起こっていること

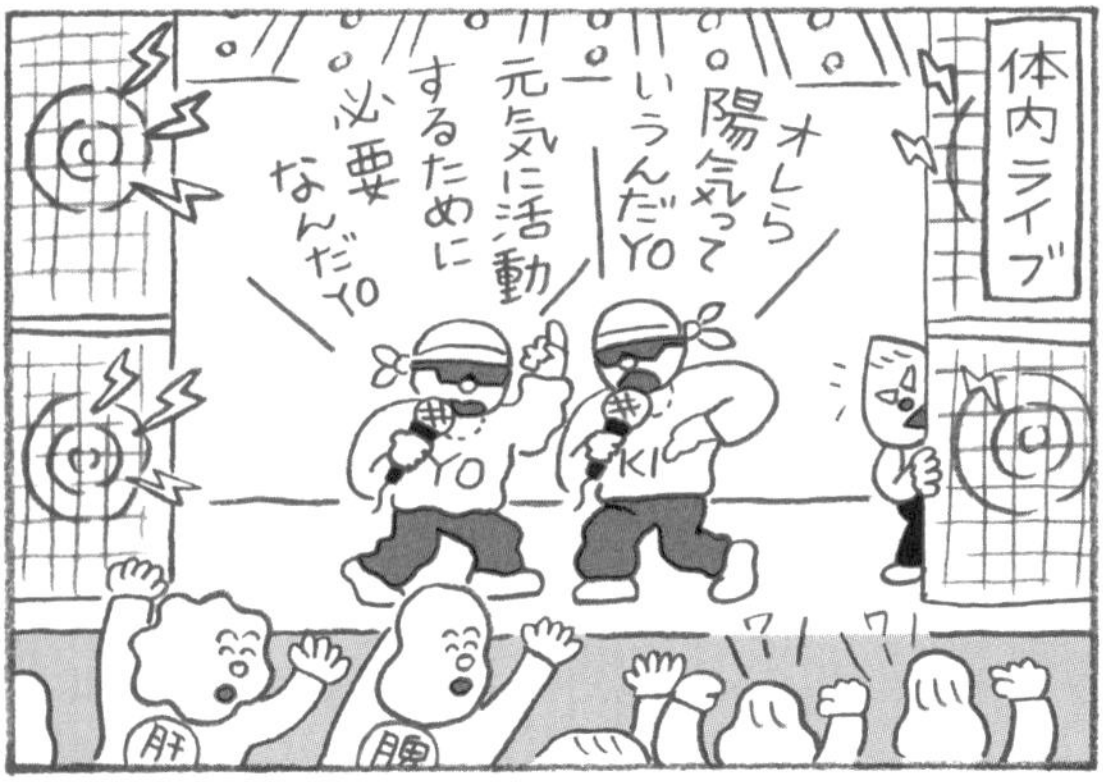
体内ライブ
オレら陽気っていうんだYO
元気に活動するために必要なんだYO
YO
KI
ワー ワー
肝

不眠は困りものですが、起きられない、常に眠い、起こされてもすぐ寝てしまうという症状で悩む人もいて、こちらも困ったものです。原因は3つあり、1つ目は、過度な飲食。とくに油っこいもの、甘いものを多くとっている人は要注意です。2つ目は、過度な感情。とくに憂鬱《ゆううつ》や怒り、心配のしすぎなどが影響します。3つ目は加齢と慢性の持病。疲労感が強くて寝てしまうといった状態です。

ここでは、こころの問題と関わりの大きい2つ目について掘り下げましょう。

精神的なストレスや心配ごとが多いと、ダメージを受けるのは肝です。肝は、気（エネルギー）が体

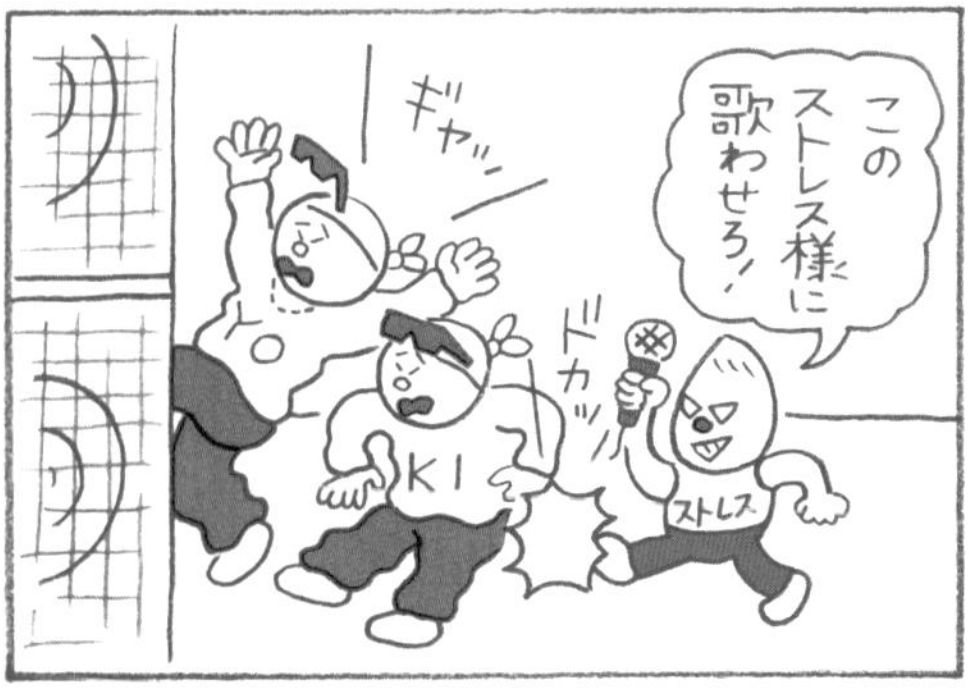
このストレス様に歌わせろ!
ギャッ
ドカッ
YO
KI
ストレス

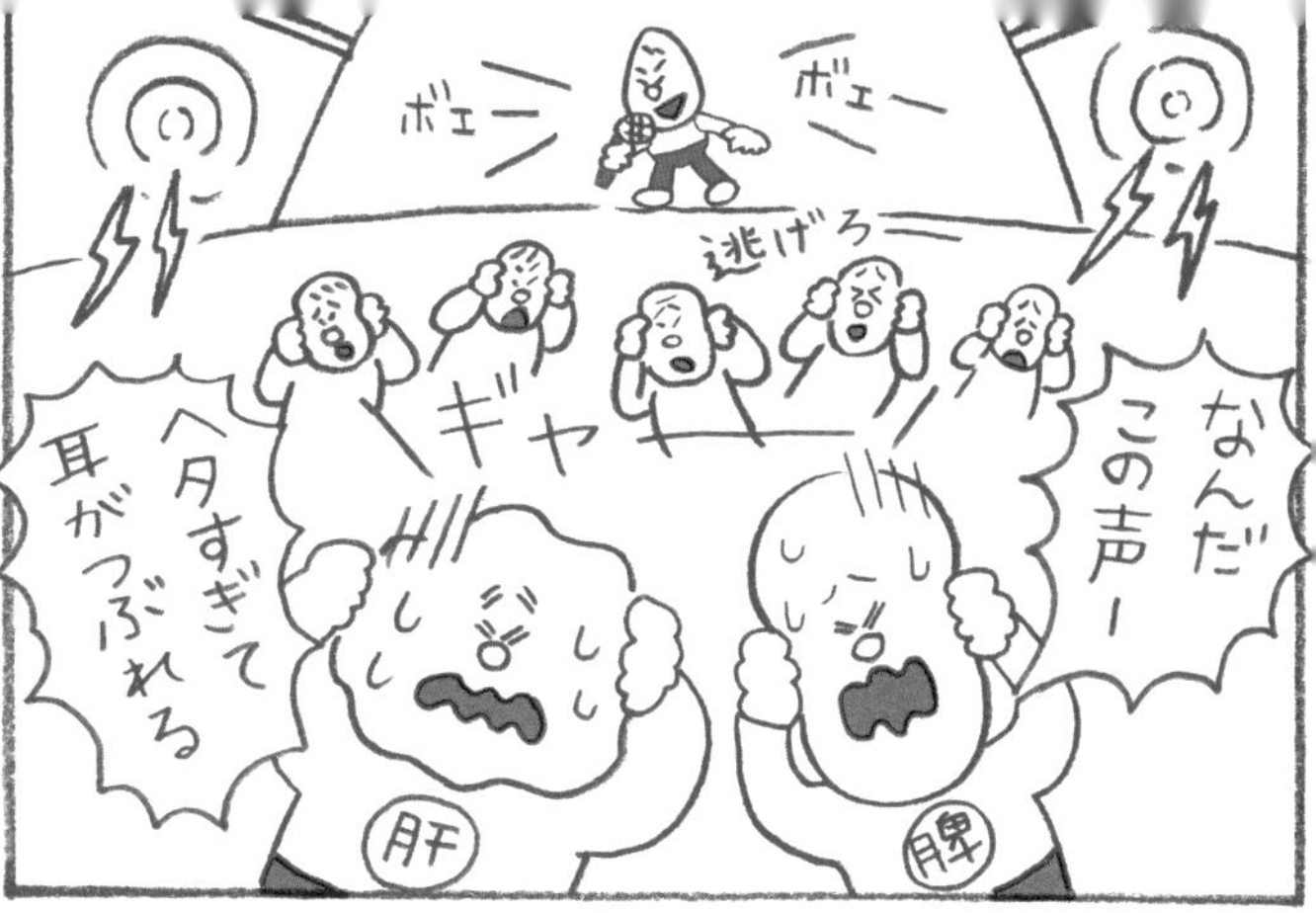
なんだこの声ー
ボエー
ボェー
逃げろ
ギャー
ヘタすぎて耳がつぶれる
脾
肝

内をスムーズに動くように調整しているので、ストレス処理に労力を取られ、気の巡りが悪化して血《けつ》が滞ってしまいます（これを瘀血《おけつ》といいます）。その瘀血が、活動のエネルギーである陽気の動きの邪魔をするので、活動がおっくうになります。

そして、心配ごとが多いと脾《ひ》の動きが悪くなります。すると、体内に痰湿《たんしつ》というドロドロとしたものが生まれます。痰湿は排水口にたまったぬめりのようなもので、簡単にいうと食べものなどのカスです。痰湿は陰の性質なので、過剰にあると陽気の力を弱めてしまいます。水分が多すぎて、活動の火が消えてしまうようなイメージですね。こうしたことから、行動するためのエネルギーである陽気が足りなくなり、起き上がれないというわけです。

こころを軽くする方法

過度な感情は、目に見えるものではないので取り除きにくいものですが、僕が考える解消法をいくつかご紹介しましょう。

憂鬱を軽くしたいときは、炎をぼーっと眺めること。アロマキャンドルの小さな炎のゆらぎを眺めたり、キャンプなどでたき火をしたりするといいでしょう。怒りをしずめたいときは、庭木の剪定をしてみては。シンクを磨くなど、台所をきれいにするのも悪くない方法です。どれも「なぜ?」と思う方法かもしれませんが、これらは中医学の五行説にもとづいています。五行説とは、この世界を構成しているのは「木《もく》、火《か》、土《ど》、金《ごん》、水《すい》」の5つの要素（これを五行といいます）であるという中医学の基礎となる考え方です。五行は五臓（肝、心、脾《ひ》、肺、腎）や、五志《ごし》（怒、喜、思、悲、恐）など、さまざまな要素と呼応しています（P221）。これを前提としたうえで先述の解消法を解説していきましょう。

「憂鬱」は「金」にまつわる感情で、「火」によって抑制されます。そのため、憂鬱を解消するには、火を使って抑える方法をご提案したわけです。そして、「怒り」は「木」にまつわる感情で、「金」によって抑制されます。金属を使ってどうにかするという方法はなかなかありませんが、剪定なら金属のハサミを使いますし、シンクも金属ですからね。

実は、「木、火、土、金、水」のすべてが存在する場所というのがあります。それは、神社です。木々があり、かがり火がたかれていて、土があり、本坪鈴《ほんつぼすず》（参拝する前に鳴らす鈴）があり、手水があって、木、火、土、金、水のすべてに対応できるのでパーフェクト。すべてがそろっている神社、きっとあなたの近くにもあるはずです。

これもおすすめ！

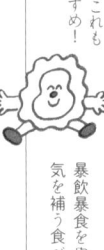

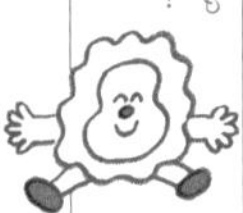

暴飲暴食をやめる⇩P57、207
気を補う食べものをとる⇩P222

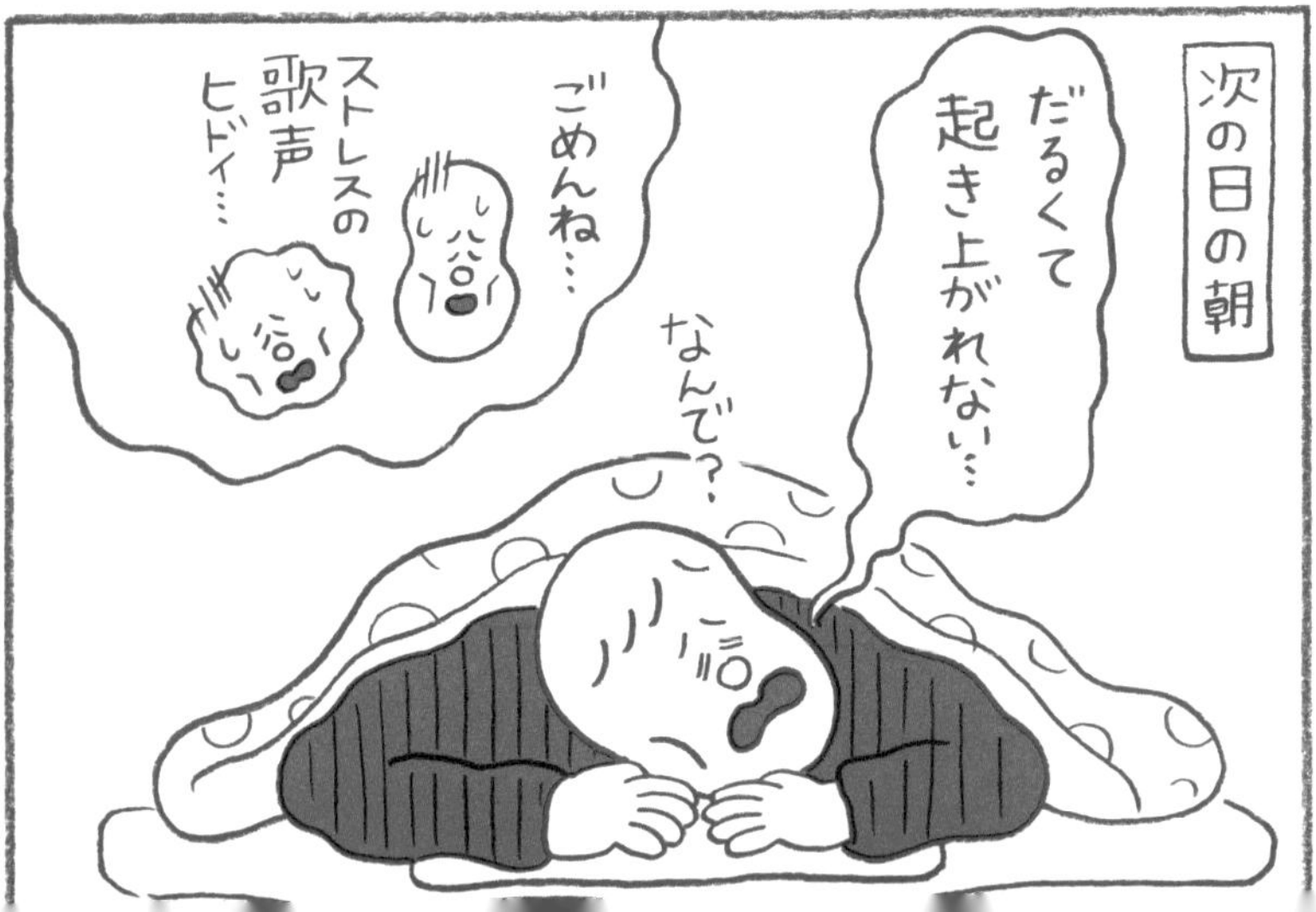
次の日の朝
だるくて起き上がれない…
なんで？
ごめんね…
ストレスの歌声ヒドイ…

Case

9

夜眠れず昼になると眠くなる

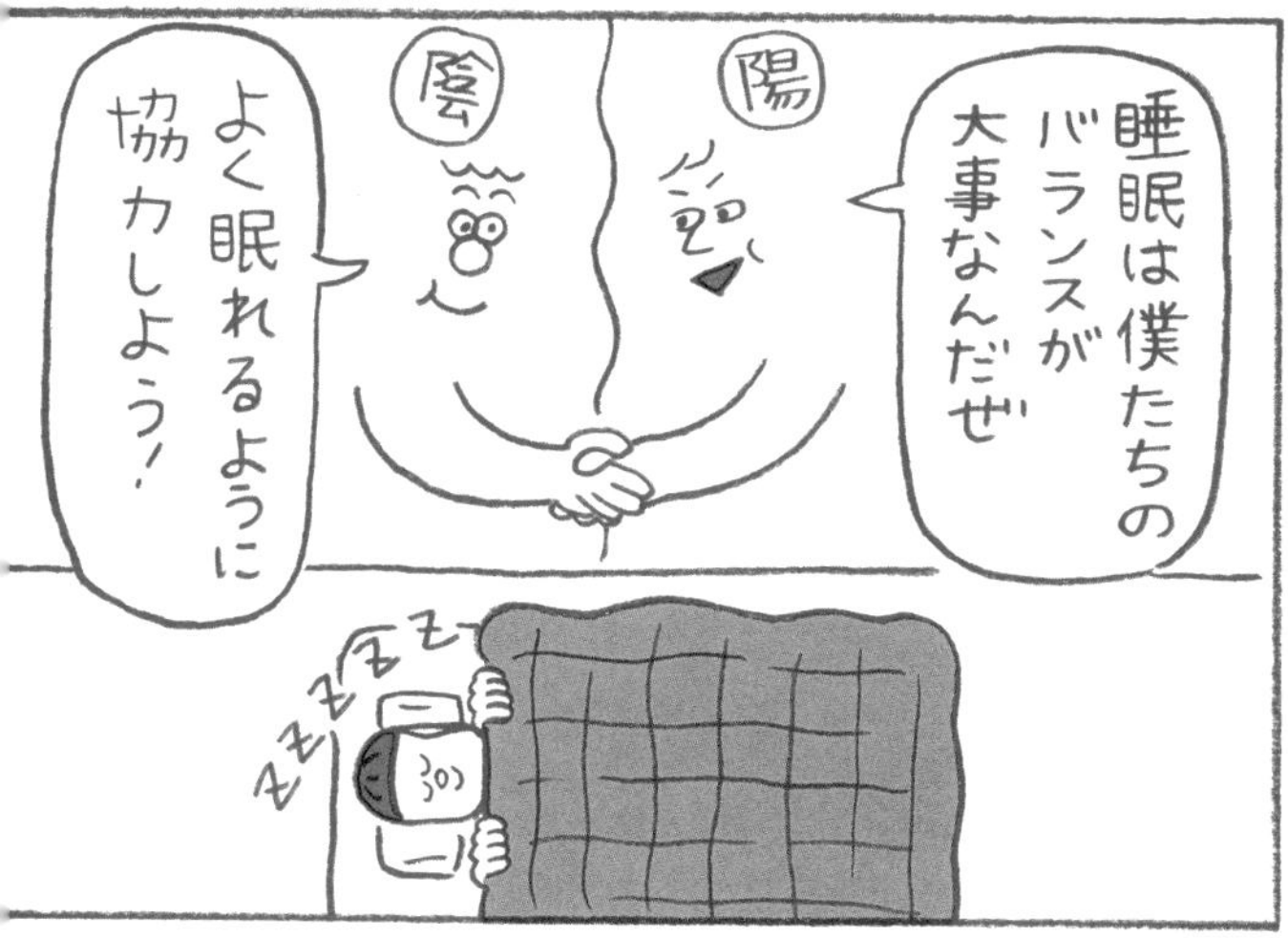
睡眠は僕たちのバランスが大事なんだぜ
陽
陰
よく眠れるように協力しよう!
ZZZZZZ

体で起こっていること

ストレスや心配ごとによる鬱々《うつうつ》やイライラ、不安感などの感情は、ありすぎると不眠につながることをP25で解説しましたが、ここでは昼間に眠いのはどういうことなのかを説明しましょう。

それは、ただ単に元気がないわけではなく、夜にしっかり休めるベースが整っていないためと捉えます。つまり、鎮静する力が足りていないのです。

鎮静する力は「陰」、活動する

力は「陽」といいますが、陰陽はバランスよくあることでよく休めて、よく活動できます。陰が不足すると陽を抑えきれなくなり、陽が余って熱がこもりやすくなります。すると、体は興奮状態になるので、覚醒しやすく、カリカリしたり、顔がほてったり、のぼせやすくなります。それが、夜に眠れないという状況を生み出します。

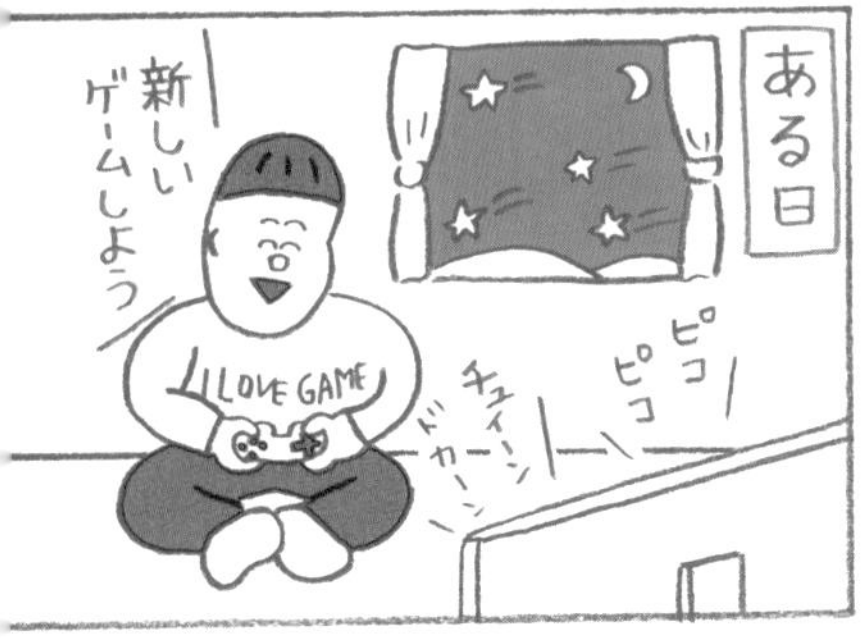
ある日
新しいゲームしよう
I LOVE GAME
ピコピコ
チュイーン
ドカーン

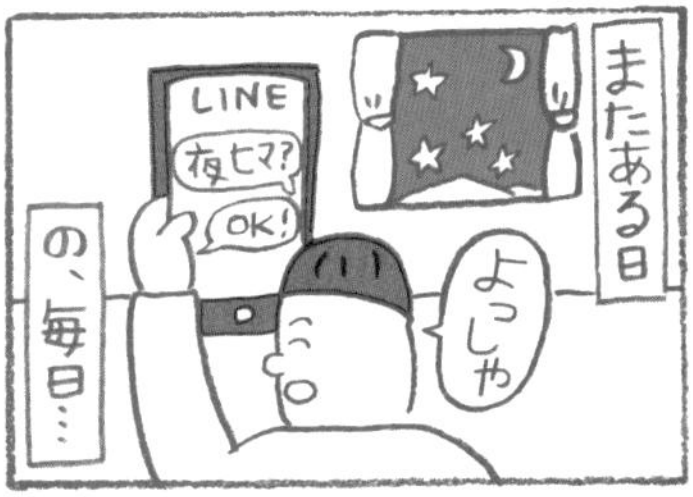
またある日の、毎日…
LINE
夜ヒマ?
OK!
よっしゃ

なぜ陰が不足するのかというと、夜に寝ていないことにより、内臓のメンテナンスができていないからです。体のエネルギーは、日中は外側にあり、体の表面を守ったり、私たちが動くためのエネルギーになったりしています。これは、日が暮れると体の中をメンテナンスするためのエネルギーに変わります。ですから、夜に眠れていないと内臓を整える時間がしっかり取れていないので、体のあちこちが疲弊していき、いろいろな不調が出てきます。そのひとつとして、陰を作り出す働きが弱まり、不足を招きます。

夜に内臓のメンテナンスができないと、食べたものからエネルギーを作り出す力も、それをためる袋も弱った状態に陥ります。そうしたエネルギー不足を回復しようとして、日中に眠くなるのです。

こころを軽くする方法

陰を蓄えるためには、夜にしっかり眠ることが何より大事です。でも、眠れないわけですから、それならどうしたらいいかというと、ひとつは早起きすること。早寝ではなく早起きをすすめているのは、早く起きるとその分眠くなる時間が早まり、結果的に早く寝られるように自然となるからです。それに、早く寝ようとしても、目がさえて寝られないだろうという考えもあってのことです。もうひとつは、昼寝を20分以内にとどめること。目覚ましをかけるのはもちろんですが、寝る前にコーヒーや緑茶などのカフェインをとることもおすすめです。カフェインは飲んでから効果が出るまでに20分ほどかかるので、ちょうどそのころに覚醒して起きやすくなります。

食べもので、足りない陰（潤い）や血《けつ》を補うのもいいでしょう。具体的な食材は、P223をご覧ください。

そして、これ以上陰を消耗させないよう、長風呂や激しい運動、岩盤浴やホットヨガ、辛いものの食べすぎなど、汗のかきすぎは控えましょう。また、目の使いすぎもよくありません。なぜならば、血は陰の一部であり、目を酷使すると血を消耗するからです。とくに気をつけてほしいのは、スマホの見すぎです。そばに置いてあると気になってつい触ってしまうので、夜は別の部屋に置きましょう。

これもおすすめ！

眠りやすい環境を整える⇩P27、54

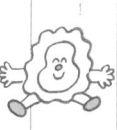

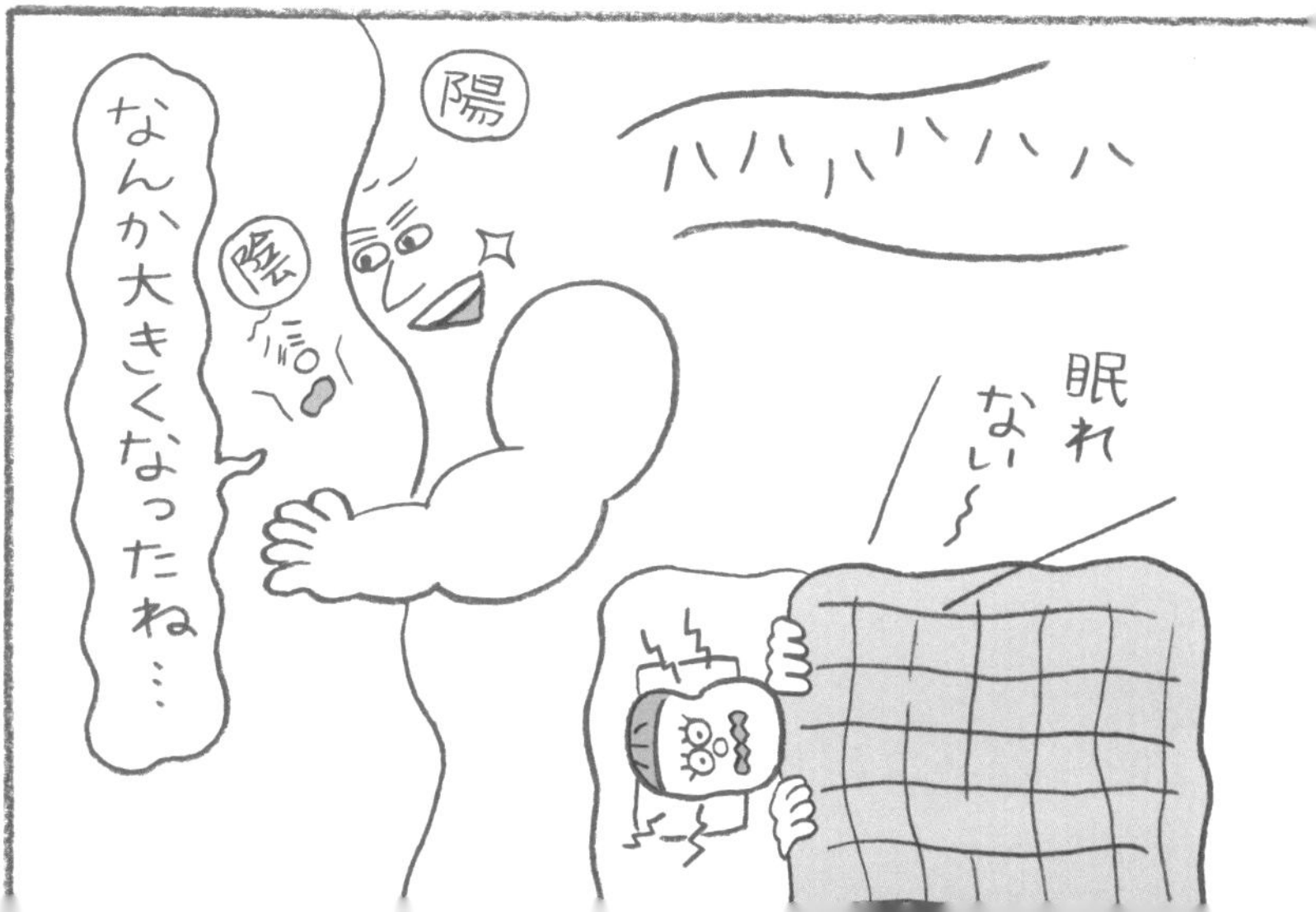
ハハハハハハ
陽
陰
なんか大きくなったね…
眠れない〜

Case

10 食べすぎてしまう

体で起こっていること

食べても食べてもまだ満腹感を得られなくて、「おかしいな」と思いながらも、「もうちょっとヘビーなものを食べたら満足できるかな。それとも甘いものかな。アイスかな」なんて考えながら、食べ続けることはありませんか。

この文章を読んで、「私のことだ」とドキッとした人もいるのではないでしょうか。おかしいと自覚できるのならまだましなほうで、ときにはまったく気づかず食べ続けることもあります。この症状を

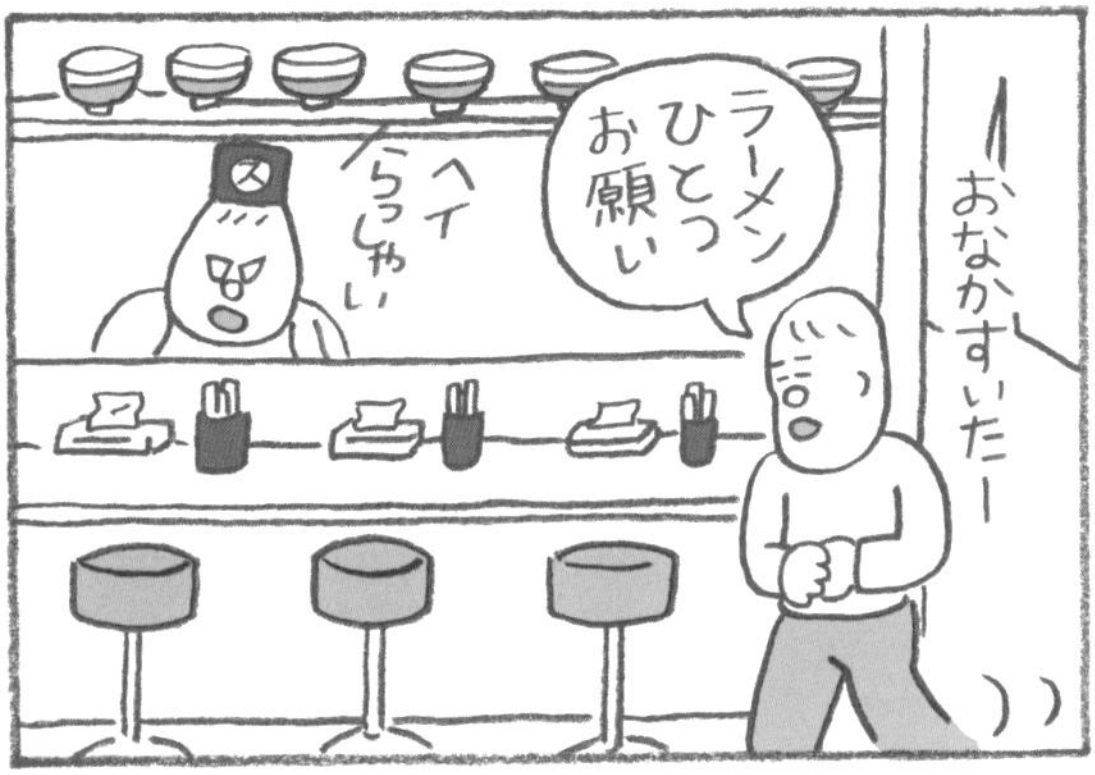

おなかすいたー
ラーメンひとつお願い
ヘイらっしゃい

中医学では、胃に熱がこもった「胃熱」と考えます。

一般的には辛いものや味の濃いもの、お酒の飲みすぎなどで胃熱は起こるとされますが、過度なストレスがかかっても生じます。ストレスは肝に負担をかけ、気（エネルギー）の巡りを悪化させます。すると、滞った気が熱を発生させ、それが胃に影響を及ぼすと胃熱となります。

また、気の巡りの悪化は、脾胃《ひい》（胃腸）の働きも低下させます。それにより消化しきれずに残った食べものが脾胃にとどまって鬱熱《うつねつ》が

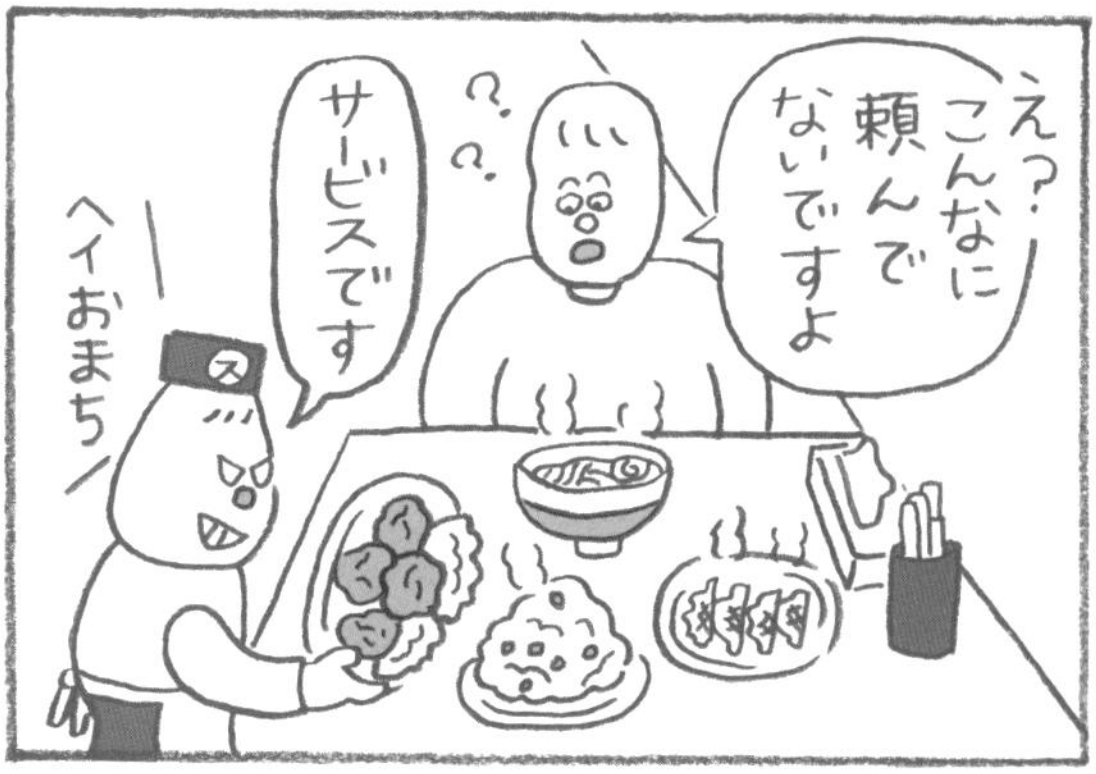
えっ？
こんなに
頼んで
ないですよ
サービスです
ヘイおまち

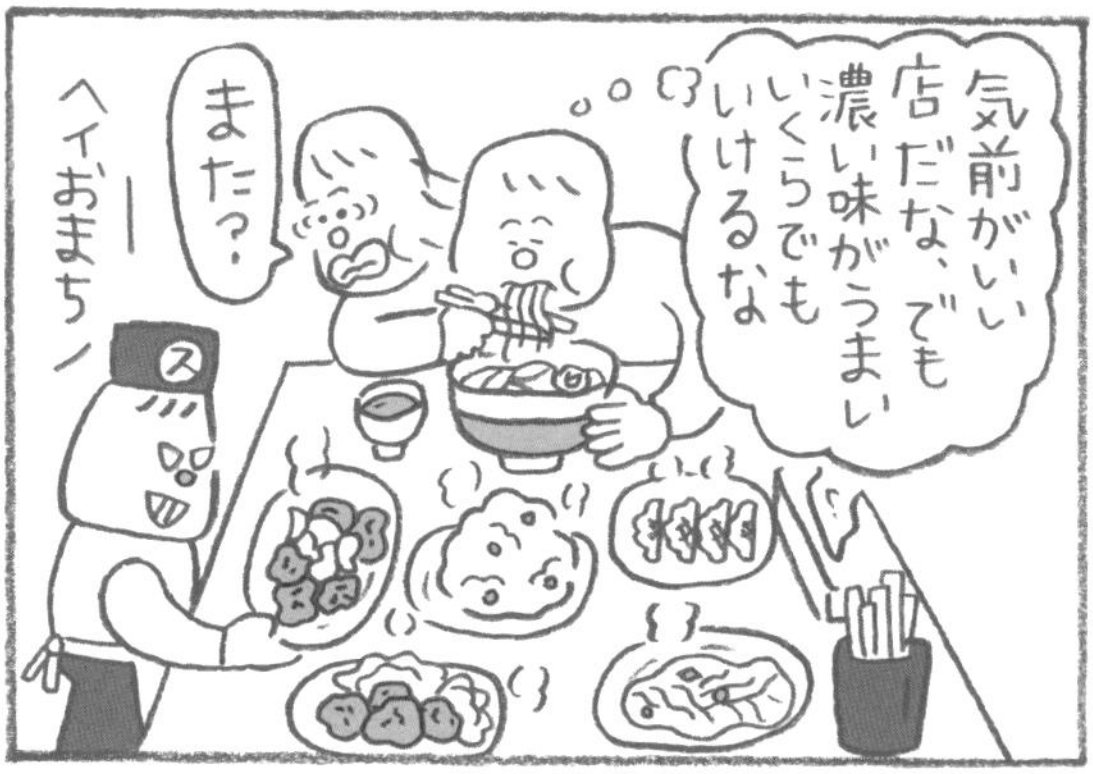
気前がいい
店だな、でも
濃い味がうまい
いくらでも
いけるな
また？
ヘイおまち

発生し、これも胃熱の要因となります。鬱は「ふさがり」という意味で、熱がこもってしまっている状態です。生ゴミを土に埋めると分解されて熱を発生しますね。あのイメージです。

胃熱は食べてもすぐ空腹になるといった症状を生むため、「疑似空腹」を感じて食べすぎるというわけです。また、熱がこもると水を欲するので、1日に2Lも3Lも水を飲んでいる人も見受けられます。熱がこもっているなら水で冷ませばいいと思うかもしれませんが、そうではありません。処理が追いついていないほど飲食物を摂取しているということですから、多くの水を飲むと脾胃がさらに弱り、堆積が進んでしまいます。

こころを軽くする方法

胃熱の対策は、まず熱を冷ますことを第一に考えます。熱の発生により過剰な食欲が出ているわけですから、まずはその異常な食欲を起こしている火を消さなくてはいけません。それには、余分な熱をを冷ます性質のある食材をとり入れるのがいいでしょう。おすすめは、すぐに食べられるトマトや大根、豆腐。加熱しても冷ます性質は失われないので、脾胃への負担を考えて、常温で食べるか加熱するといいですね。もちろん、脾胃の負担になるボリュームのある食事や辛いもの、お酒は控えてください。

　こうして胃熱の火を消したら、根本的な原因であるストレス対策をとりましょう。ストレス状態とは「目線が動かなくなった状態」と僕は考えています。つまり、そのことが頭から離れなくなった状態です。なので、ストレスを軽減するには、ストレスのことを考える時間をとにかく少なくすること。

それには、テンションが上がる曲を用意しておく、好きな本や写真集、ライブ映像、動画、映画を見つけておくなど、とにかく没頭できるものをいくつか準備しておくといいと思います。筋トレ、散歩、ドライブ、カラオケなど何でもかまいません。ストレスにやられている最中にこうした方法を見つけるのは難しいので、平常時に探しておくことをおすすめします。

　なお、胃熱の火消しとストレス解消を同時に行う場合は、どちらをより強く感じているかを判断し、そちらの対策をより重点的に行うといいでしょう。

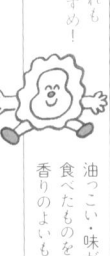

これもおすすめ！

油っこい・味が濃いものを控える⇩P196
食べたものを自覚するノートをつける⇩P37
香りのよいものを取り入れる⇩P74

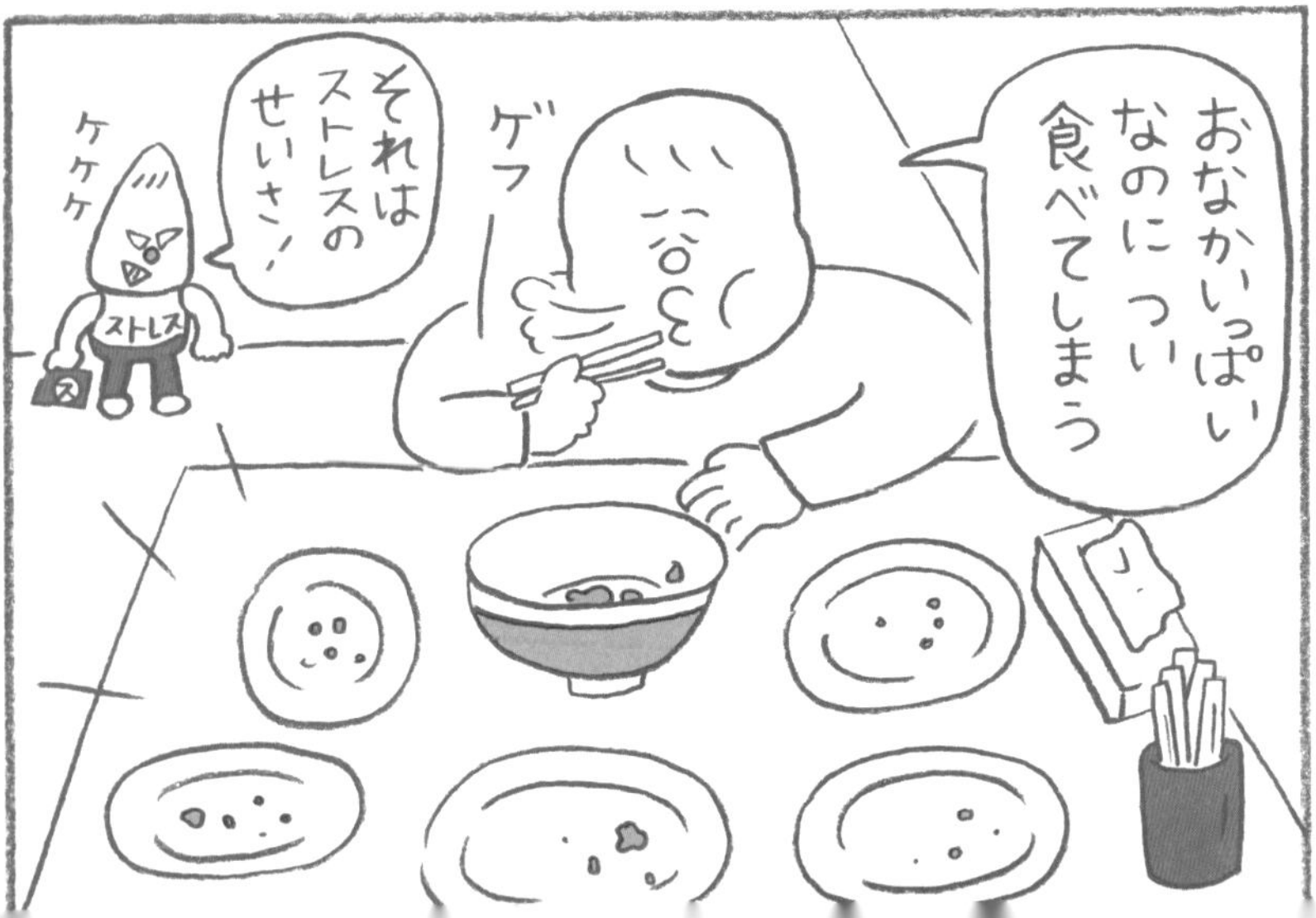
おなかいっぱいなのについ食べてしまう
ゲフ
それはストレスのせいさ！
ケケケ
ストレス

「食べたものを自覚するノート」をつけよう

たくさん食べている人は無自覚のまま口にしている場合が少なくないので、あいまいだったものを書き出して可視化し、自覚につなげるのが目的です。内容を見直して食べるものを変えられたら優秀ですが、まずは気負わず無自覚を自覚に変えるだけで十分です。

Point 1
1日を細かく区切る
3食を基軸にして1日を7分割し、口にしたものを箇条書きにします。細かく分けると振り返りやすく、記入漏れが減らせます。

Point 2
3回の食事だけではなく、口にしたものを全部を書く
食事を軽くしていても、合間にお菓子を食べている人が少なくありません。これを書き出すのが大事ですよ。

Point 3
水分も記入するとベター
水分のとりすぎこそ、無自覚の人が多いです。だいたいの量でかまわないので、具体的な数字をメモしておくと把握しやすいです。

[起床〜朝食] Point 1

水 1杯(200mL)

[朝食]

あんパン 1個／コーヒー牛乳 1杯(200mL)

[朝食〜昼食]

Point 2 あめ 2個／コーヒー 1杯(150mL)

[昼食]

トマトクリームパスタ／ミニサラダ／コーヒー 1杯(150mL)

[昼食〜夕食]

チョコレート 3かけ／ミルクティー ペットボトル 1本(500mL)

[夕食]

カレー／サラダ／お茶 2杯(300mL)

[夕食〜就寝] Point 3

チョコクッキー 2枚／抹茶アイス 1カップ／お茶 1杯(150mL)

Case

11

お酒の量が増えた

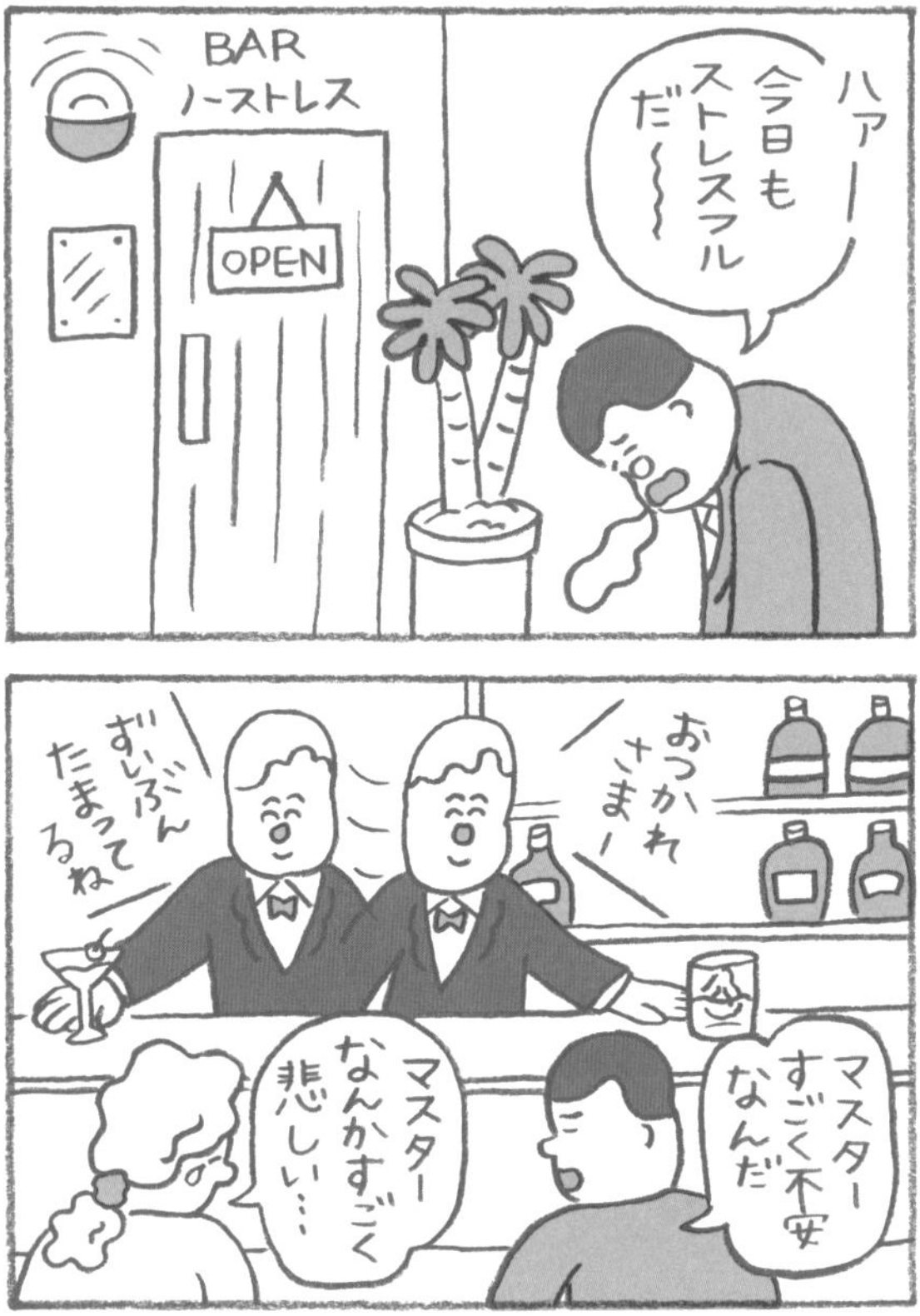

BAR
ノーストレス
OPEN
ハァー
今日も
ストレスフル
だ～～～
おつかれさま！
ずいぶん
たまってるね
マスター
すごく不安
なんだ
マスター
なんかすごく
悲しい…

体で起こっていること

最近お酒の量が増えたという人は、ストレス過多の生活を送ってはいませんか。理由は後述するとして、まずは、中医学においてのお酒の働きを見てみましょう。

［ビール］

落ち込み・不安・イライラの抑制

［ウイスキー］

精神的なストレス・不安・冷えの改善

［日本酒］

関節痛や筋肉のこわばり・冷え性の改善、胸やおなかが冷えて痛む

ときの改善
［焼酎］
落ち込み・冷え・筋肉痛の改善
［ワイン］
落ち込み・不安・不眠の改善

　興味深いのは、日本酒を除くすべてに「解鬱《げうつ》」という働きがあること。解鬱は鬱をなくすという意味で、イライラ、憂鬱《ゆううつ》、怒りなどを軽くする作用があると考えられています。そして、日本酒には気を巡らせるという意味の「理気」という力があり、これも解鬱と同じくストレス症状をやわらげる意味として捉えることができます。気の巡りの悪さは、ストレス過多によって起こることが多いからです。こうして見てくると、ストレスを強く感じているから、それを解消しようとして、お酒を欲しているのかもしれません。

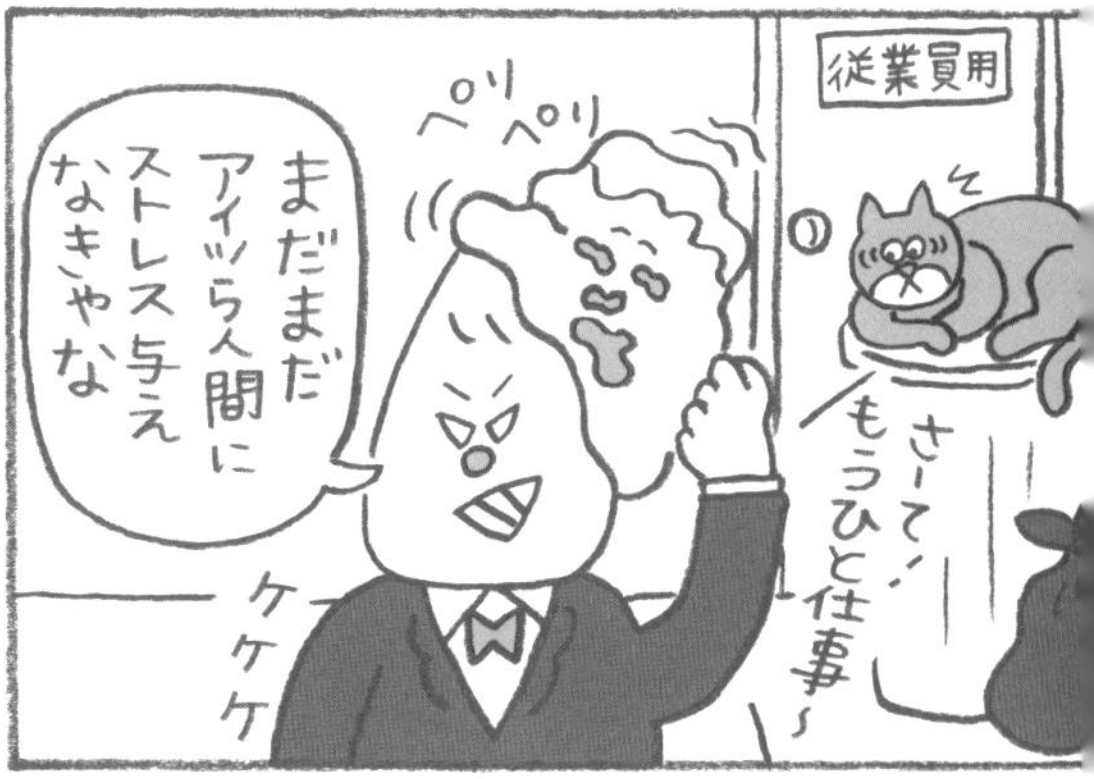
従業員用
さーて！もうひと仕事～
ペリペリ
まだまだアイツら人間にストレス与えなきゃな
ケケケ

　お酒の薬膳的効能からもう少し考察すると、ビールが飲みたいなら脾《ひ》が弱っている可能性がありますし、ウイスキーを欲するなら体が冷えているのかもしれません。ワインなら精神的なストレスが強いことも考えられます。

　ただし、こうしたお酒の効果が得られるのは、あくまでも適量の場合です。以前、ツイッターで「ビールなら500mLを1缶、清酒なら1合を、週に3日以上飲む人は『習慣飲酒』という状態で、アルコール依存症への入り口になるかもしれないから気をつけて！」とつぶやきましたが、多すぎる飲酒は危険です。あなたの心身をボロボロにするのはもちろんのこと、まわりの人も傷つけかねないことを忘れてはいけません。

こころを軽くする方法

お酒を飲んで話したり笑ったり

することは、どちらもストレスの軽減につながりますし、お酒には鬱々とした気分を解消する力もあります。なので、楽しいお酒はそれほど悪いものではありません。ただし、お酒は薬物と同じです。精神的に影響があり、依存もするので、適度な付き合い方が難しいものでもあります。脾への負担も大きく、体にドロドロとした不要物をためる要因にもなり、それが不調の引き金にもなります。目安として、週に3日以上の飲酒習慣がある人は、できるだけ控えたほうがいいですね。家にストックしているとつい手が伸びてしまうので、買い置きはしないほうがいいですよ。また、ひとりで飲むと、くよくよしたり悪いほうに考えてしまったりと、ネガティブな要素が強く出てしまうこともあるので、できれば気のおけない友人や家族、恋人などと楽しく飲んでください。もし、お酒を飲むことだけがストレスのはけ口になっていると、少し危険です。お酒以外の対策も見つけましょう。ストレスの影響で見られる症状を緩和する漢方を使うのも一案です。心を軽くしたり、よく眠るようにしたり、漢方にはいろいろ方法があるので、一度専門家に相談してみてください。

これもおすすめ！

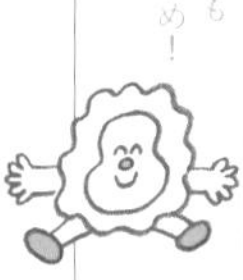

ストレスノートをつける⇩P148

楽しいと思える時間を作る⇩P75

解酒《げしゅ》の働きがあるおつまみにする⇩P72

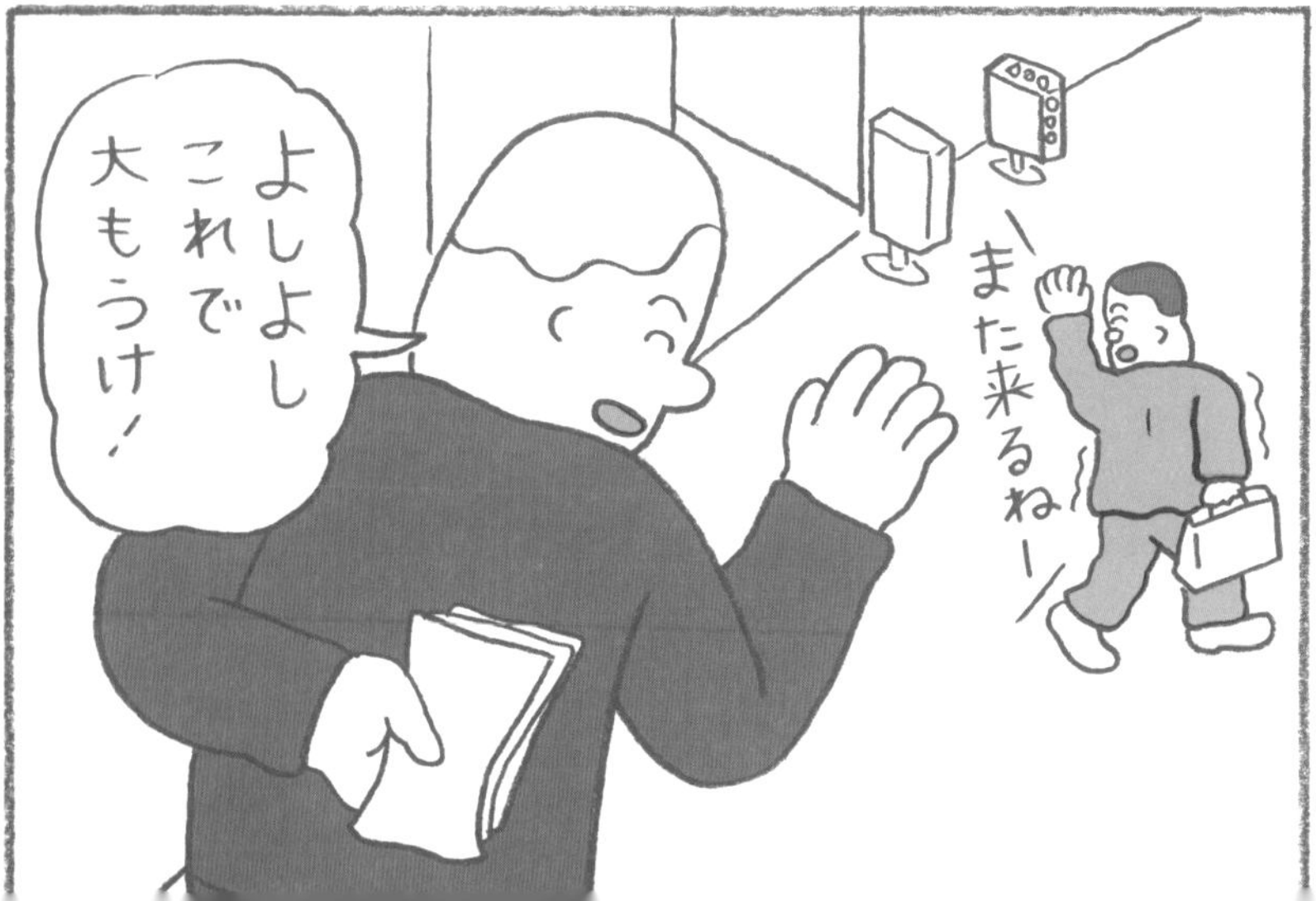

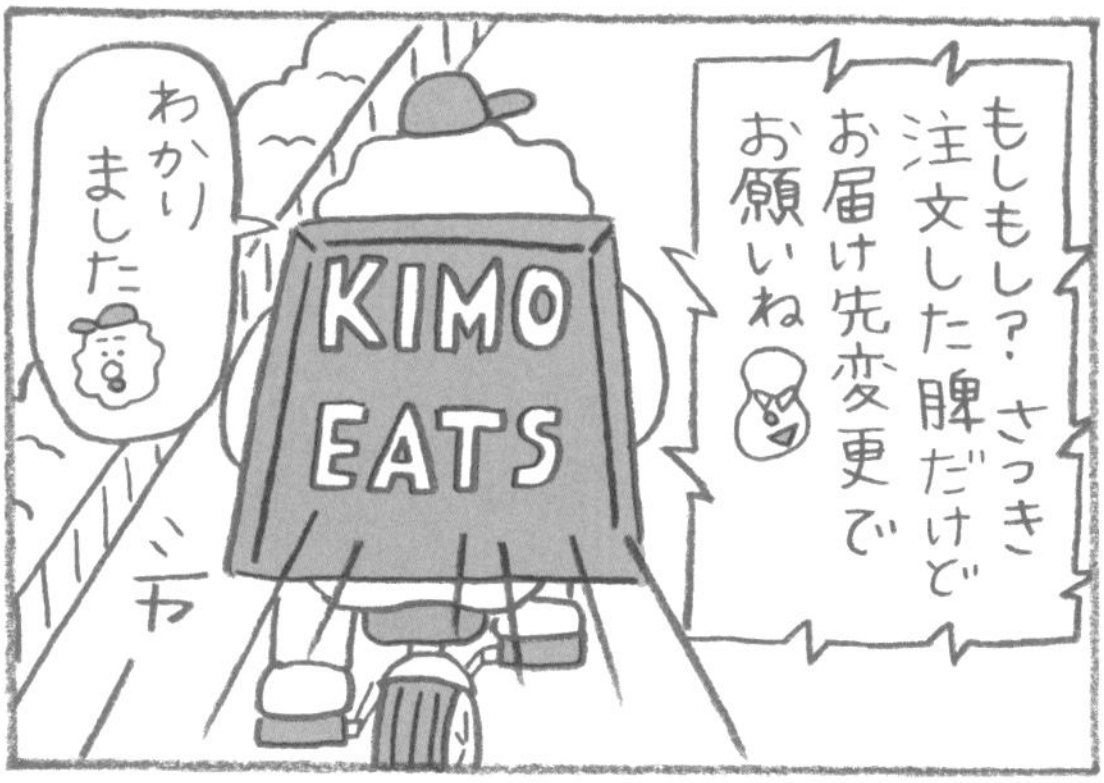
もしもし？ さっき注文した脾だけどお届け先変更でお願いね
KIMO EATS
わかりました

Case

12

食欲が落ちた

体で起こっていること

一般的には、おなかがすかない、食べたいものがないことを食欲がない状態と捉えますが、中医学では、おなかはすかないけれど食べると食べられる、時間だから食べていて、口にすると食べられるというのも、食欲がない状態と考えます。こういった食欲不振状態を、中医学では、脾胃《ひい》（胃腸）の気（エネルギー）が不足していると捉えます。

口から入った食べものは食道から胃に入って消化吸収がはじまり、小腸↓大腸↓肛門の順に食べものを送ります。脾はこれらの消化器官から吸収された栄養分を原料に気を作り出し、体の各部に運んでいます。脾や胃も、この気を使うことで食べたものを下ろしたり、運んだりする仕事ができています。なので、気が不足すると脾胃がしっかり働けず、口から食道↓胃↓小腸↓大腸↓肛門までの食べものの流れが滞ってしまいます。する

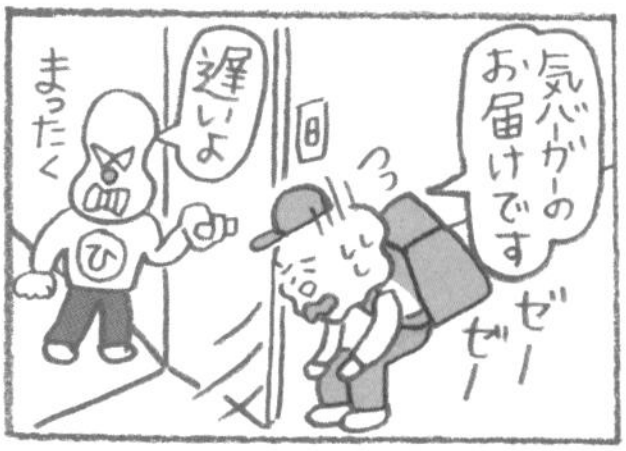
気バーガーのお届けです
遅いよ
まったく
ゼー
ゼー

と、新たな食べものを欲しなくなり、食欲がなくなるのです。

では、なぜ気が足りなくなるのかというと、第一に考えられるのが、働きすぎや動きすぎ、休めてなさすぎです。こうした「すぎ」により、エネルギーを消耗した状態を気の不足と考えます。要するに、元気を使いすぎて足りないということです。加えて、気のつかいすぎも不足する要因です。慣れていない人や気をつかう人と長時間過ごすと、疲れますよね。その状態を指します。

気が足りなくなるのは、こうした消耗のほか、脾がうまく動いていないことによる作り出す力の低下も考えられます。脾の動きが悪くなる一因は「思いすぎ」です。

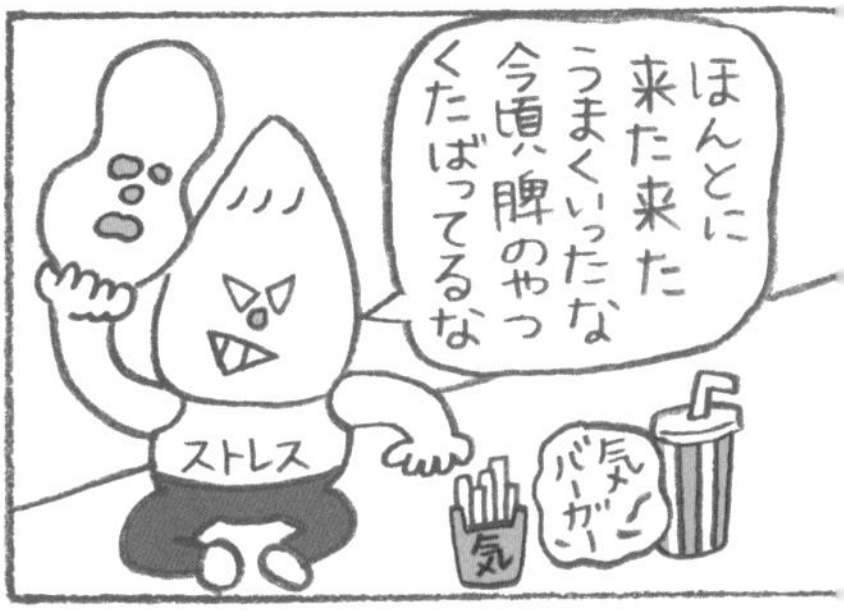
ほんとに来た来た
うまくいったな
今頃、脾のやつ
くたばってるな
ストレス
気
気バーガー

恋わずらいという言葉がありますよね。好きな人のことを「思いすぎる」ことで食べものがのどを通らなくなる状態ですが、これを中医学では「気が結んだ状態」と考えます。「結ぶ」は「滞る」の意味なので、気の流れが滞った状態です。気が流れていないと脾がしっかり動けないので、気を作り出すこともできなくなります。恋のように、ほほえましい思いすぎ感情ならまだいいですが、これがネガティブなものなら、心身への負担は大きくなります。

こころを軽くする方法

解決策は、気の不足を招く「〇〇すぎ」をやめること。要は「思うな！ 考えるな！ 休め！」ですが、そう簡単にいきませんよね。

そこで、まずは「思うな！ 考えるな！」についてですが、これを身につけてもらうために僕はよく「考えない時間を全力で考えてください」とお伝えしています。おかしなことを言っていると思うかもしれませんが、古典をひも解くと、「高いところに登って遠くを見る」「花に水をやる喜びを知る」

「ほうきを持つ喜びを知る」なんてことが、気を巡らせるための方法として紹介されています。要するに、何かに気持ちを移しなさい、集中できる何かを探しなさいということだろうと僕は解釈しています。たとえば、イライラを山に移す、悶々とした気持ちを雲に移すというように。先の「考えない時間を全力で考える」のもこれと同じで、今まで考えていたことから解放するのがねらいです。その結果、考えないようにするための方法も見つかるので、一石二鳥です。

次に「休め！」は、もう言葉の通り、休むしかありません。睡眠をしっかりとるのがベストですが、短時間でもいいので、静かで暗いところで横になって体を休めてください。また、仕事が詰まっていて休むのが難しい人は、空いた時間に休むのではなく、はじめからスケジュールに組み込んで、休むことも予定のひとつとして決めてしまうと休みやすいでしょう。

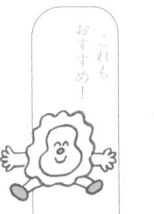

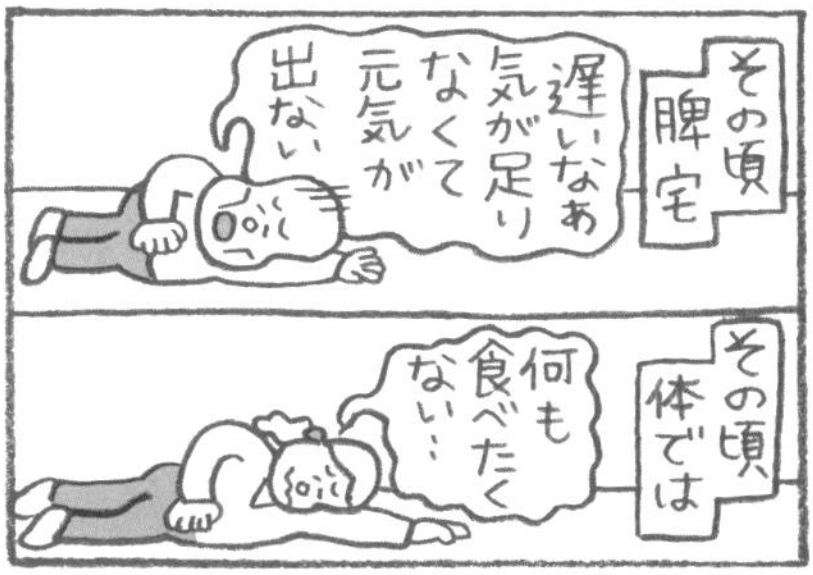
その頃脾宅
遅いなぁ気が足りなくて元気が出ない
その頃体では
何も食べたくない…

気が不足しているので、それを食事で補うことも必要な対策です。ただし、消化にもエネルギーを使うので、少量ずつ食べること。食事の回数も3回にとらわれず、5回に分けるなど工夫をしてください。こうして脾に負担をかけずに気を補うわけですが、脾には湿気を嫌うという性質もあります。ですから、水分や冷たいもののとりすぎもよくありません。中医学では「内湿が外湿を呼ぶ」と考え、普段から水分をとりすぎていると、外の湿気の影響を受けやすくなります。内と外の両方から脾を弱らせないよう、気をつけましょう。

これもおすすめ！

気を補う食べものをとる⇩P222
深呼吸する⇩P74、90

Case 13

月経がこない

体で起こっていること

「職場が変わってから生理がきていない」「受験で生理が止まった」「失恋のショックで生理がこなくなった」といった経験はありませんか。月経はストレスの影響を受けやすく、過度なストレスは無月経や月経不順を招きます。

強いストレスを受けると、月経が止まったり、きたりこなかったりする要因は、次の3つが考えられます。

①肝が弱っている

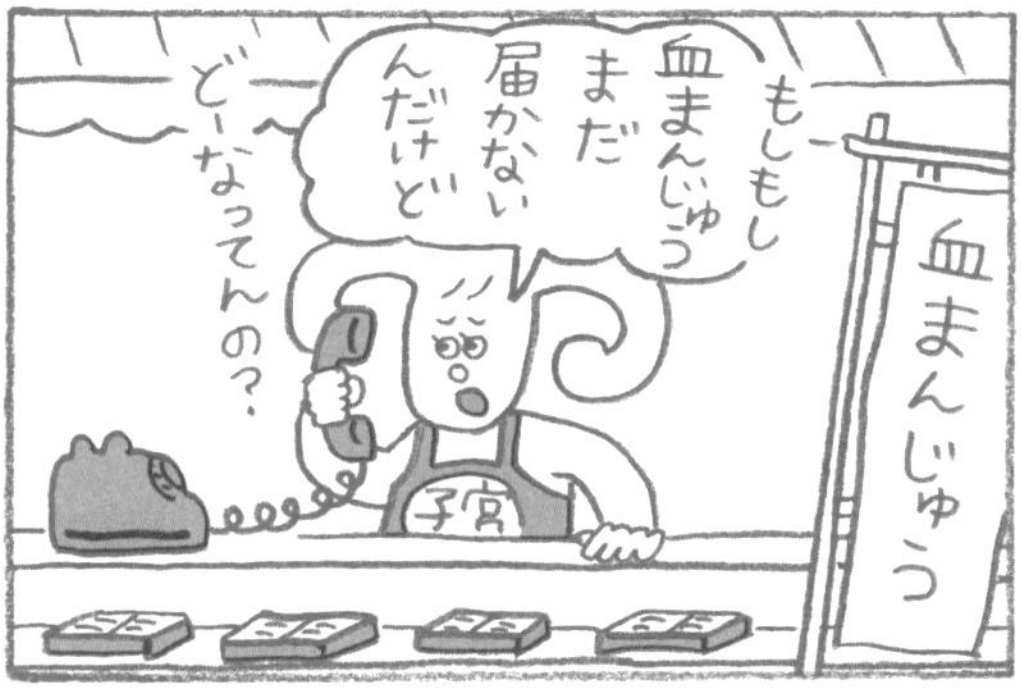
もしもし 血まんじゅう まだ届かないんだけど どーなってんの?
血まんじゅう
子宮

私たちの体をストレスから守っているのは肝なので、過度なストレスは肝をむしばみます。肝には血《けつ》をためておくタンクの役割と、気血を体中に巡らせる機能があります。肝が弱ると、このどちらの働きも低下し、血不足が起こって気血の流れが悪くなります。そもそも月経は子宮にしっかり血が届くことにより起こるので、血も十分になければ届きもしない状態となり、それにより月経不調が起こります。

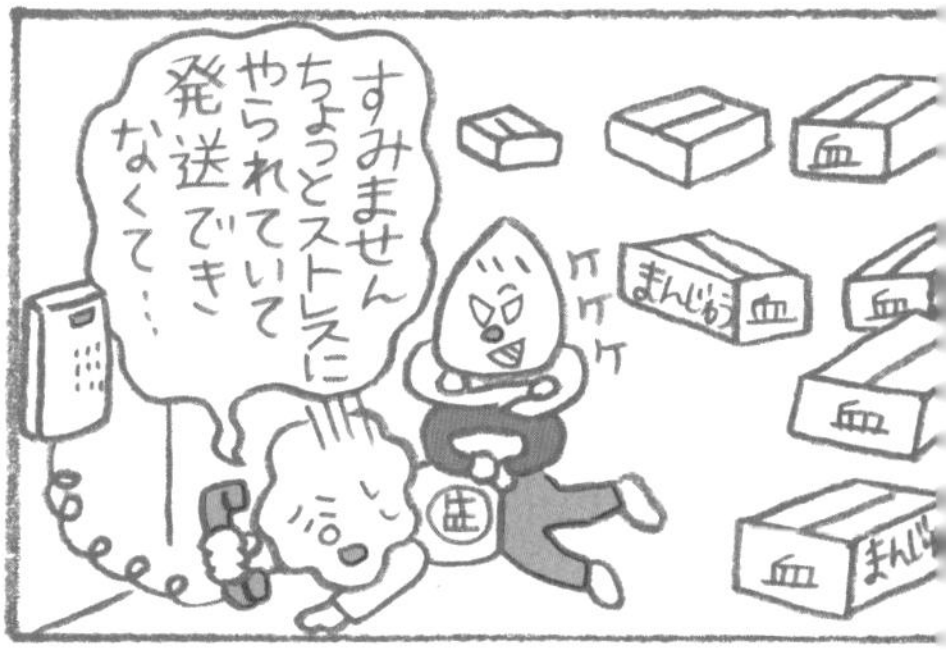
すみません ちょっとストレスにやられていて 発送できなくて…
ケケケ
血

②ドロドロ物質がたまっている

「ストレスを発散したくて、つい暴飲暴食をしてしまう」という人は少なくないでしょう。しかし、こうした行動は月経不調につながってしまいます。ほしいままに食べたり飲んだりすると、脾《ひ》が弱り、消化しきれなかったものはドロドロ・ベタベタとした物質となって子宮やその周辺の組織にたまり、気血の巡りも悪化させてしまいます。すると、それらは正常に働けなくなり、月経不調を招きます。

③ドロドロ血がたまっている

①の過剰なストレスによる肝の弱り、②のストレスによる暴飲暴食の影響は、ドロドロ血も生み出します。これが子宮内や骨盤内にたまると、血の流れを悪くしてしまいます。すると、子宮には血が不足します。さらに、十分な血が届かなくなった子宮やその周辺の組織は栄養不足で、正常に働けなくなります。その結果、月経に不順が生じます。

こころを軽くする方法

まずは、あなたの月経不調が①~③のどれによるものなのかを判別しましょう。

①肝の弱りで見られる症状

□おなかにガスがたまって苦しい
□げっぷやおならがよく出る
□カッとなり、イライラする
□下痢と便秘をくり返す

②ドロドロ物質の蓄積で見られる症状

□舌の苔がべったりついている
□痰《たん》が多い
□軟便や下痢が多い
□汗がベタベタしている

③ドロドロ血の蓄積で見られる症状

□肩がこりやすい
□頭痛が多い
□シミ、そばかすが多い
□歯ぐきや唇の色が黒っぽい

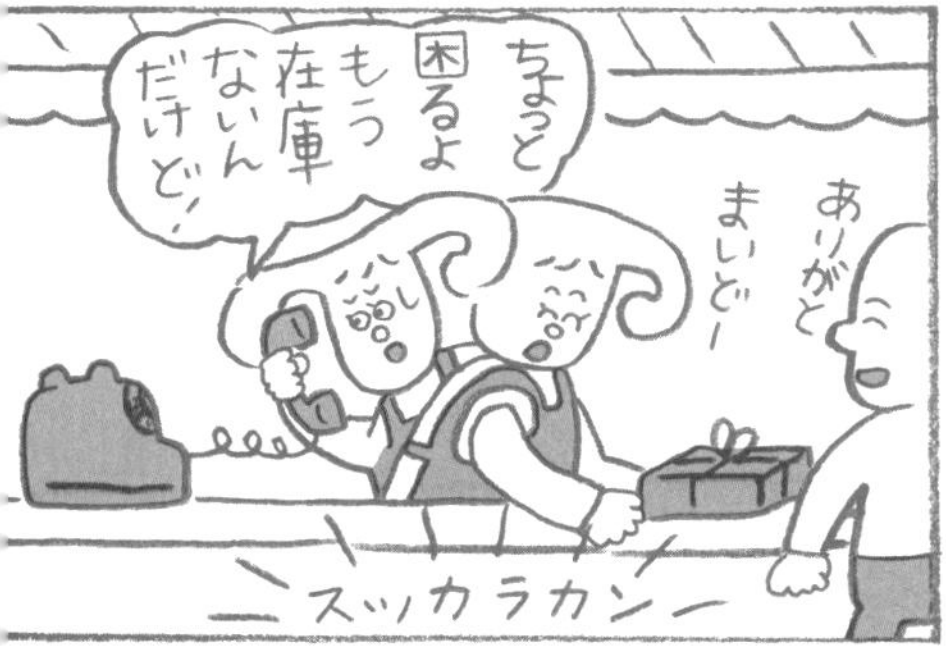
ちょっと困るよもう在庫ないんだけど!
ありがとまいど!
スッカラカン

①の人は、肝の機能を回復させるために、気を巡らせる食べもの（P187）をとりましょう。そして、血を補う食べもの（P223）で肝を養ってあげてください。散歩やストレッチをするなどして、ストレスから離れることも重要です。

②の人は、脾の負担を減らさなくてはいけません。油っこいもの、甘いもの、味の濃いもの、冷たいものを控えた食事をとりましょう。気血の巡りをスムーズにするために、適度な運動も効果的です。

③の人は、血の巡りを促す食べもの（P94）をとり、体を動かすこと。座りすぎはよくないので、仕事中も1～2時間に1回は屈伸したり肩を回したりして、体を動かしましょう。ドロドロ血は冷えによっても起こるので、シャワーだけで済まさず、湯船にもつかってください。

ストレスが月経不調を招いているわけですから、もちろんストレスを取り除くための対策は必要です。その方法は「これもおすすめ！」に記載のページを参考にしてください。

これもおすすめ！
楽しいと思える時間を作る⇩P75
ストレスノートをつける⇩P148

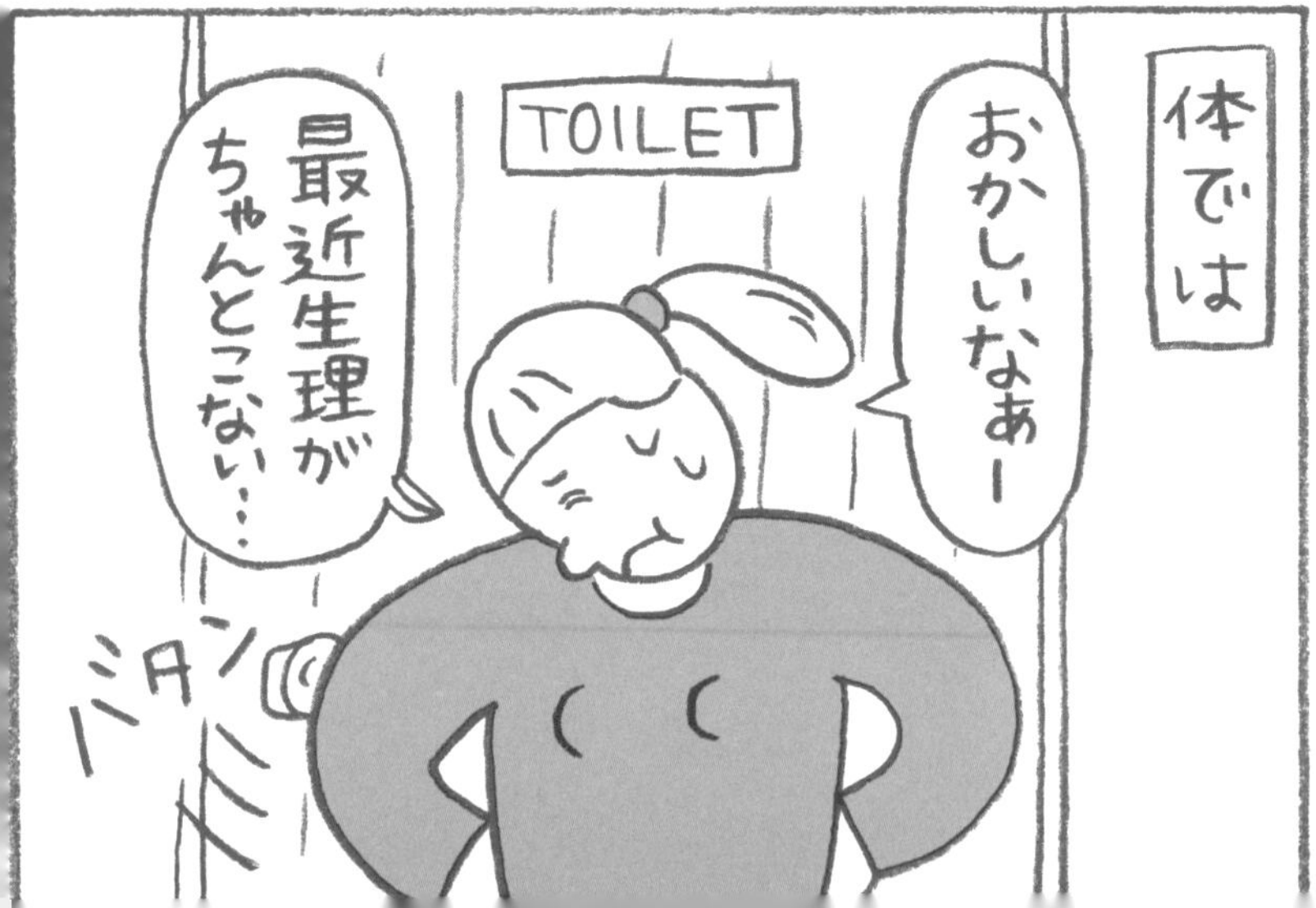

体では
おかしいなぁー
TOILET
最近生理がちゃんとこない・・・
バタン

Case

14 精力が弱い

体で起こっていること

中医学で、精力は生命活動のエネルギーと考えられていて、言い換えると「命の火」そのものです。その精は、成長や発育、生殖を司る場所である腎に蓄えられています。ですから、腎は精をためる袋のようなものです。袋は大きくてゆるいほうが、精がたくさん入るので望ましいのですが、腎が弱るとその袋は小さく硬くなってしまいます。すると、精がためられず、生殖能力が低下します。これが、精力がない、弱いということです。

腎の弱りの影響は精力低下だけでなく、歩行に支障が出たり、骨が弱くなったり、思考や記憶力が低下したりもします。腎は体内の潤いを蓄えるダムであり、体を温めるストーブでもあるので、頻尿になったり、冷えやすくなったりほてりやすくなったりもします。これらは、いわゆる老化の現象です。

腎は、男女ともに30代前半をピークに衰えるとされているので、腎の弱りは誰しもが避けられないことです。しかし、その衰えのペースが急降下なのか、ゆるやかなのかは個人差があります。ですから、いつまでも元気でいるためには、腎がどれだけ元気か、弱らせていないかにかかっています。

では、なぜ腎が弱るのかという

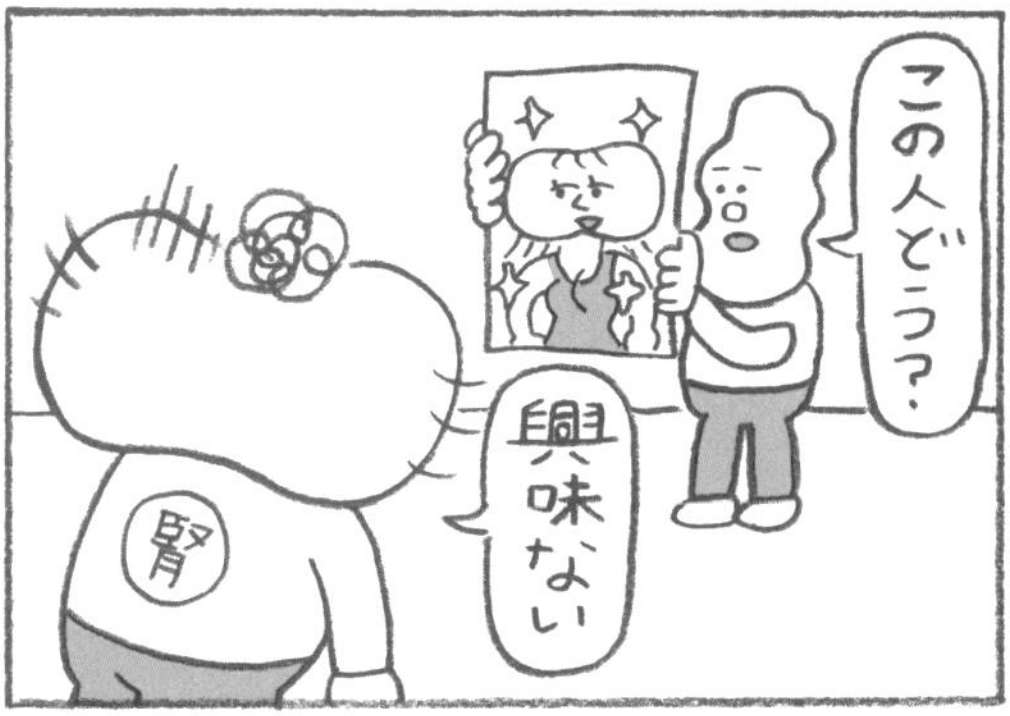

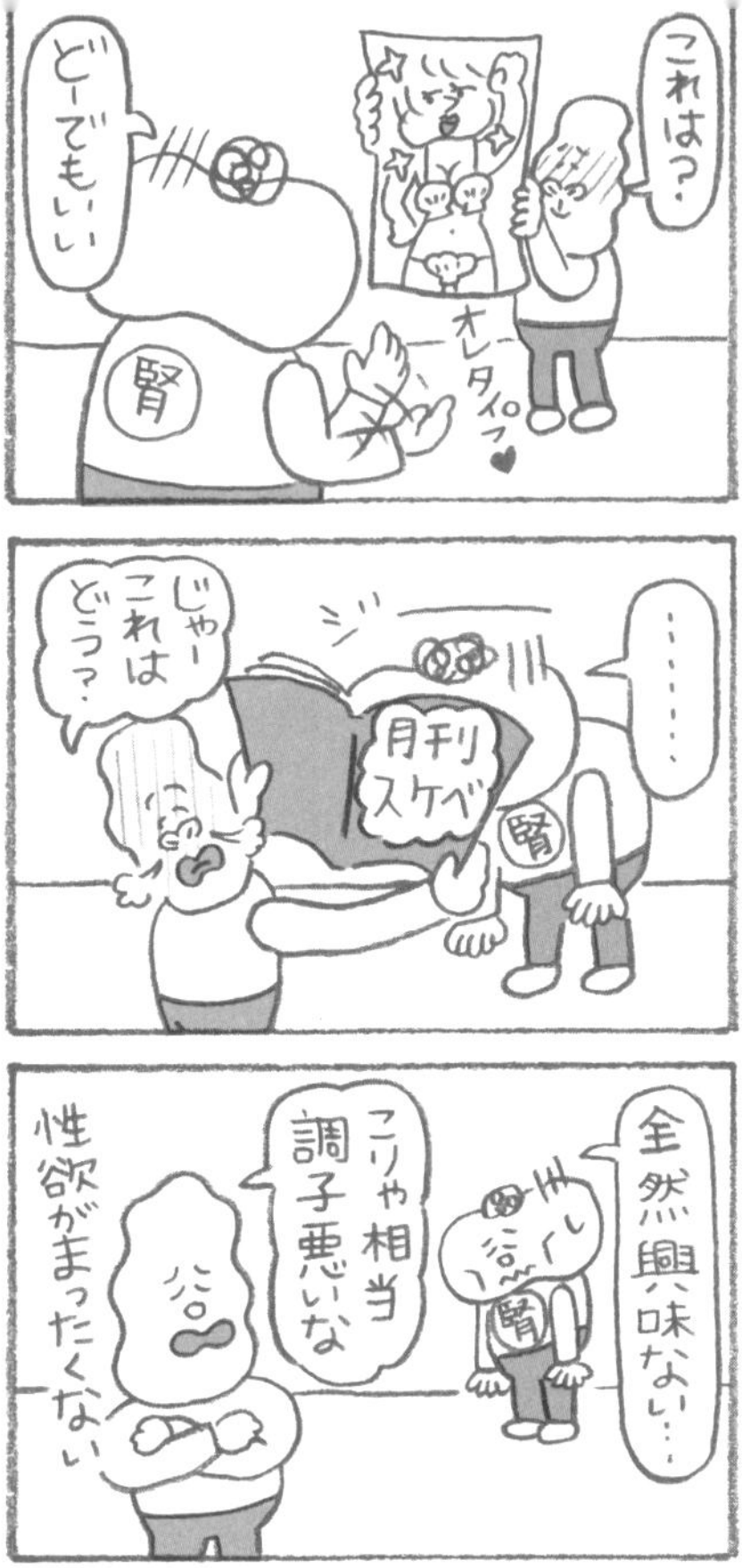
これは？
オレタイプ♥
どーでもいい
腎
……
ジ
じゃーこれはどう？
月刊スケベ
腎
全然興味ない…
こりゃ相当調子悪いな
性欲がまったくない
腎

と、主因は加齢ですが、ほかに、立ちすぎ、座りすぎ、節度のない性生活、夜ふかし、過労、冷やしすぎ、偏食なども考えられます。

または、腎の弱りではなく、肝の弱りが精力低下の発端となるパターンもあります。肝はストレスの砦となって私たちを守ってくれているので、ストレスが多すぎると疲弊してしまいます。すると、その影響が脾にも及び、脾も弱ります。脾は精のもとを作っている場所なので、それが作れなくなり、精力が低下するというわけです。悩みや不安感が強いと性行為をするどころではなくなるのが、まさにそれです。

ちなみに、逆に精力がありすぎる人の場合も、同じく腎の弱りが原因で、陰という潤い成分が減ってしまった状態です。なので、性欲は強くなっても、分泌液は少なくなります。

こころを軽くする方法

腎の元気を保つには、まずは冷やさないこと。腎には体を温めるストーブの役割があるので、冷やしてしまうのは、その火を消してしまうようなものです。とくに足腰は冷やさないようにしてください。中医学には「冷えは足元から」という考えがあり、冷やすことは腎の弱りにつながり、全身の不調を招きます。冷たい飲食もできるだけ避けて、外出時はいつも羽織るものを持って行きましょう。入浴はシャワーだけで済ませず、湯船にもなるべくつかってください。

　加齢などの要因で小さく硬くなった腎を大きくして精をたくさん入れられるようにするには、袋をゆるめなくてはいけません。それには、風や音、香り、気温を感じながらゆったり散歩をしたり、ストレッチをして体を伸ばしたりしましょう。お風呂に入ると「はあ〜」と息が抜けますよね。あの感覚をどんな場面でも取り入れることを意識するといいですね。逆に、体が縮こまるような緊張や寒いところは避けてください。

　腎にいつも刺激を与えることも重要です。エレベーターやエスカレーターではなく、できるだけ階段を使う、近い場所には歩いて行くなどして足腰をしっかり使いましょう。パソコン作業で1日中座っている人も多いと思うので、若い人の腎の弱りが進まないかと心配です。座りっぱなしの人は1時間に1回は立って歩く、または屈伸をする、足踏みをするなどの対策をとりましょう。

　あとは、腎を元気にする食べもの（下記参照）をとり、早く寝てください。腎は潤いをためるダムだと前述しましたが、腎自体もその潤いによって養われているからです。そして、その潤いは夜に作られるからです。

　30歳をすぎたら、精力が衰えていなくても、男女ともに腎を守る対策をとっておくほうがいいですよ。いつまでもしっかり元気に歩けて、頭も健康でありたいですものね。

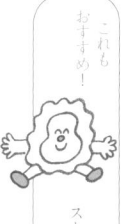

【腎を元気にする食べもの】

- ●実もの（クコの実、栗、くるみ、松の実）
- ●黒いもの（黒きくらげ、黒ごま、黒豆、まいたけ、牡蠣、海藻）
- ●粘りや渋みのあるもの（やまいも、もち米、ぎんなん）
- ●体を温める性質のあるもの（ラム肉、牛肉、鶏肉、えび、しょうが、にら、シナモン）
- ●鹹味《かんみ》（塩からい味）のもの（昆布、のり、わかめ）

これもおすすめ！

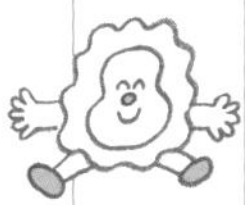

ストレスを発散させる⇩P36、75

Case 15

じんましんが出た

体で起こっていること

中医学において、じんましんは、外敵から体を守る力が低下したことで起きると考えます。外敵とは、ストレスのほか、花粉や日光、冷え、湿気、乾燥なども含まれます。体を守る力は「衛気《えき》」といい、気（エネルギー）の一種で、体を守るバリアエネルギーのようなものです。ですから、衛気が十分にある人は寒さに強く、疲れにくく、カゼをひきにくく、花粉症も発症しにくくて、ここで取り上げているじんましんも起きにくいです。

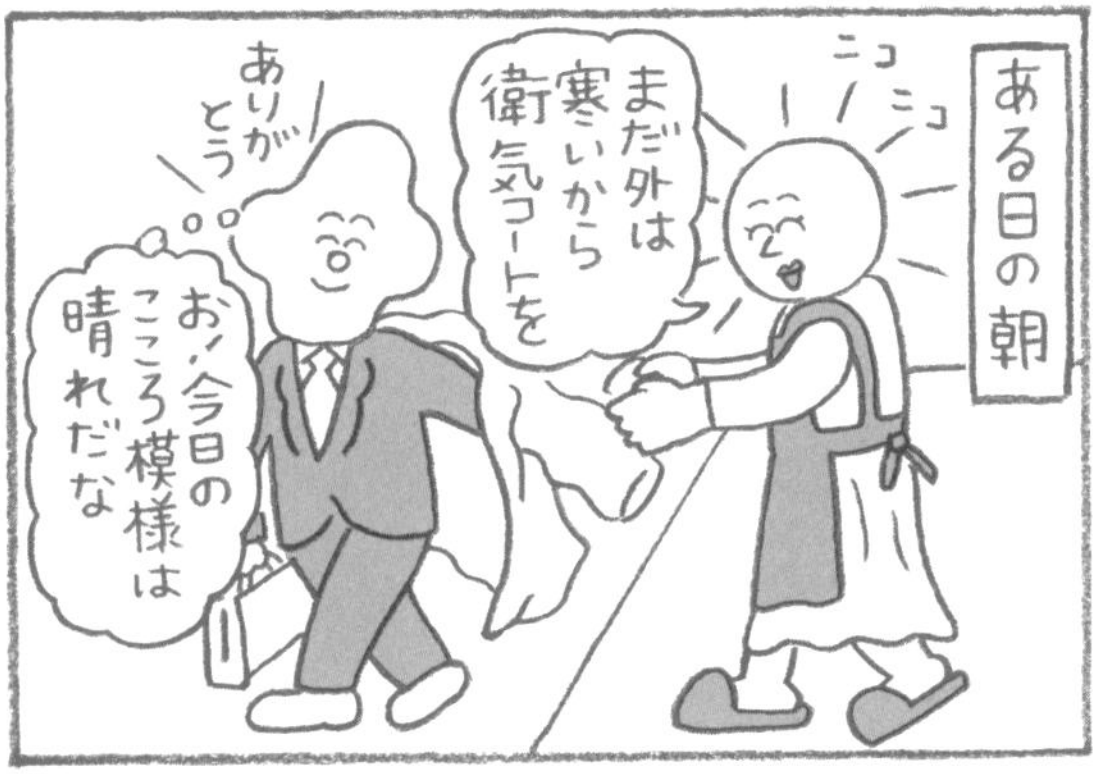
ある日の朝
ニコニコ
まだ外は寒いから衛気コートを
ありがとう
お！今日のこころ模様は晴れだな

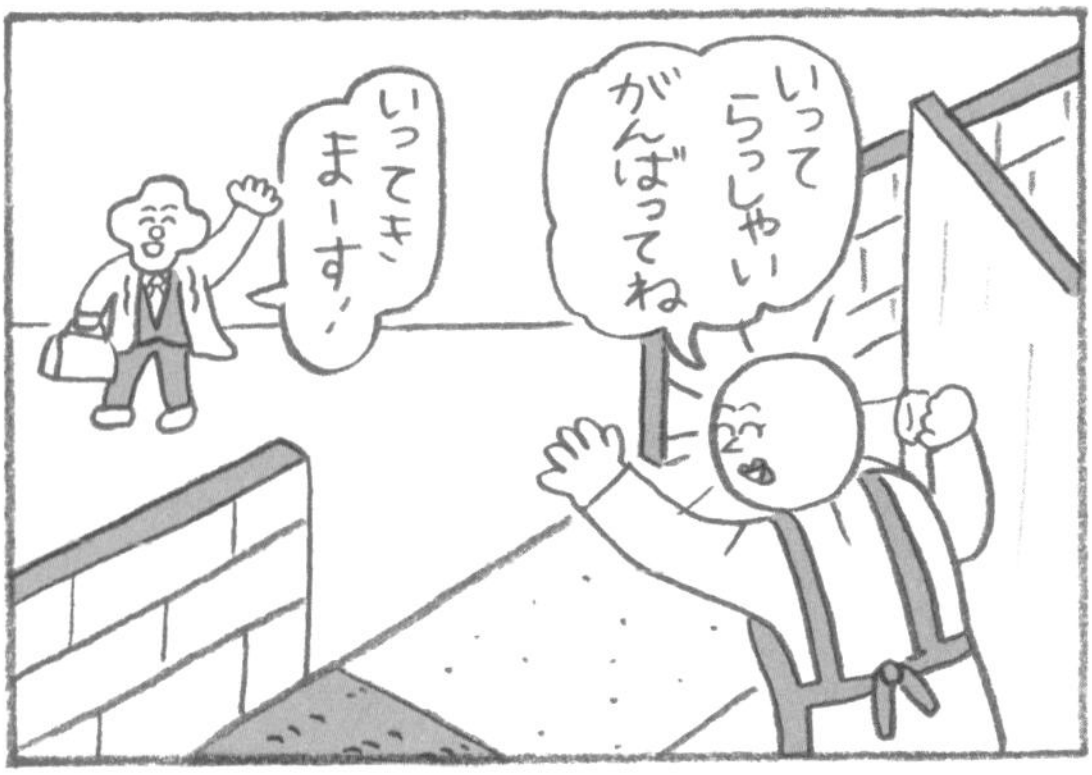
いってらっしゃいがんばってね
いってきまーす！

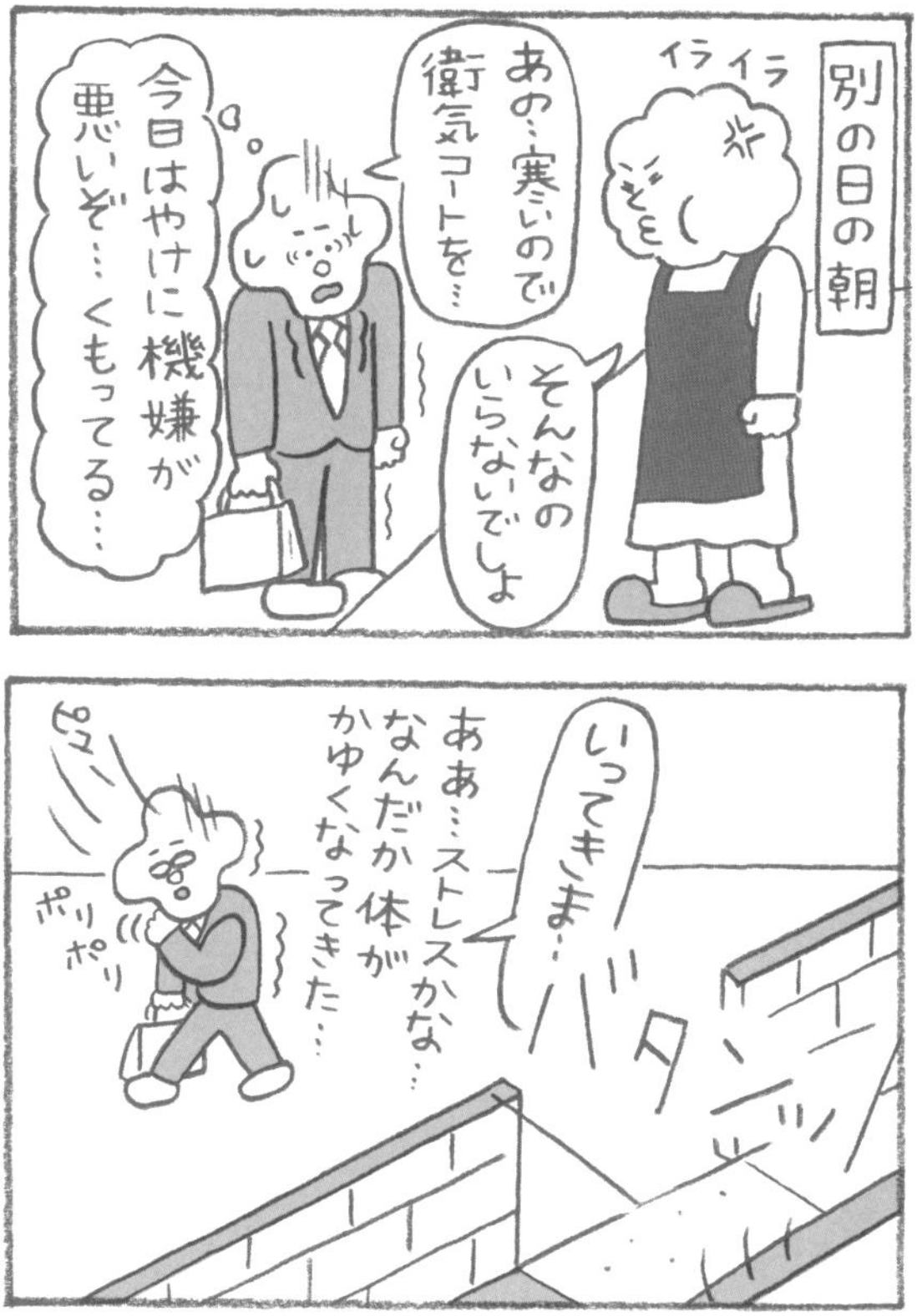
別の日の朝
イライラ
あの…寒いので衛気コートを…
そんなのいらないでしょ
今日はやけに機嫌が悪いぞ…くもってる…
いってきま…
バタンッ
ああ…ストレスかな…なんだか体がかゆくなってきた…
ピュ〜
ポリポリ

衛気はおもに、口にした飲食物から脾胃《ひい》（胃腸）で作られますが、ストレスを感じているときには、その働きが弱まります。すると、衛気が減って体を守る力が低下し、じんましんが発生しやすい環境が整ってしまいます。ストレスフルのときに、じんましんが出るのはこういったことが体で起きているからです。僕の知人が、会社に行きたくなくて仕方なく、それでも無理して通勤していたら、ある朝家を出ようとしたときに、じんましんがバーッと出たそうです。まさにこれはストレスによって衛気という名の鎧がボロボロになってしまっていたのでしょうね。

こころを軽くする方法

じんましんには、一度だけ発生する急性のものと、くり返し出てくる慢性のものがあり、両者の違いは頻度です。やっかいなのは慢性化するほうで、こちらは、体質改善を考える必要があります。

じんましんの原因は冷えや疲労が多いものの、運動や入浴をして体が温まることがきっかけのこともあり、さまざまです。じんましんをくり返す人は、どんなときに出やすいかのパターンがわかるでしょうから、「ストレスは多くないか」「過労ではないか」「冷やしすぎてはいないか」と日々の生活を見直し、何が引き金になっているのかを探りましょう。

根本対策には、衛気を強くすることが大事です。衛気はおもに、口にした飲食物から脾胃で作られるので、「これもおすすめ！」で紹介している方法で脾胃の調子を整えましょう。乾布摩擦をするのもいいですよ。皮膚は肺とつながっていて、肺には衛気を全身に巡らせる役割があるからです。ところで乾布摩擦というと、上半身裸になってタオルでごしごしこすっているイメージがありますが、何も乾いた布をわざわざ用意しなくても大丈夫。服の上から腕などをこすれば、服が乾いた布なので、それで十分ですよ。

肺は冷えと乾燥が苦手なので、乾燥の季節である秋と冬はとくに気をつけて、弱らせないようにしましょう。加湿して潤いを補い、長風呂や岩盤浴など汗をかきすぎる行動は控えましょう。また、辛いものも発汗を促すので、唐辛子やキムチなどのとりすぎはよくありませんが、ねぎやしょうがなどの辛みは、むしろ肺を活性化させてくれるので、適度にとるといいでしょう。このとき、潤いを補給する食材といっしょにとるとより効果的です。潤い補給作用のある豆腐にねぎやしょうがをのせるなんて、とてもよい食べ方です。ヨーグルトにしょうがとはちみつを混ぜるのもいいですね。ヨーグルトとはちみつの潤い補給食材に、しょうがで辛みをプラスした食べ方です。

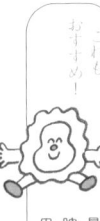

これもおすすめ！

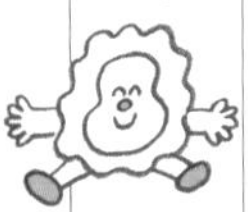

暴飲暴食をやめる⇩P57、207
脾を労わる食事をとる⇩P136、201
思い悩みすぎない⇩P66

Case 16

体がかゆい

体で起こっていること

悩みごとやストレスがあると、なぜだか体がかゆくなること、ありますね。このとき、かゆみを引き起こしている要因は「熱」です。ストレスを受けての熱、緊張による熱、辛いものを食べたことによる熱といろいろですが、体がかゆいのは、こうした熱を発生しやすい生活を送っているからかもしれません。

ところが、たとえ熱が生じても、水が十分にあれば消すことができるので、かゆみにはつながりません。つまり、かゆみのスイッチを押したのは熱ですが、ベースには陰（潤い）不足があります。陰不足で肌が乾燥していると、かゆくなる基盤が整っているようなものなので、ちょっとした熱でも敏感に反応して症状が出やすくなります。乾燥した山で火事が起こりやすかったり、乾燥した土が弱い風でも舞ったりするのと同じことですね。

では、なぜ陰が不足してしまうのかというと、作り出せていないことがまず考えられます。睡眠が

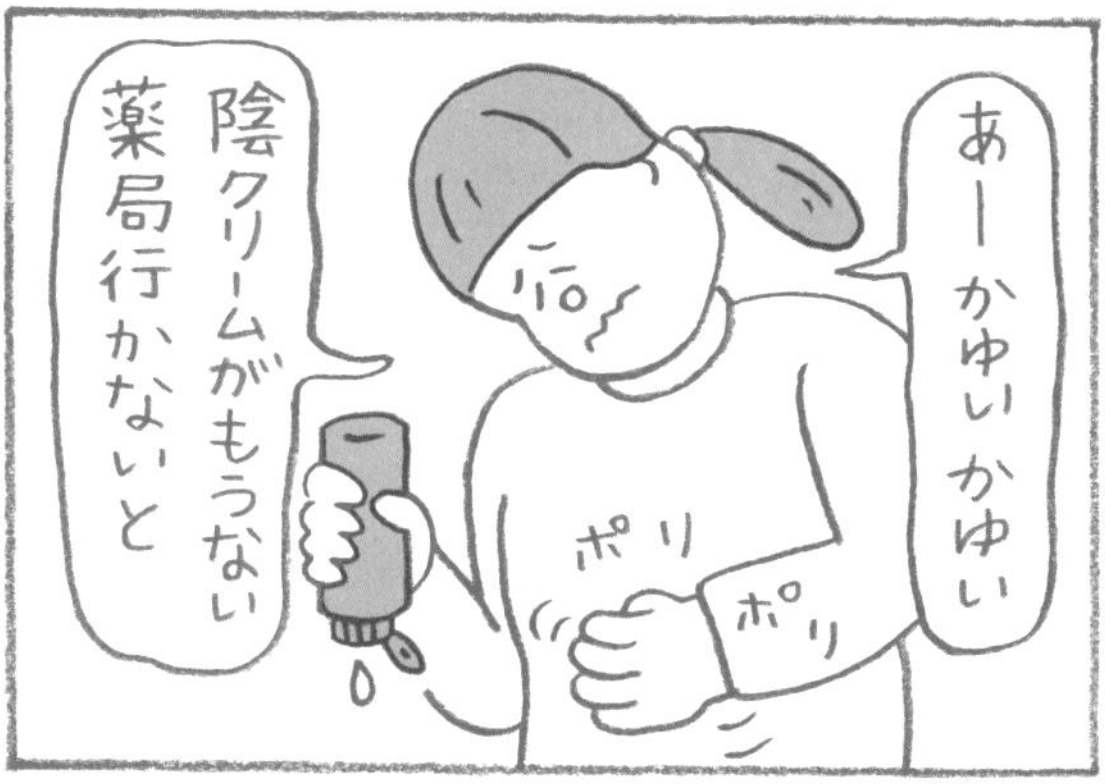

あーかゆいかゆい
ポリ
ポリ
陰クリームがもうない
薬局行かないと

足りていない、陰を作り出す役割のある脾《ひ》の調子が悪い、陰を補う食材を食べていないなどが要因です。ほかに、熱により陰が消耗することも、結果として陰不足を招きます。ですから、冒頭でお伝えしたような、ストレスやイライラ、緊張など熱を発生しやすい機会が多いと、常に陰を消耗するので、不足しがちです。

なお、冒頭でかゆみの引き金は熱だとお伝えしましたが、正確にいうと弱い風に当たる、日光を浴びるなど、ちょっとした刺激もかゆみを引き起こす要因になります。陰不足で肌が刺激に対応できる状態にないので、思いもよらないことがかゆみのスイッチを押してしまうのです。

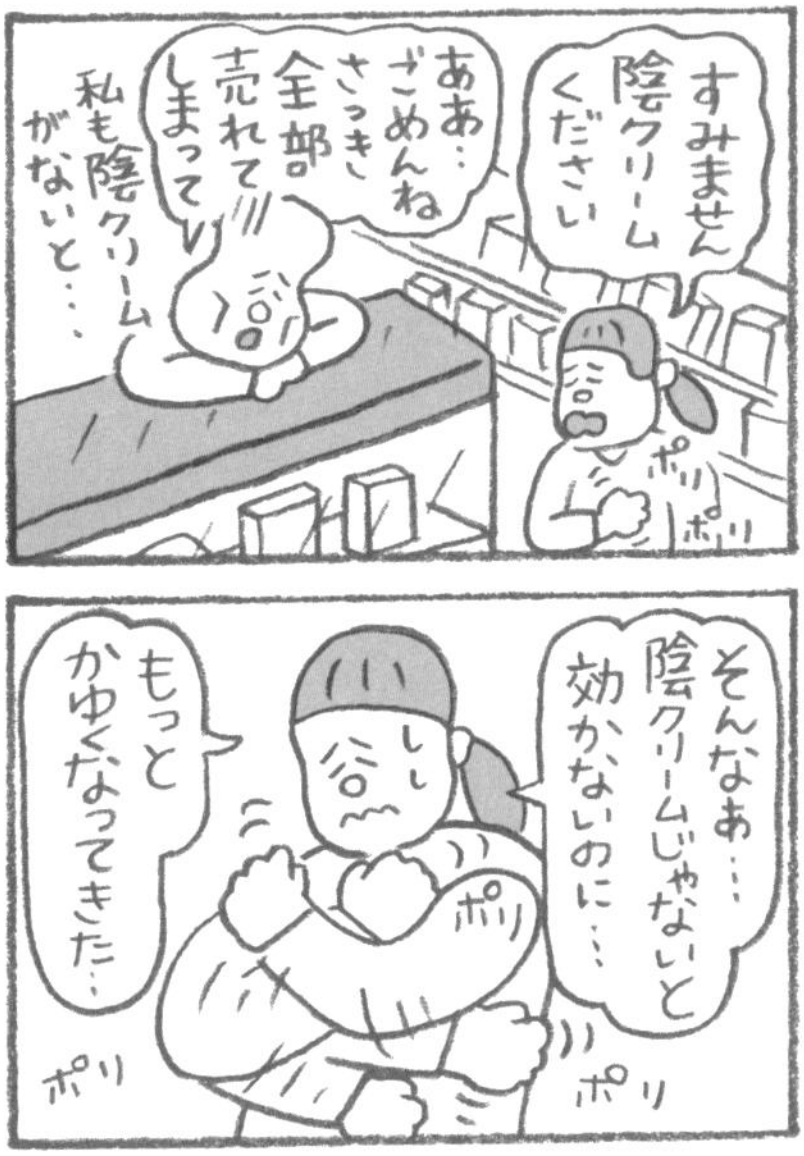

すみません 陰クリームください
ああ… ごめんね さっき全部売れてしまって
私も陰クリームがないと…
ポリ ポリ
そんなあ… 陰クリームじゃないと効かないのに…
もっとかゆくなってきた…
ポリ
ポリ

こころを軽くする方法

足りていない陰を補うのが基本の対策です。そこで重要なのが、睡眠を十分にとること。私たちの体は寝ている間に内臓のメンテナンスをしているので、睡眠が足りないと整備が十分にできず、陰を作れないからです。また、血《けつ》をきれいにすることもできません。「血は体の栄養剤であり、こころの栄養剤でもある」ので、汚れたままだと精神が不安定になり、ストレスの影響を受けやすくなります。

そうはいっても、生活を変えることはそう簡単ではないでしょうから、僕が相談者によくお話しする睡眠のコツをお伝えします。定着するまでは2週間くらいはかかるでしょうが、これらを心がけて10分でも早く寝ましょう。

● 早起きする（夜に自然と眠くなって早寝につながるからです）

● 暗くする（目に光が入ると脳が朝だと勘違いして眠りにつきにくくなるからです）

● 寝室でスマホを見ない、持ち込まない（スマホは画面の光に加え、情報も入ってくるので脳が活動してしまいます。どうしても見てしまう人は、手の届かないところへ置いて遠ざけましょう）

● 朝にカーテンを開けて日の光を浴びる（朝に体を覚醒させることで、夜の安眠につなげます）

● 気温と湿度を整える（気温は25℃前後、湿度は40～50%が理想です）

食事からのアプローチならば、陰を生む食べものをとりましょう（P223）。逆に避けてほしい食べものは辛いもの、油っこいもの、味の濃いものです。これらは熱を生んでしまうからです。

ちなみに、これまで説明したタイプとは別に、もともと肌が弱くて熱の影響を受けやすい人もいます。その場合は、先天的に弱い部分を補強して、それ以上弱らせないようにします。漢方なら陰を作る場所である脾を整える、陰をためる腎を強化する、陰を体の中に巡らせるための肺を強くするなどの対策をとります。脾と腎、肺という場所が水に関わる臓なので、これらを強化するわけです。このように、漢方を使っての方法もあるので、相談してみるのも一案でしょう。

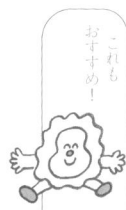

これもおすすめ！

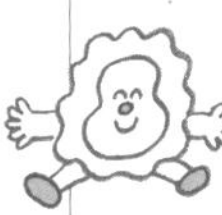

汗をかきすぎない⇩P33

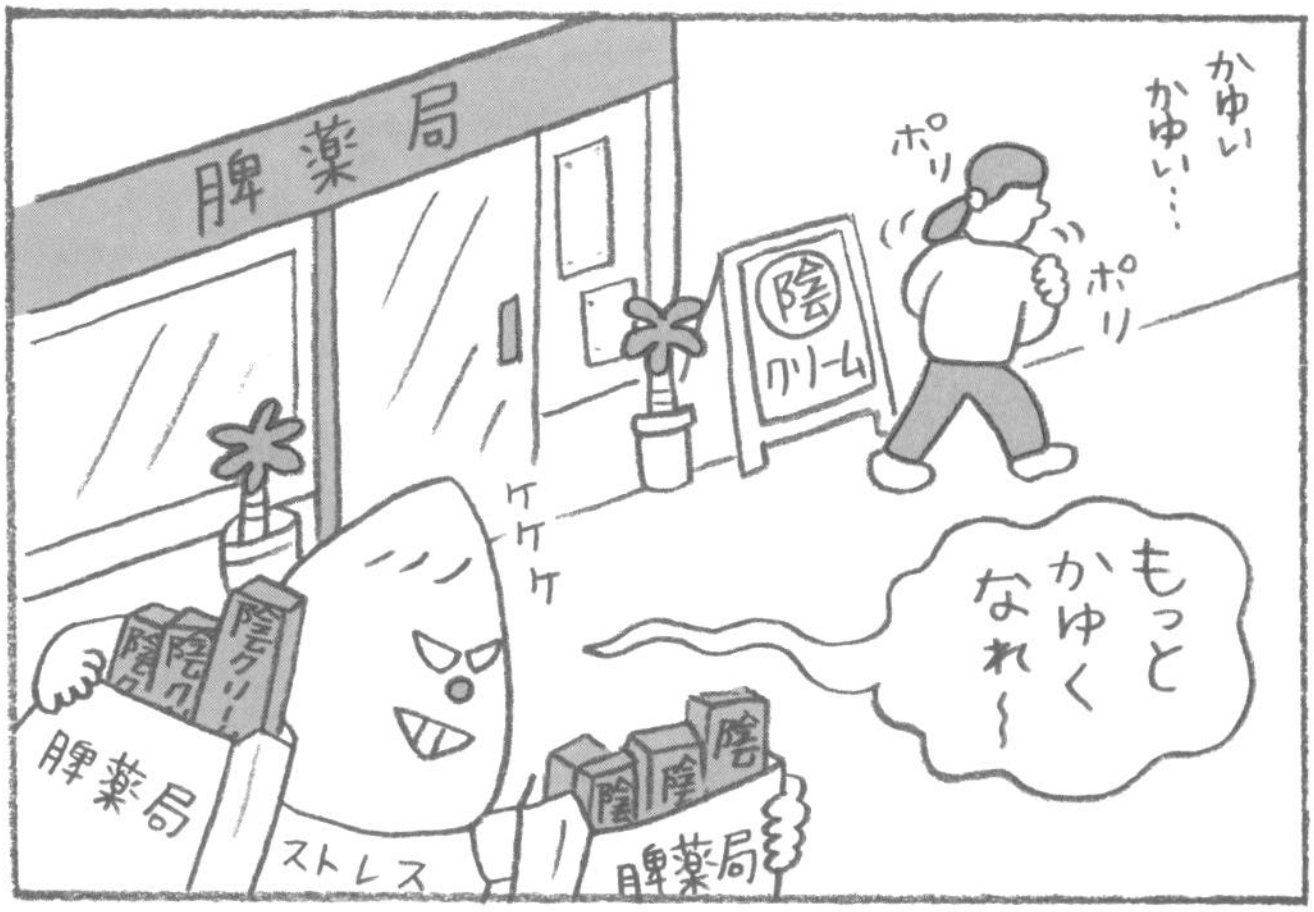

Case 17

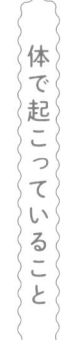

肌が荒れる

体で起こっていること

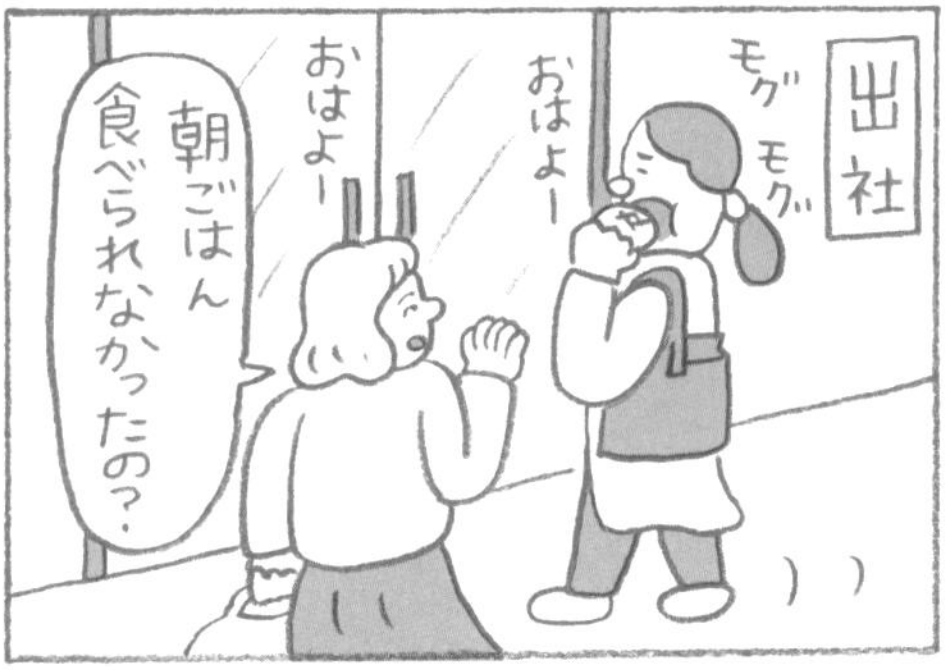
出社
モグモグ
おはよー
おはよー
朝ごはん食べられなかったの？

人間関係でイライラしたり、不安や悩み、緊張などでストレスがあったりすると、口のまわりに吹き出ものができる、おでこにニキビができるなど、肌が荒れることがありますよね。これは、脾《ひ》の機能低下だと中医学では捉えます。

そうなると、脾を弱らせた原因が何なのかを知りたいところですが、それには肌荒れ前の食生活を振り返ってみましょう。普段通り食べていたのなら、ストレスそのものが脾を弱らせたと考えます。ストレスで暴飲暴食をしたのなら、脾のオーバーワークにより、結果として弱ったと考えます。どちらにせよ、脾が弱ると、食べたものの処理が十分にできなくなります。すると、処理しきれなかった不要物がドロドロとしたものとして体

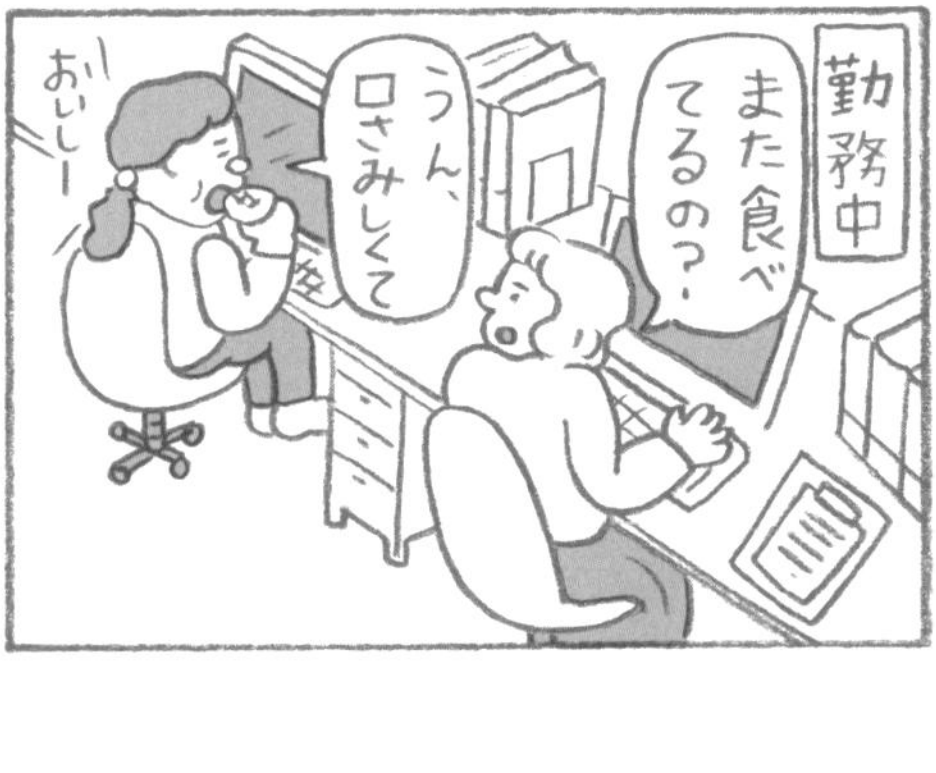
勤務中
また食べてるの？
うん、口さみしくて
おいしー

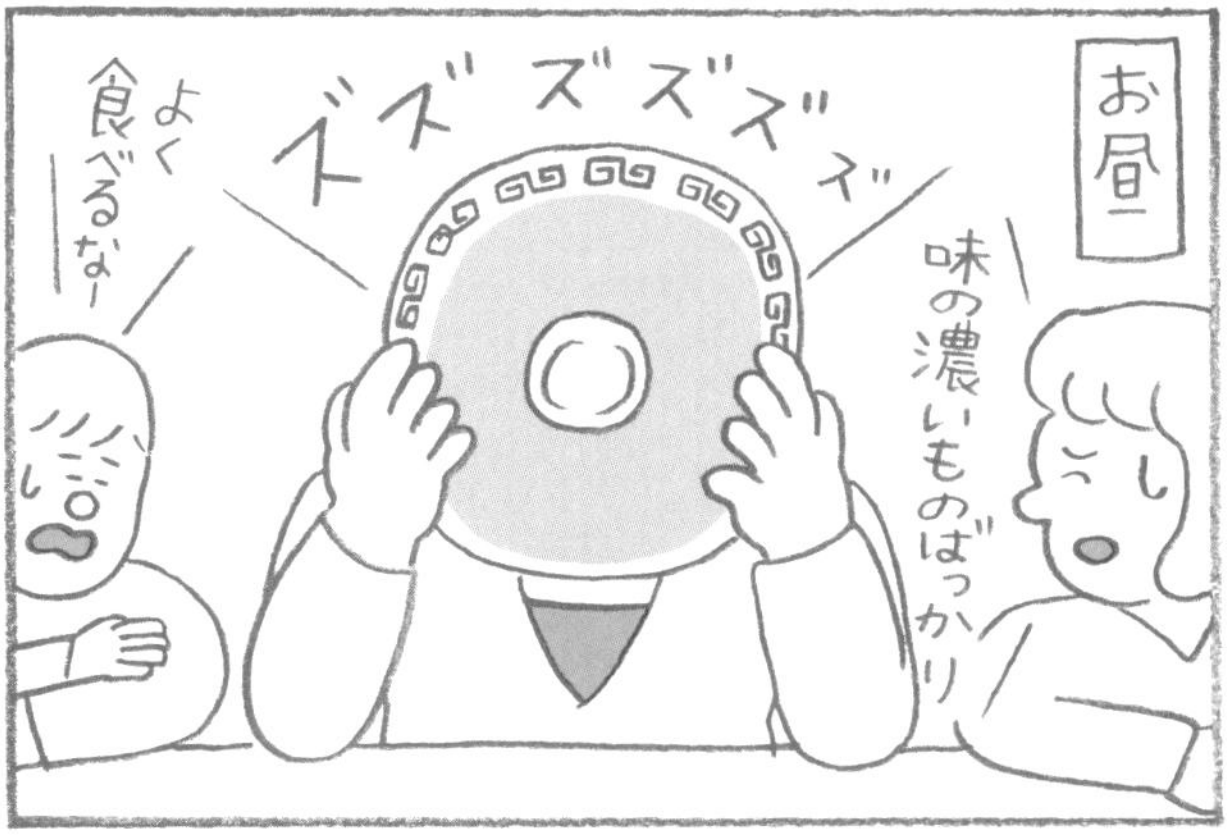

の中にたまります。本来ならば、便や尿として排出すべきものなので、体はいらないものとして外に出そうとします。それが、吹き出ものとして肌に出てくるわけです。吹き出しの吹き出ものは、色や形によって、たまっているものが何なのかを推測できます。

● **赤くてはれ上がっている**

辛いもの、甘いものを食べすぎると出やすく、「熱」がたまっています。イライラが多いと悪化します。

● **黄色で膿がたまっている**

油っこいものを食べすぎると出やすく、「ドロドロの不要物」がたまっています。

● **小さなぷつぷつがある**

水分のとりすぎや、冷たいものや生ものの食べすぎによってあらわれやすく、「余分な水分」がたまっています。

こころを軽くする方法

脾の弱りの原因がストレスであれ、暴飲暴食であれ、どちらも脾が弱っているわけですから、その負担を減らすことで改善の糸口を探りましょう。ここでは3つに絞ってご紹介します。

①食事を見直す

ドロドロがたまらないように、ドロドロのもとである、油っこいもの、味の濃いもの、甘いもの、辛いものを避けます。また、冷たいもののとりすぎも脾を弱らせるので控えましょう。冷たいものが脾の中にあるのは、氷を手で握っているのと同じこと。氷をしばらく握っていると、手を開こうとしたときに、開きにくいですよね。

同じように、脾も冷たいものが入ってくると動きが悪くなり、消化能力が落ちます。脾は湿を嫌うので、水分過多でも同じことが起こります。

②ドロドロを排出させる食べものをとる

ドロドロとした不要物が肌荒れにつながるわけですから、それを除かなければいけません。それには、わかめ、昆布、もずくなど、海藻類をとるといいですよ。ほかに、あさりなどの貝類、えのきたけなどのきのこ類もおすすめです。

③ストレスの解消法を見つける

ストレスが脾を弱らせるスイッチとなるので、これとどう付き合っていくのかが重要です。その一案として、僕がみなさんによくお伝えするのは、ストレスをすべて書き出すという方法。P148で紹介している「ストレスノート」と似ていますが、こちらは何に対してストレスを感じているのかを確認する作業なので、「ストレスの棚卸し」とでもいいましょうか。方法はP116を参考に。なお、P116では解決策までを示していますが、ここでは箇条書きにするだけで十分です。書き「出す」という言葉の通り、物理的に頭の外に出して客観視するのが目的なので。

これもおすすめ！
睡眠をしっかりとる⇒P54

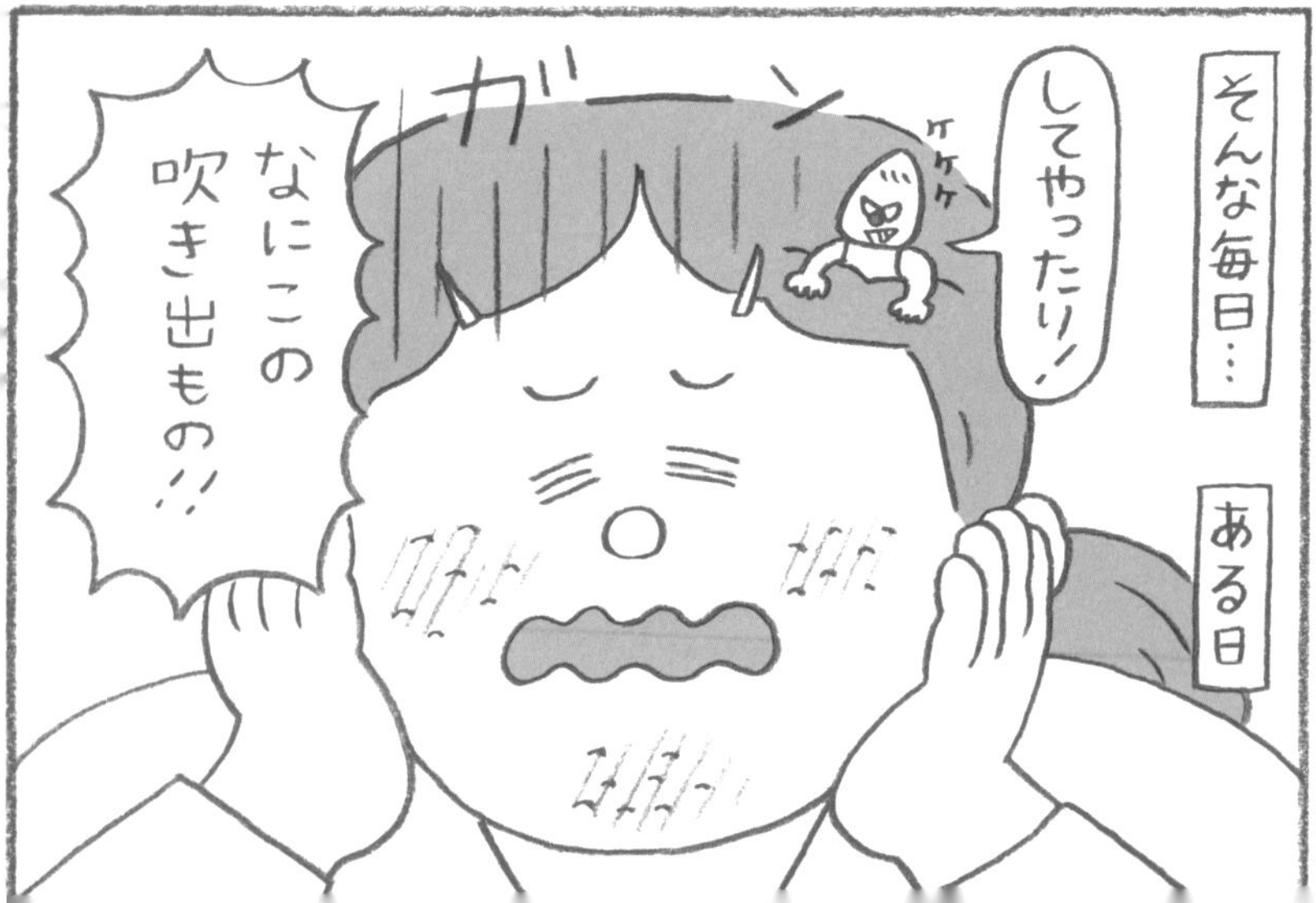
そんな毎日…
ある日
してやったり!!
ケケケ
ガーーン
なにこの吹き出もの!!

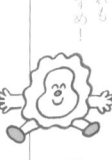

Case

18

抜け毛が多い

体で起こっていること

抜け毛が多い、髪にツヤがない、髪の毛が細い・少ないなど、髪のトラブルが気になるならば、ビクビクと恐れている、いつも怒っている、思い悩みすぎているといった感情に支配されているのかもしれません。

まず、「恐れ」と関係するのは腎です。たとえば、上司からのパワハラ、夫からのモラハラなど、恐怖を感じる生活を送っていると、腎が弱ります。「腎の華は髪にある」と中医学ではいいますが、「華」とは、目では見えない内臓の健康状態が、外側から見える場所のことを指します。つまり、腎の状態は、髪の毛に反映されるということです。だから、腎が疲弊すると、髪が傷んだり、細くなったり、抜けやすくなったりします。

次に、「怒り」は、肝が司る感情です。肝には血《けつ》を保管する倉庫の働きがあるので、怒りが強すぎると肝が弱り、十分に血がストックできず、不足します。髪の毛のことを中医学では、血の余りと書いて「血《けつ》余《よ》」といいますが、このことからもわかるように、血が足りないと、髪の毛が傷んだり、細くなったり少なくなったりして、髪にトラブルを及ぼします。

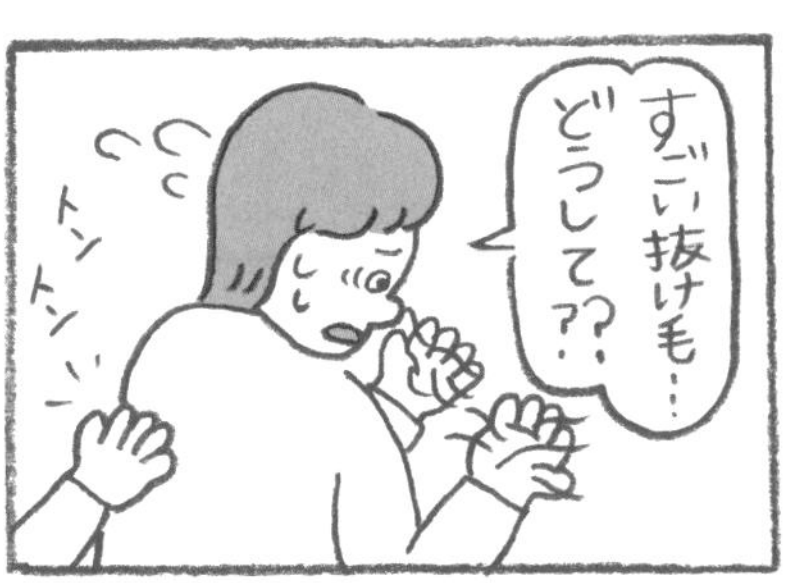

そして、「思い悩む」感情は、脾《ひ》と関係があります。この感情も度が過ぎると脾を弱らせ、脾は飲食物から血を作り出すことができなくなります。肝のところで説明

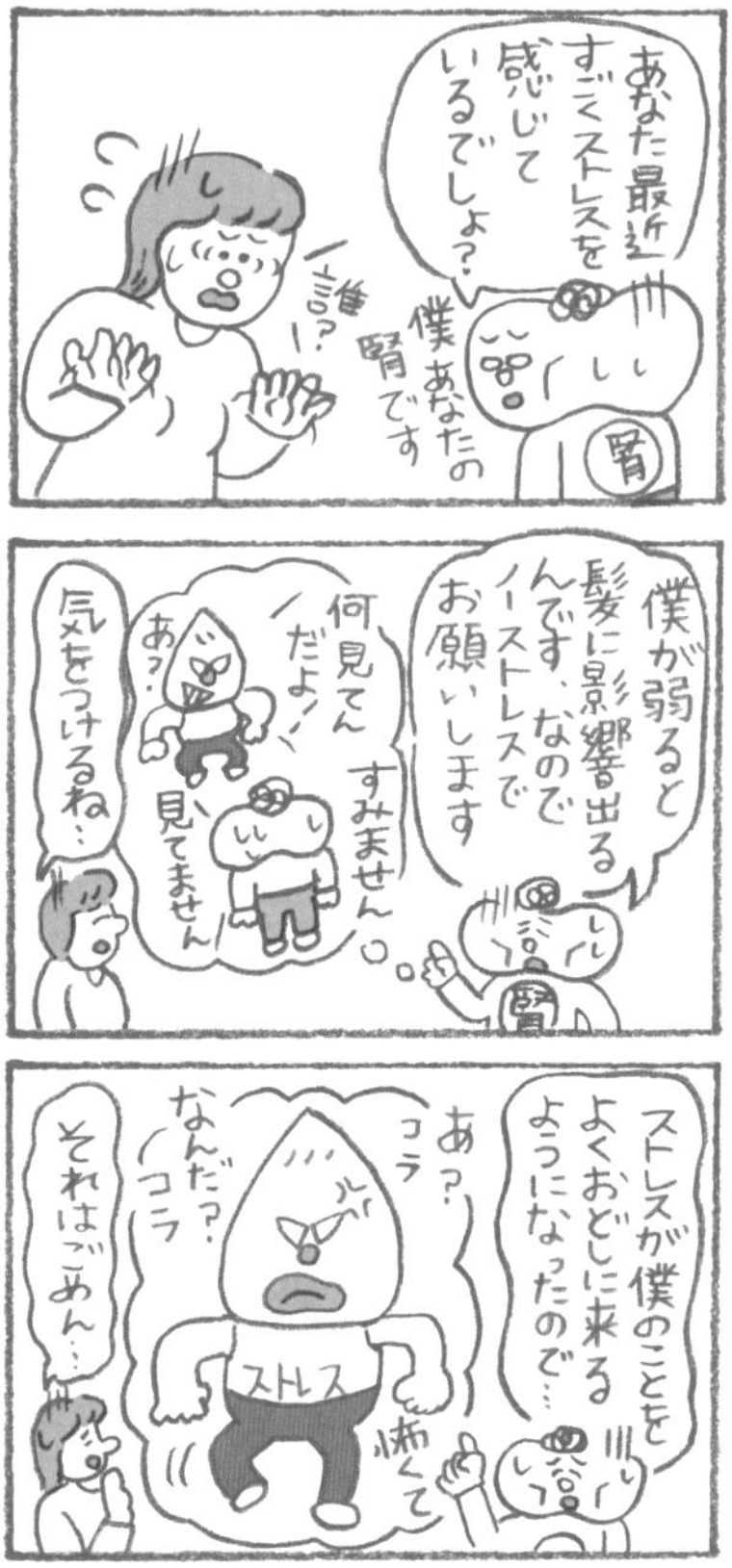

した通り、髪の毛は「血余」なので、血が足りないと髪の毛がバサバサになってしまいます。また、考えすぎるという行為自体も、血をたくさん消耗します。脾が弱って血を作り出せないうえに消耗が多いと、髪にとっては二重苦で、さらに悪化します。

唐突ですが、漫画で描かれた博士って、はげている人が多いですよね。中医学では、何ごとも「すぎる」と負担になると捉えるので、考えることもほどほどがよいとされますが、博士は考えすぎて血を消耗したから髪の毛がなくなってしまったのかもしれませんね。こんなふうに、中医学と漫画の表現方法には常々関連があると感じているので、そのお話をします。

恐怖体験をすると、髪が真っ白になる描写がありますね。恐れは腎と関連があるので、恐怖に襲われて腎が弱り、その影響が髪にも及んで白くなっているのでしょう。中医学では怒りによって熱が出ると考えますが、漫画では頭から湯気が出る様子であらわしますね。一見関連のない熱と怒りの結びつきがよくわかる表現法です。怒りで青筋が立つ描写も出てきます。怒りは肝の感情で、肝が司っているのが筋《すじ》と青なんです。喜びで顔が赤くなる表現も、喜びは心《しん》が司っている感情で、心は赤と呼応しています。顔面蒼白は悲しみにくれて顔色が青白くなった表現ですが、悲しみは肺とつながりが深く、肺の司る色は白です。

このように、東洋医学のさまざまな概念を漫画は本当にうまく表現しているなと感心します。きっと、人間が感覚的に捉えているものを絵にしているんでしょうね。

こころを軽くする方法

髪のトラブルは「恐れ」「怒り」「思い悩み」の感情が関係しているので、これらとつながりのある腎、肝、脾を元気にする生活を送りましょう。

腎を元気にしたいとき、中医学では「歩きなさい」とよくアドバイスします。それは、腎が足腰と関係が深いからで、歩いて足腰を強化することが腎の元気につながるからです。もっと簡単なのはお辞儀で、これも腰に刺激を与える行為です。あとは、深く息を吸うことも腎を養うことにつながります。「恐れが強いときは、しっかり深呼吸をする」と覚えておくと、あなたの助けになることがあるかもしれません。

食養生なら、豆がおすすめです。中医学には「似ている形のもので、弱っているところを補う」という「似類補類《にるいほるい》」の考えがあり、豆は腎の形に似ているからです。また、腎は成長と発育、生殖を司り、精（生命力）をため込む「生命力のタンク」ですが、豆も同じです。あのひと粒から命が芽生えるわけですから。その意味で、くるみ、ナツメ、クコの実、松の実などの実ものもおすすめです。あとは、黒きくらげ、黒ごま、黒豆、海藻類など、黒い食べものも腎を元気にします。やまいも、牡蠣、ぎんなんなど、粘りや渋みがあるものもいいですよ。とくにやまいもはおすすめですが、腎は冷えに弱いので加熱して食べるのがベターです。

腎を養生することは体全体のアンチエイジングにもつながるので、髪のトラブルが改善する頃には、ちょっぴり若返っているかもしれませんよ。そんなふうに捉えて、取り組んでみてくださいね。

これもおすすめ！

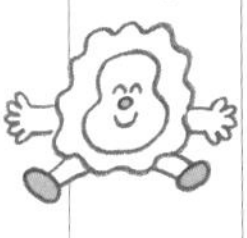

肝を元気にする⇩P63
脾を元気にする⇩P57、136、201

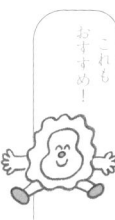

Case

19

爪がかける・割れる

体で起こっていること

子育てでイライラした、仕事で怒られてムカついた、家族とけんかをしてどなったなど、あなたは怒りの感情が強くはありませんか。爪がかけやすい・割れやすいのは、もしかしたらこうした怒りの感情のせいかもしれません。

怒りの感情は、五臓の肝と結びつきが強く、過度な怒りや、長期間の怒りは肝を弱らせます。肝には、血《けつ》をため込む蔵血《ぞうけつ》という働きがあります。造血ではなく、「蔵《くら》」の血と書くことからわかる通り、肝は血のタンクです。この働きが弱るということは、タンクに穴が開いていて、ためている血が漏れているようなものです。すると、体に血を十分に供給できず、当然爪にも栄養を送ることができなくなります。

また、肝は筋《すじ》をコントロールしている器官でもあります。筋は筋肉とは違い、筋肉の膜や、筋肉と筋肉がつながる腱《けん》のことを指します。そうした体のさまざまな筋に、肝にためておいた血を渡すことで、私たちは動くことができるわけです。中医学では、爪のことを「筋《きん》余《よ》」というくらいですから、肝が弱ると爪はダメージを受けます。

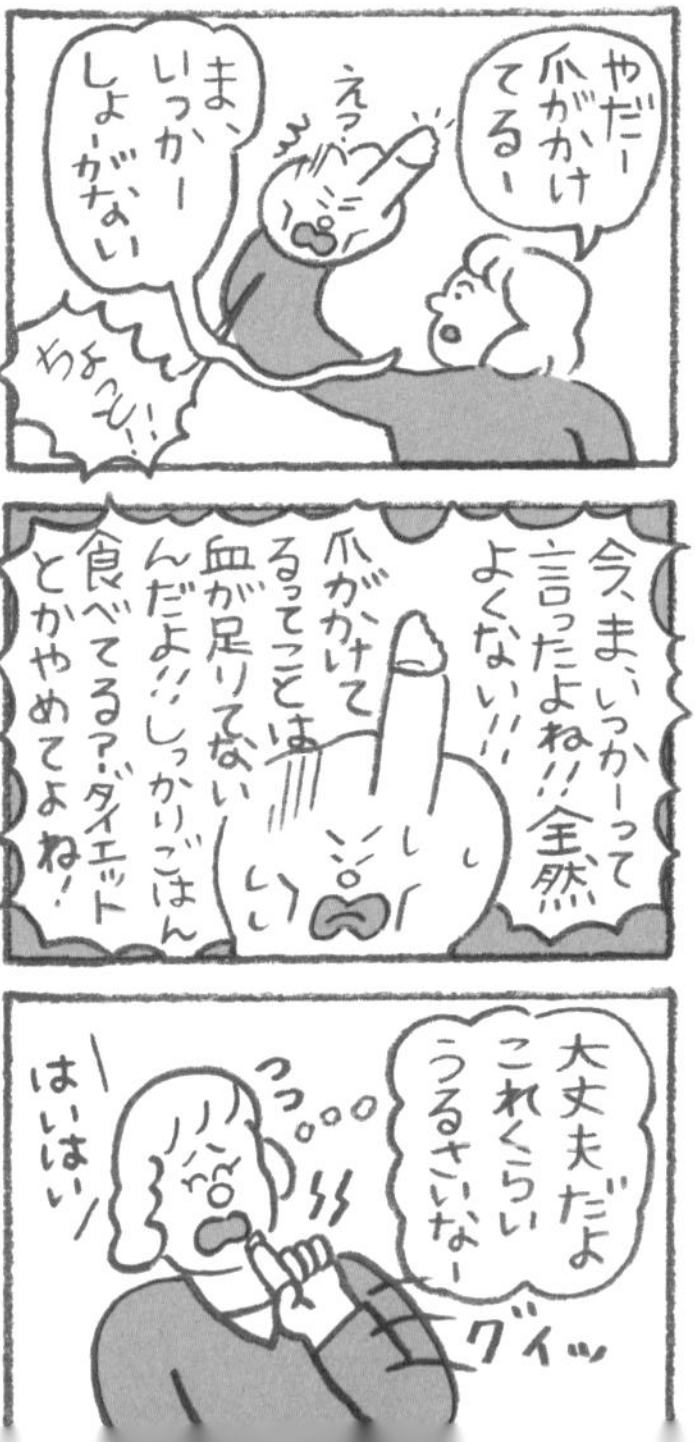
やだー爪がかけてるー
えっ
ま、いっかーしょーがない
ちょっとぉ!!
今、ま、いっかーって言ったよね!!全然よくない!!
爪がかけてるってことは血が足りてないんだよ!!しっかりごはん食べてる?・ダイエットとかやめてよね!
大丈夫だよこれくらいうるさいなー
はいはい
グイッ

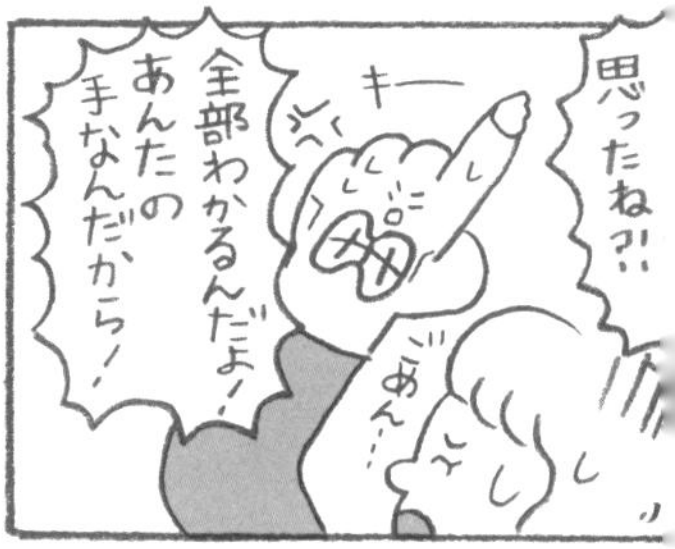
思ったね?!
キー
全部わかるんだよ！ あんたの手なんだから！
ごめん…

その結果として、爪の表面がでこぼこになったり、割れやすくなったりするのです。

こころを軽くする方法

肝が元気になることをして、健康な爪を取り戻しましょう。肝は、のびのびとした環境を好みます。ですから、なんでもゆったり、ゆるくがいいですね。静かに座って深呼吸したり、ストレッチやヨガをしたり。あとは、1万歩歩くぞといった目的を持たずに、ゆるゆると歩くのもおすすめです。だらだら歩いては止まり、ときには体を伸ばしながら歩くといったように。服装もゆったり大きめのものを。髪をきつくしばったり、きつい帽子をかぶったり、きつい靴を履くなどは、肝にとって望ましくないことです。何でも、ゆるく、ゆるくしてあげてください。

肝は五行説（P220）でいうと木《もく》にあたり、水《すい》に助けられる関係にあります。木《き》は水《みず》を与えられると元気になると考えるとわかりやすいでしょう。よって、水に触れたり、川の流れをぼーっと見たりするのがおすすめです。自然の中でリラックスもできるので、一石二鳥です。逆に、肝は強風が苦手なので、風が強すぎるときは、家でゆったり過ごしましょう。

肝が休めるように早く寝ることも大事です。長く寝るよりも早く寝ることを意識してください。肝がメンテナンスをする時間は夜中の1時から3時なので、この時間にどれだけ睡眠をとれるかがカギです。そうはいっても急に変えるのは難しいでしょうから、昨日より5分早く寝ることからはじめてみてください。

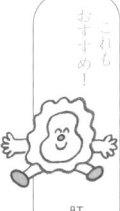

これもおすすめ！

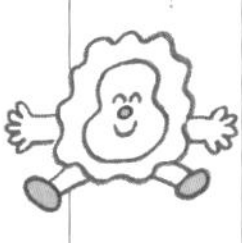

肝を元気にする食べものをとる⇩P203

Case 20

のどが詰まる感じがする

体で起こっていること

わかりやすい例が、授業中に急に「次の問題やってみろ」と当てられたとき。しゃべる前にのどに何かが引っかかった感じがして、咳払いをするでしょう？　あれは急激にストレスがかかったことで、のどに「痰湿《たんしつ》」が生じたことが原因です。これが継続すると、常にのどに何かが詰まった感じがするようになります。

痰湿とは、処理しきれなかった食べものが不要物として堆積し、そこから生じたものです。では、なぜ痰湿が生じるのかというと、原因は脾《ひ》の弱りです。さらに元をたどって、なぜ脾は弱るのかというと、肝の弱りが考えられます。

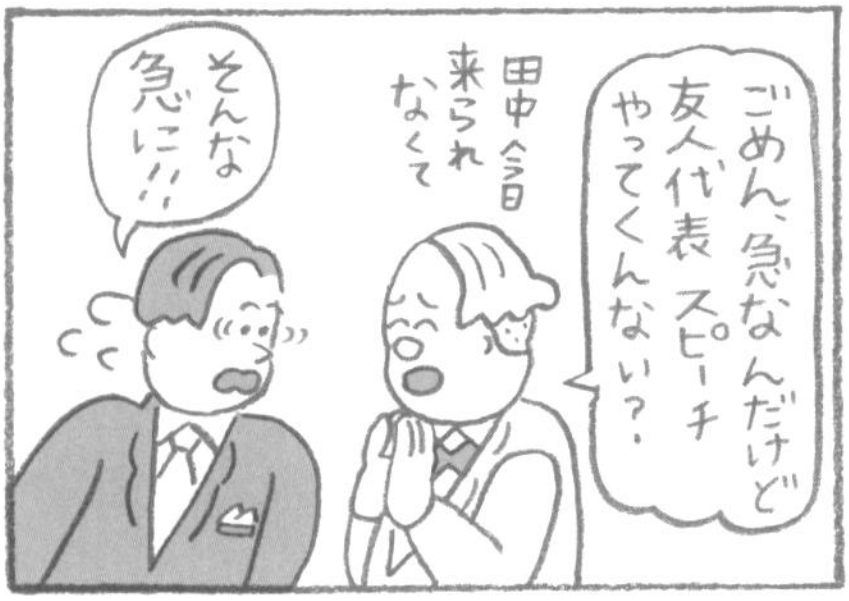

ごめん、急なんだけど友人代表スピーチやってくんない？
田中今日来られなくて
そんな急に!!

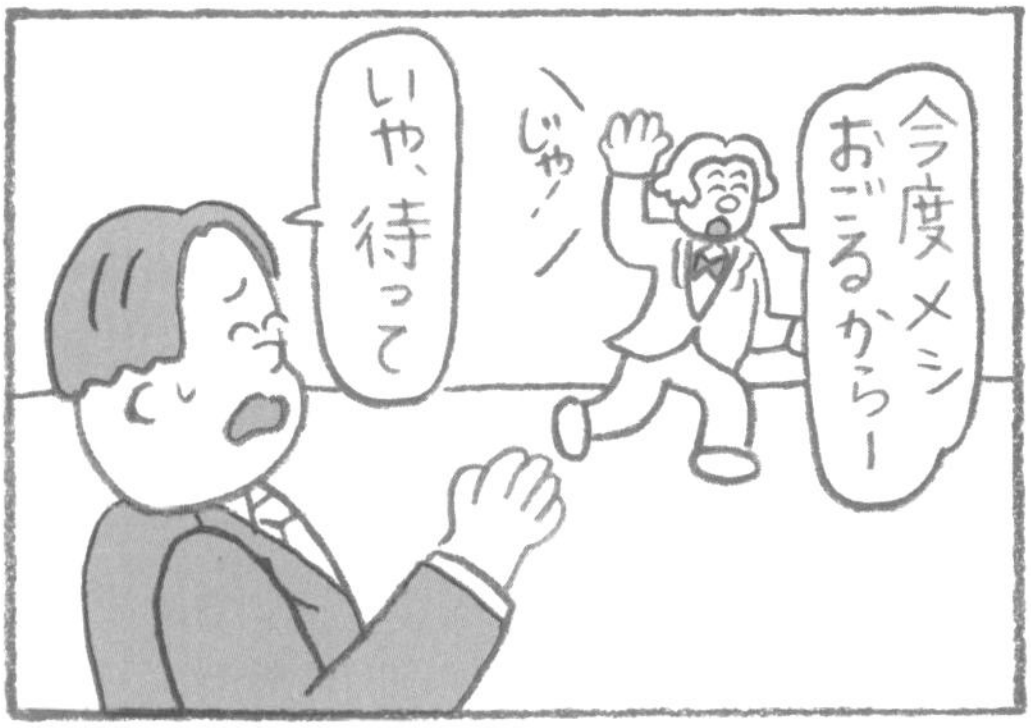

今度メシおごるから～
じゃ！
いや、待って

肝が弱る原因はさまざまですが、ストレスもそのひとつです。

もう一度、逆から説明して整理

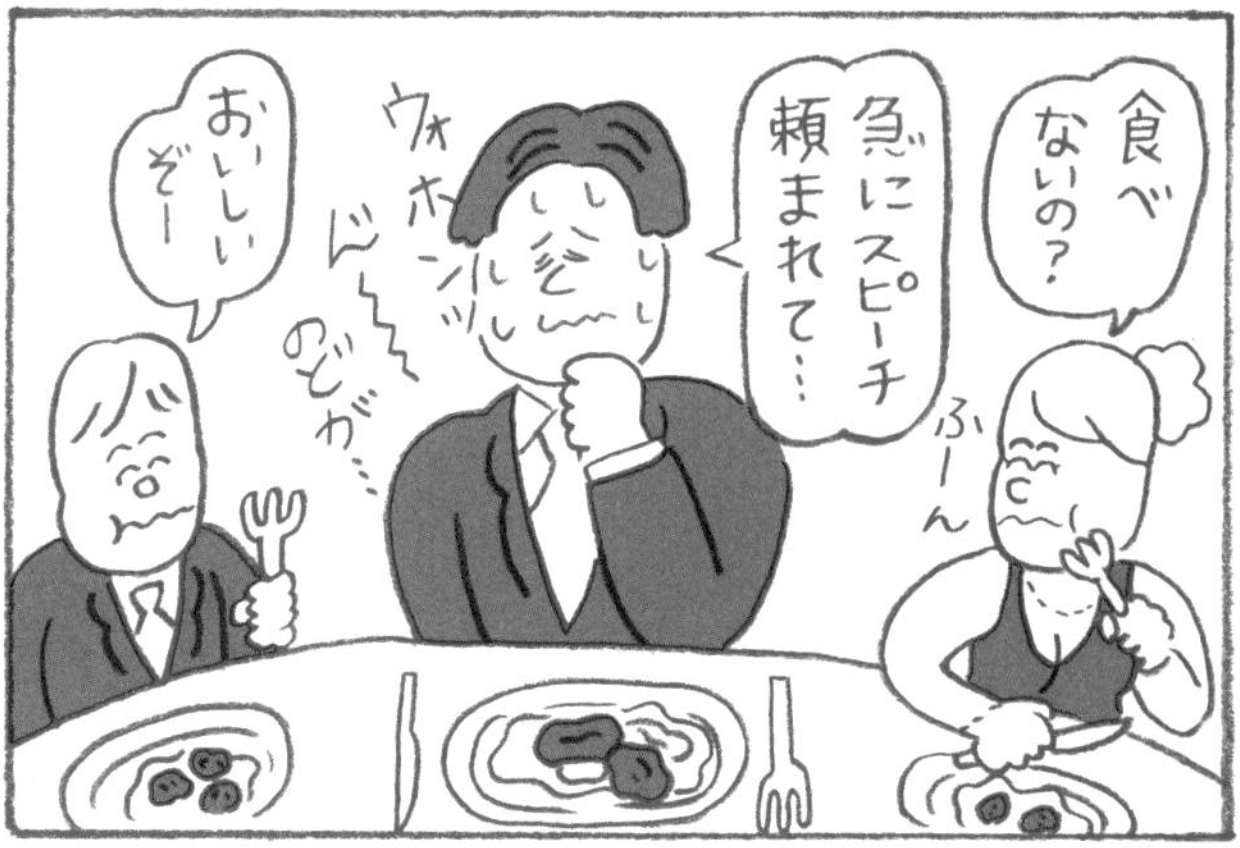
食べないの？
急にスピーチ頼まれて…
ふーん
ウォホンッ
のどが…
おいしいぞー

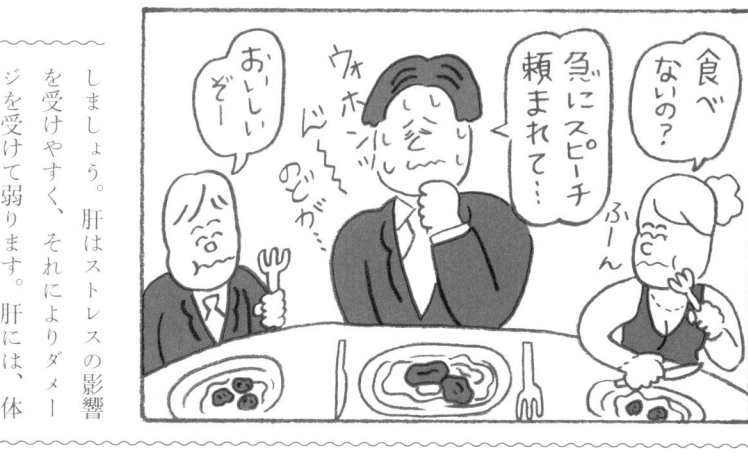

しましょう。肝はストレスの影響を受けやすく、それによりダメージを受けて弱ります。肝には、体全体がスムーズに動くようにサポートする作用があるので、肝が弱るとその働きも低下します。当然、脾もスムーズに動けなくなるので、食べたものが処理しきれず、不要物がたまって痰湿となります。生じた痰湿は体の中を移動するので、それがのどに停滞すると詰まった感じがするのです。

ストレスのなかでもとくに、「怒り」や「鬱々《うつうつ》とした気持ち」は、肝に悪影響を及ぼします。このほかに、「思い悩み」の感情も関係していて、これは脾を弱らせます。ですから、脾が弱る原因は、肝の弱りを経由する場合だけではなく、思い悩みすぎて直接ダメージを受ける場合もあります。

実は、こうした感情を起こしや

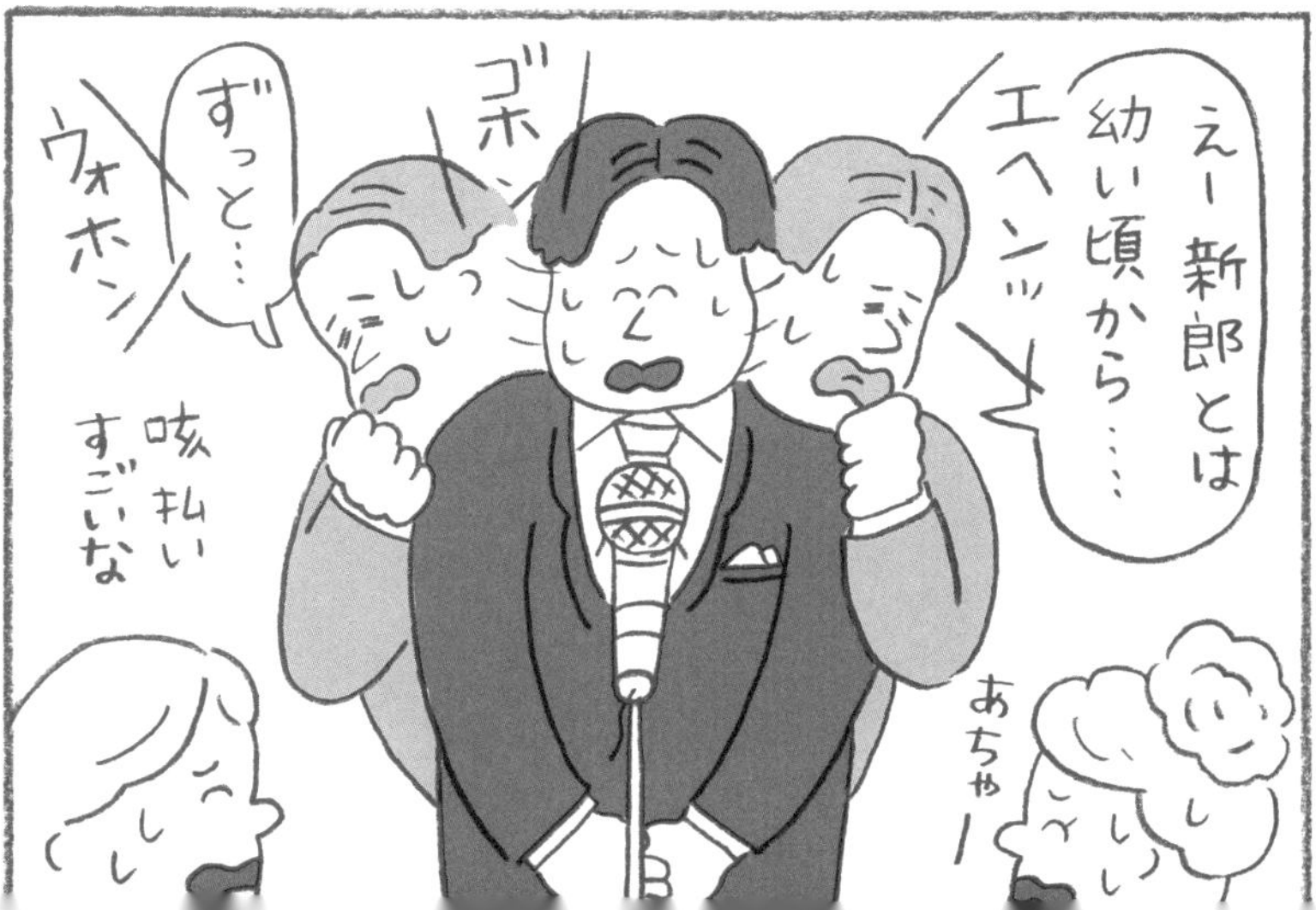
えー新郎とは幼い頃から……
エヘンッ
ゴホン
ずっと…
ウォホン
咳払いすごいな
あちゃー

すい性質の人がいます。それは、完璧主義、神経質、悪い意味で責任感が強い、イライラしやすい人です。たとえば、リモコンの位置は絶対ここにないと嫌！となると、こだわりが多くなるので、その分ストレスも増えるからです。

こころを軽くする方法

痰湿は水っぽいものでできているので、まずは水分をとりすぎていないかをチェックしましょう。水分をやたらにとってはいませんか。サラダや刺し身などの生ものを食べすぎていませんか。朝食はスムージーなんていう生活ではありませんか。脂甘厚味《ひかんこうみ》（油っこい、甘い、味が濃い）の食べものをよく食べてはいませんか。こうしたことが脾の弱りの要因なので、心当たりのある人は控えましょう。

脾を元気にするためには、笑うこと、喜ぶことも効果的です。たとえば、バラエティ番組を見たり、ギャグ漫画を読んだり、コントや喜劇を見に行ったり。インターネットにあるおもしろい画像や動画を見るなんていうのもいいですね。動物のおもしろ映像なんて、思わず笑ってしまいますよね。そういったサイトをブックマークしておくといいかもしれません。あとは、友達と話してばか笑いするのもいいです。くだらない話を聞くことで、思い悩んでいたことがばかばかしくなり、「どうでもいいわ！」と吹っ切れることって、実際ありますよね。こうしたことで、脾を弱らせてしまう思い悩みの感情を晴らしてあげてください。すっきりするぐらい大笑いできなくても、くすっと笑うのでもかまいません。

ツボを押すのもおすすめです。のどの不調には、鎖骨の間にあるくぼみ（「天突《てんとつ》」というツボです）を下向きに押しましょう。気を巡らせて肝の働きを回復させるには、手の親指のつけ根（「合谷《ごうこく》」というツボです）、または足の親指と人差し指のつけ根（「太衝《たいしょう》」というツボです）を押しましょう。

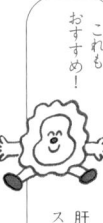

これもおすすめ！

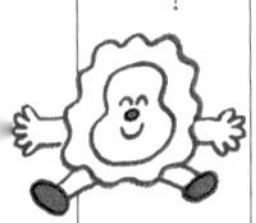

肝を元気にする⇩P63
ストレスノートをつける⇩P148

Case
21
やる気が出ない

体で起こっていること

やる気が出ないのは、エネルギー不足による気力不足の状態です。動きすぎなのか、気のつかいすぎなのか、いずれにせよ、やたらに気を消耗している状態にあるということです。もしくは、気を作り出す能力が衰えていることも考えられます。要するに、あなたの体に気の充電目盛りがあるとしたら、それが限りなくゼロに近いということです。だからやる気が出なくて、無気力という字の通りの状態になっているわけです。中医学ではこれを気《き》虚《きょ》といいます。「虚」は足りないという意味です。

ただ、「やる気がないのは気虚のせいなのかな」と思っても、自分が該当するかどうかはわからな

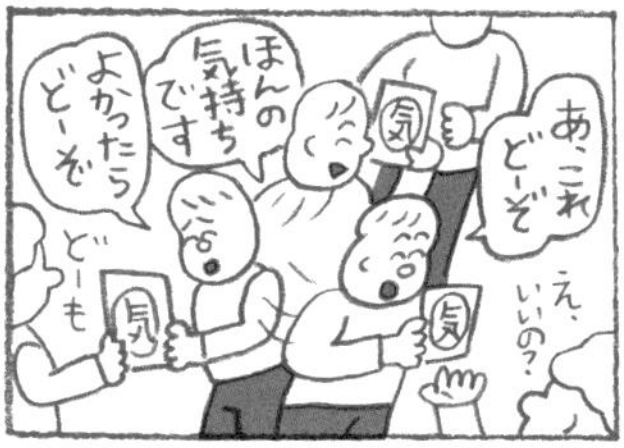
あ、これ どーぞ
気
ほんの 気持ち です
よかったら どーぞ
え、いいの?
気
どーも
気

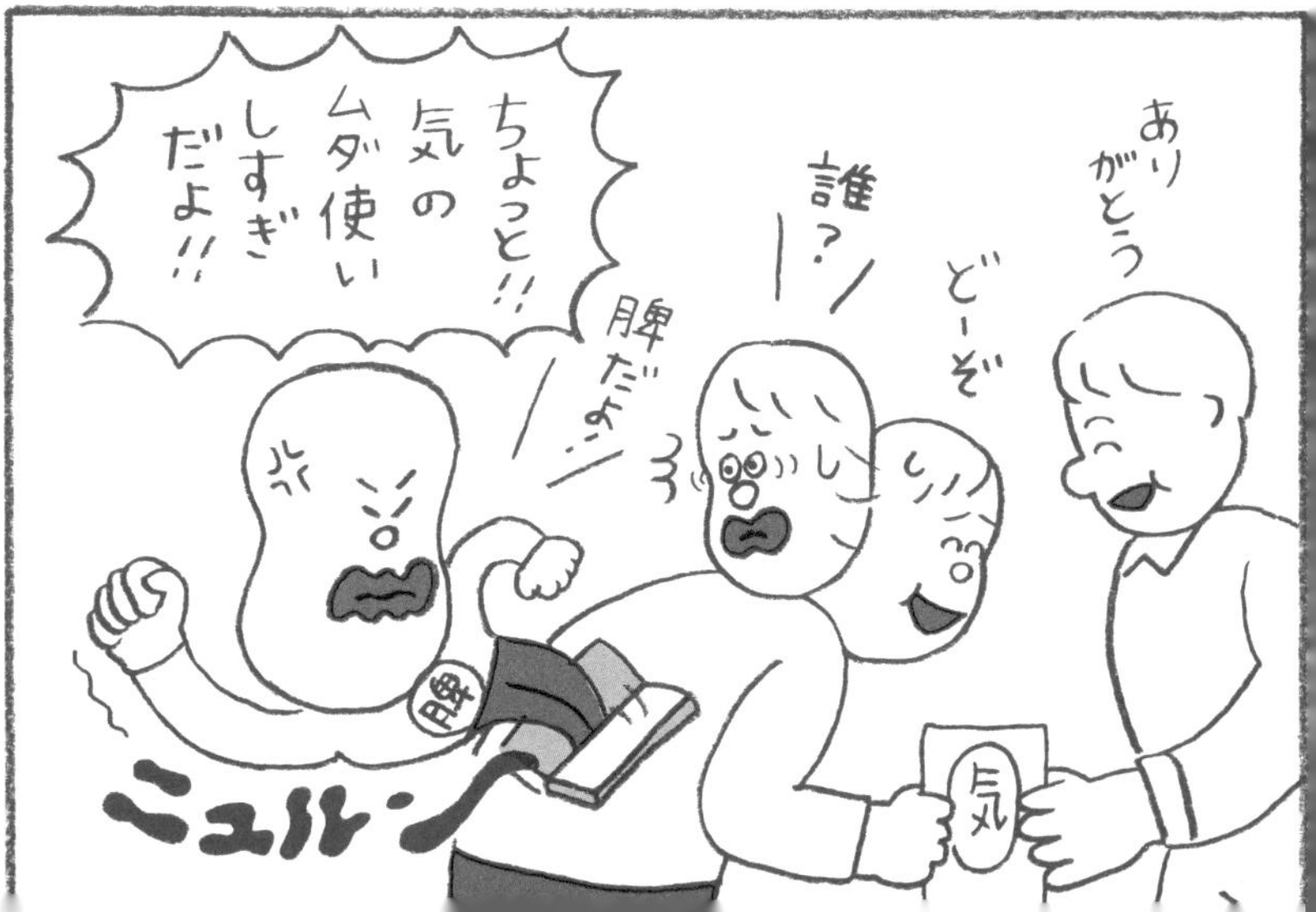
ありがとう
どーぞ
誰?
脾だよ
ちょっと!! 気の ムダ使い しすぎ だよ!!
脾
ニュルン
気

いでしょう。そこで、僕がいつも相談者に対して行う判断方法にのっとって見ていきましょう。

気虚になると、次のような症状が起こります。これらに心当たりがないかを考えてみてください。

□カゼをひきやすい
□疲れやすい
□ため息が多い
□すぐ息切れする

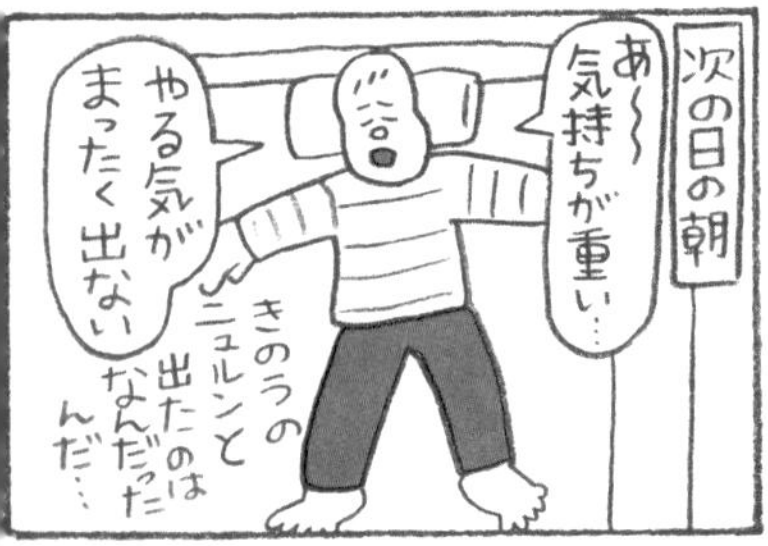
次の日の朝
あ〜〜 気持ちが重い…
やる気がまったく出ない
きのうのニュルンと出たのはなんだったんだ…

□日中すぐに眠くなる

次に、気の不足が消耗によるものなのか、作り出せていないのかを判別しましょう。左記は脾が弱ると見られる症状です。これらに該当しなければ、消耗によるところが大きく、多く該当するなら、脾の弱りで気を作り出せていない可能性が高いです。

□空腹感がない
□食欲がない
□味がしない
□食べるとおなかが張る
□下痢または軟便である

こころを軽くする方法

ひたすらに気を消耗しているわけですから、まずは休むことと、ストレス源を取り除くことを心がけてください。

気を消耗しがちなタイプの人は、もめごとを起こすのが嫌で、もめごとを起こすぐらいだったら自分が我慢すればいいと考える人が多いかもしれません。性格だからなかなかこうした思考は変えにくいですが、だからこそ、「伝えること」を学ぶべきだと僕は思います。

人間は手足なら意思で動かせますが、こころは簡単に動かせません。でもこれはトレーニングなんですよ。サッカー選手はもともとうまいわけではなく、体の動かし方をひとつずつ覚えていったわけです。だから、こころの動かし方もひとつずつ覚えていけるはずです。いきなり「NO」と言うのは難しいかもしれませんが、ひとつずつ、少しずつチャレンジして、覚えていくことが大事です。嫌なことは断っていいし、自分がもっとがんばらなきゃとか、私が我慢しさえすればいいなんて思う必要はありません。相手の機嫌を損なわないように行動しなくていいんです。そう思うこと自体が気を消耗させているわけですからね。でも、こうした思考が必ずしも悪いわけではありません。我慢して丸く収まり、それで何とも思っていないのなら、まったく問題ないことです。あくまでも、自分自身が苦しいかどうか、満たされない感覚があるかどうかが判断基準です。それを踏まえたうえで、我慢することで苦しんでいるのであれば、それはちゃんと伝えたほうがいいし、「NO」と言ってもいいんです。このことは心に留めておいてください。

　ただ、自分のことは自分ではわからないものですね。だから、悩みを冷静に見極めて、解決策をいっしょに考えてくれる人、つまりプロのカウンセラーを見つけることも大事だと、僕は思っています。

　こうした精神面の改善は長期戦になるので、まずは体の改善に取り組むのもいいでしょう。たとえば寝不足では元気が出ないからしっかり寝る、忙しすぎるスケジュールを組まないようにする、食事をきちんととるなど。どうしても気をつかってしまうのだったら休息時間をこまめに設けたり、10分でも昼寝をしたりして、体力的な気の消耗を回復させる時間を作りましょう。

これもおすすめ！
気を補う食べものをとる⇩P222

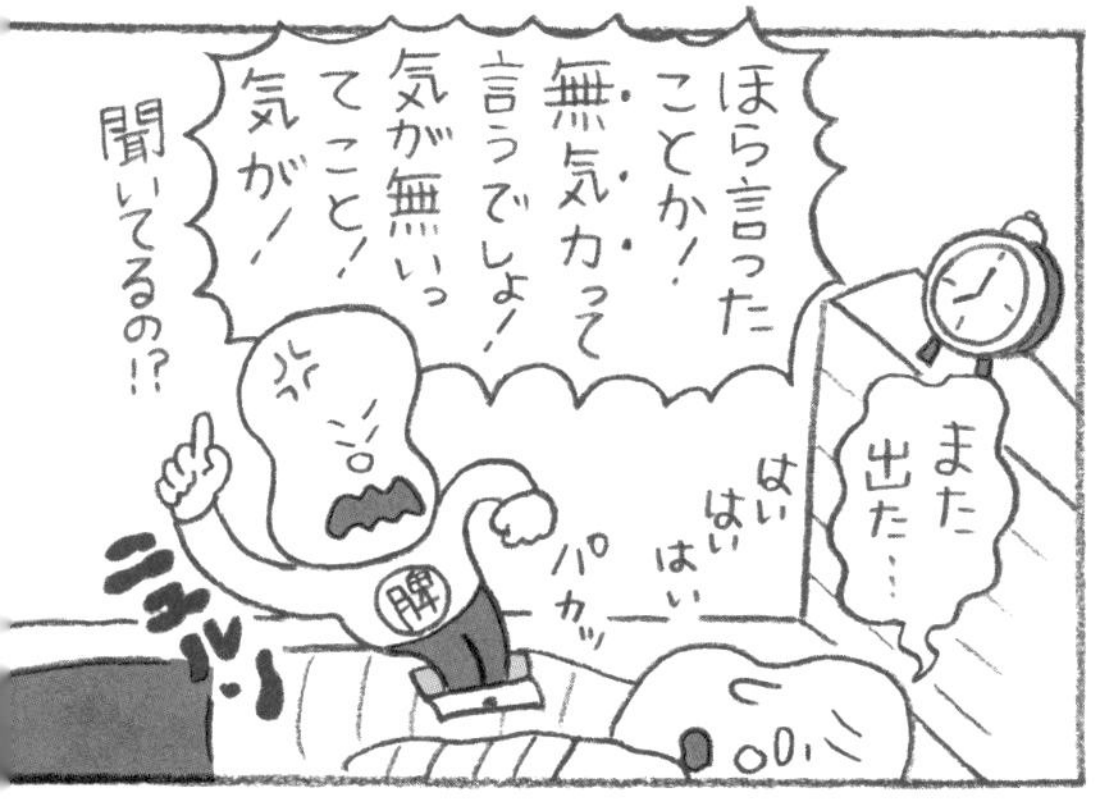
ほら言ったことか！無気力って言うでしょ！気が無いってこと！気が！
聞いてるの!?
また出た…
はいはいはい
パカッ

Case
22
だるい

体で起こっていること

だるい理由のひとつとして、体に不要物がたまっていることが考えられます。原因は、甘いものや油っこいものの食べすぎ、暴飲暴食、水分のとりすぎです。こうしたことにより消化の能力が落ちたり追いつかなかったりして、本来なら消化できるものができなくなり、不要物として蓄積します。不要物は中医学でいうところの痰《たん》や湿で、重いという性質があります。だから、たまると体が重くなり、下半身や頭が重だるいという症状があらわれるのです。

だるい症状の原因には、もうひとつ気（エネルギー）の不足も考えられます。気はやる気という言葉もある通り元気のもとなので、それが不足してだるいというわけです。これについてはP67の「やる気が出ない」と同じなので、そちらをご覧ください。

これらが併発しているパターンもあり、実はこれが一番多く見られる症状です。要するに、痰湿がたまっていて、気も不足している状態です。これは、甘いものをいつも食べている、朝に菓子パンを食べて昼も味の濃いパスタと冷たいサラダを食べるなど、脾《ひ》に負担のかかるものをたくさん食べている状態が長く続いている人に起こりやすいです。脾の処理能力を超えている状態が常に起きていて、

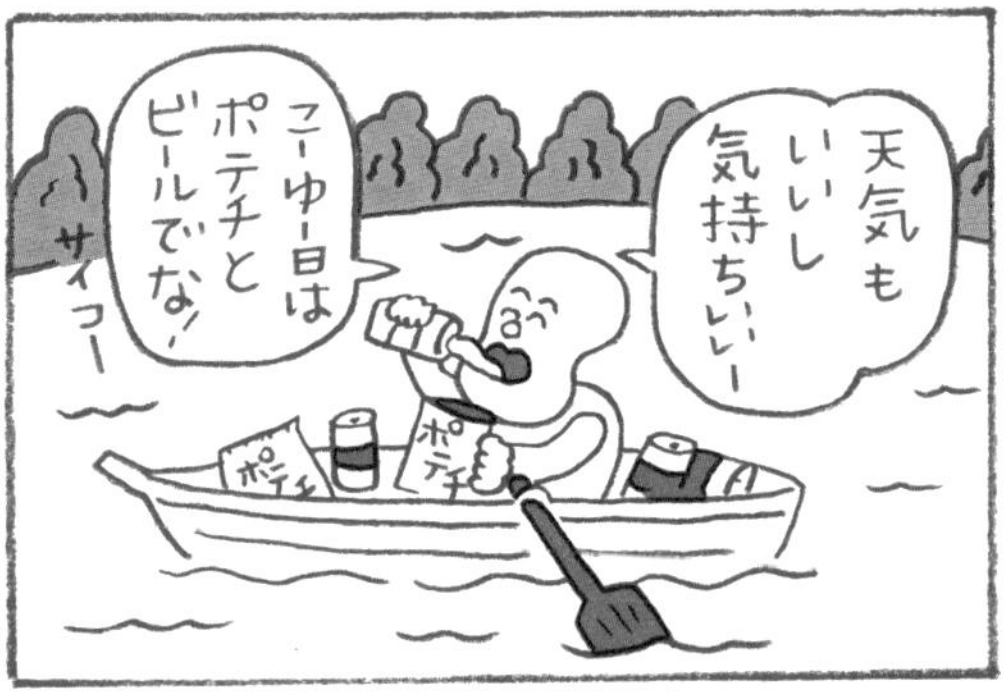
天気もいいし気持ちいぃー
こーゆー日はポテチとビールでな！
サイコー
ポテチ
ポテチ

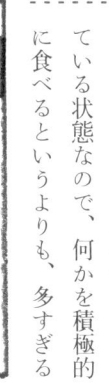

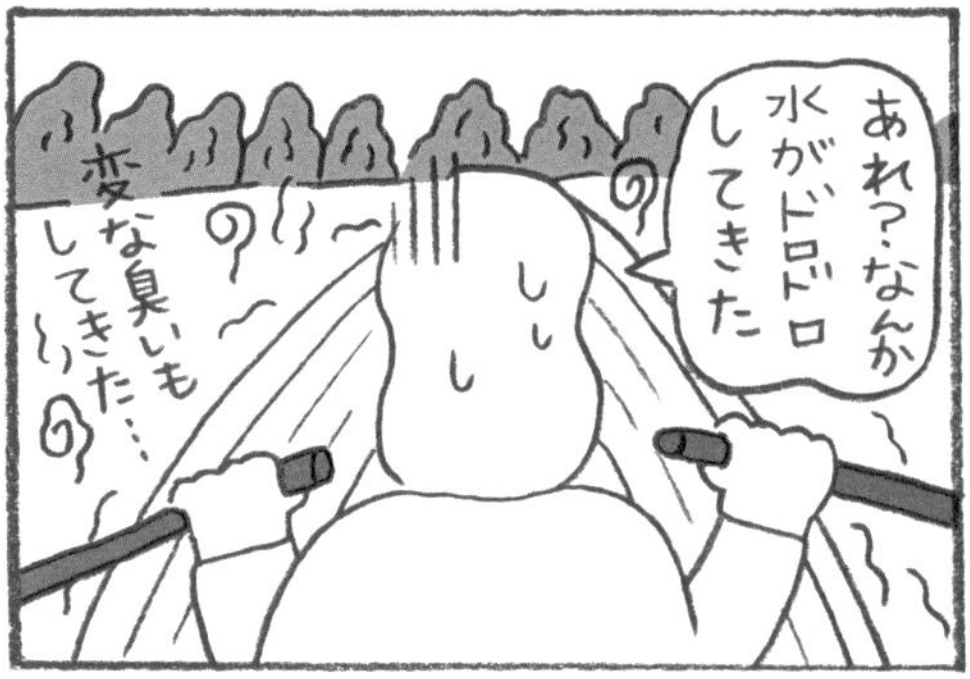
あれ？なんか水がドロドロしてきた
変な臭いもしてきた…

脾は慢性的に弱っている状態です。すると、エネルギー生産効率が落ち、食べたものからエネルギーを作り出せずに気不足になります。それでも甘いものや油っこいものを食べ続けているから、痰湿もたまっていきます。

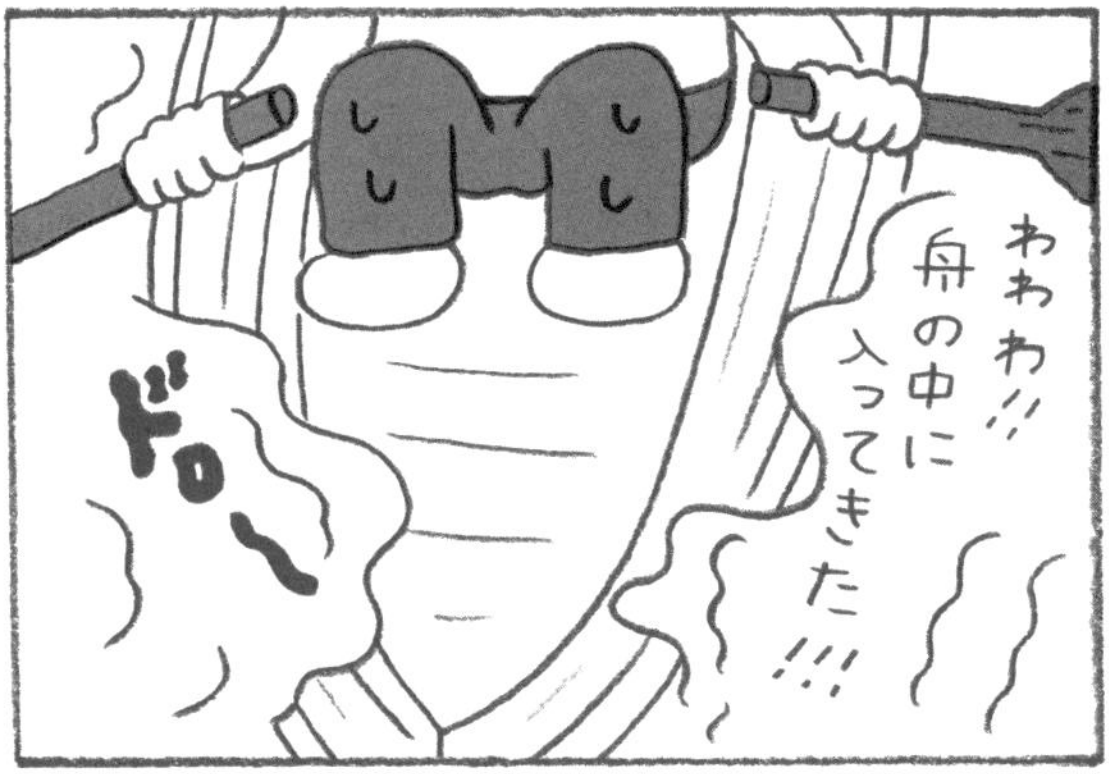
わわわ!!!
舟の中に入ってきた!!!
ドロ～

こころを軽くする方法

ドロドロとした不要物がたまっている状態なので、何かを積極的に食べるというよりも、多すぎるものを避けるのが対策のポイントです。

このタイプは、たいていおいしいものに目がなく、油っこいものや味の濃いものが好きで、体がだるく重くなりやすく、むくみやすい人が多いです。まずは食事の全体量が多すぎないかを見直しましょう。そして、油っこいもの、味の濃いもの、甘いものをとりすぎている人は減らしてください。あとは、過剰に水を飲むのをやめること。「そんなに食べてない」「そんなに飲んでない」と思うかもしれませんが、そう思ったら、口に入れたものを全部書いてみてください。すると、菓子パンをよく食べていたり、缶コーヒーをよく飲んでいたり、1日に水を2～3L

も飲んでいたりといった食行動が見つかります。僕の相談者でもよくあることですが、無自覚にとっているパターンが多いんです。書き出すことでそれを自覚してほしくて、この方法をおすすめしています。書き方はＰ37を見てください。

痰湿をためないためには、お酒を飲みすぎないことも心がけてください。ただ、お酒好きの人にとっては、そう簡単なことではないですよね。量や回数を減らせないなら、せめてお酒の毒を排出する「解酒《げしゅ》」の力を持った食材をいっしょに食べてください。たとえば、枝豆やオリーブ、しじみなどですが、定番のおつまみが多いのが興味深いところです。ほかにオレンジやゆずなど柑橘類にも解酒の力が備わっています。飲むならグレープフルーツサワーやゆずサワーにするのも一案です。そして、できるだけ冷たいもの、生ものは避けてください。お酒の席には氷がつきもので、大量摂取しがちですし、おつまみには揚げものや味の濃いもの、生ものが多いので要注意です。氷と水分、負担になる食のトリプルパンチで、脾をノックアウトに追い込まないようにしてほしいものです。

これもおすすめ！
気の消耗を防ぐ⇩Ｐ68

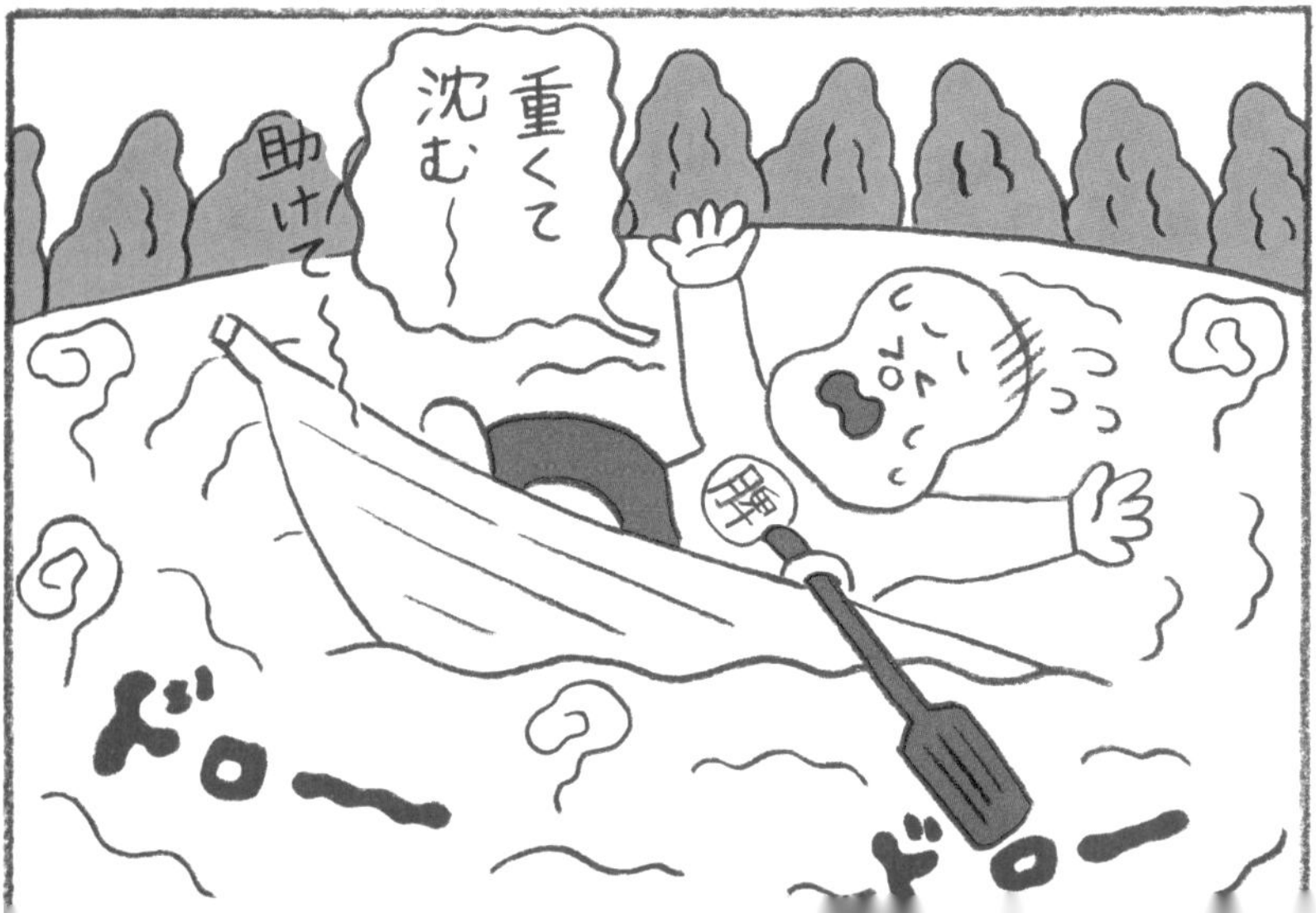

Case

23

気がつくとため息が出ている

体で起こっていること

「はぁ〜あ〜」と嘆くように息を吐いたり、「はあーあ！」とイライラマックスで怒るように息を吐いたり状況はさまざまですが、ため息は気の巡りを改善させようとして出るものです。言い方を変えると、あなたの体は気が詰まった状態にあるのでしょう。気が滞ったところはいわば緊張状態にあり、ピンと張りつめています。「はあー」とため息をつくのは、それを解きほぐそうとしているわけです。

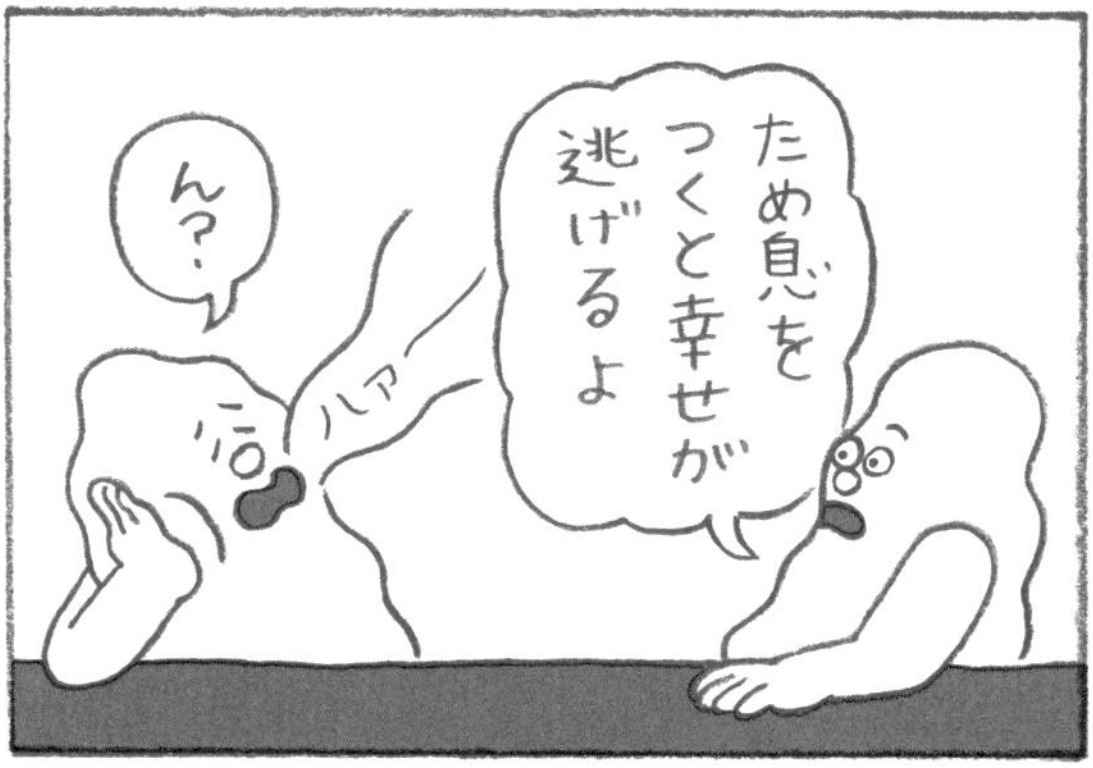

気を巡らせる働きは肝が担っているので、ため息が頻発するのなら、肝の不調が疑われます。肝は、鬱々《うつうつ》とした気持ち、イライラや怒りが強いと疲弊します。こうした感情が発生しやすいストレス過多の生活を送ってはいませんか。

ところで、そもそも、気が滞ることがなぜいけないのでしょうか。気は体のあちこちに栄養を与える元気のもとです。気が停滞しているということは一部分で止まっていて、そこから先にはいかない状態です。だから、気が届かない部

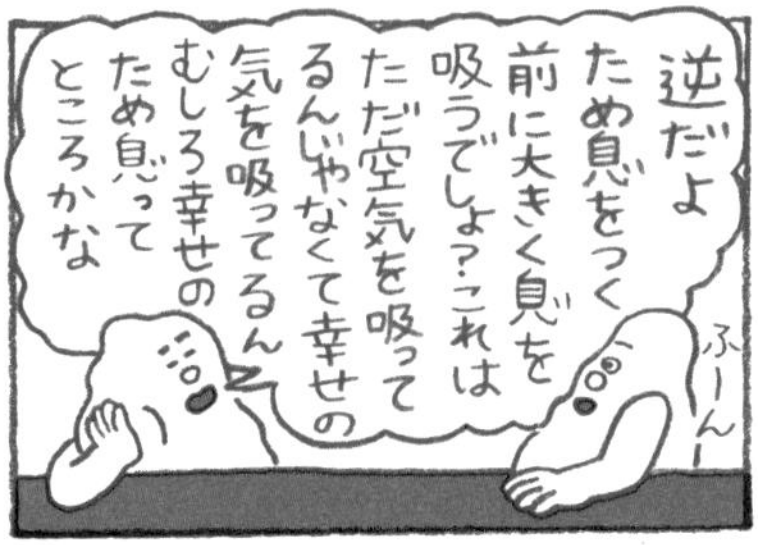
逆だよ
ため息をつく前に大きく息を吸うでしょ？これはただ空気を吸ってるんじゃなくて幸せの気を吸ってるん
むしろ幸せのため息ってところかな
ふーん

分は疲れて調子が悪くなってしまいます。気が滅入る、気力がなくなる、疲労感が強い、起きられないといったように、頭も体も動かなくなります。当然、精神も不安定になり、イライラしたり落ち込んだりしやすくなります。要するに、気が滞ると体もこころも元気がなくなってしまうのです。

ちなみに、冒頭に書いた通り、ため息は気の詰まりをどうにか動かそうとしている体のサインのようなものです。また、何かに根を詰めていて、終わったときに「はあ〜」と息を吐くように、緊張をほぐしたり切り替えたりする役割もあります。ですから、我慢する必要はありません。

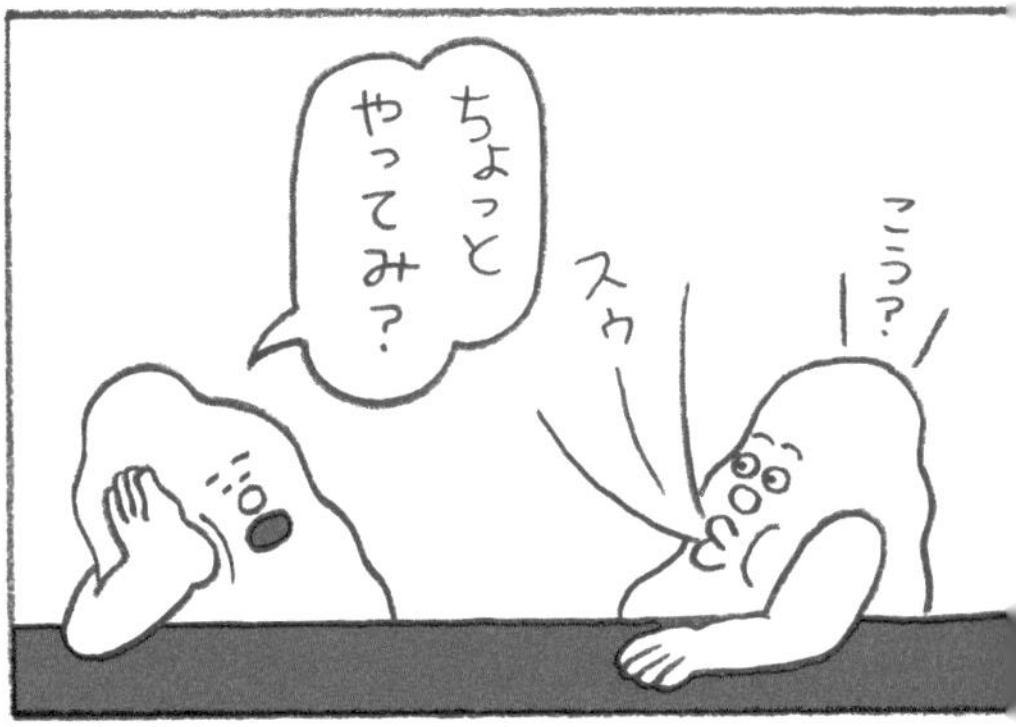
ちょっとやってみ？
こう？
スゥ

こころを軽くする方法

気を巡らせるのにおすすめなのは、よい香りをかぐことです。柑橘類を食べるのもいいですし、ミントやローズ、ラベンダーなどのハーブ類を利用するのも一案です。コーヒーや紅茶の香りでもかまいません。香りが刺激となり、気が巡りはじめるので、自分が好きな香りなら何でもOKです。ただし、目的は香りをかぐことであり、飲むことや食べることではありません。だから、食べすぎや飲みすぎはご法度ですよ。その意味で、食べたり飲んだりしないアロマオイルはおすすめですね。

気は呼吸によって生み出されるので、深呼吸をすることも大事です。鼻から吸った空気が背骨を通って骨盤内に広がるようなイメージで、おなかの下に空気を入れる腹式呼吸をしましょう。

マッサージも、気の巡りをよくするのに有効です。気は体の側面で詰まりやすいので、こめかみから後頭部にかけてマッサージしたり、肩や腕、わき腹をさすったり、体の側面にストレッチポールを当ててゴロゴロ転がしたりしてください。蒸しタオルでおでこや目を温めて、緊張をほぐすのもおすすめです。

もちろん、ストレスを発散させる対策も大事です。そうはいっても、僕を含め、みなさんこれが難しいから不調をきたしてしまうわけですけどね。それでも、嫌なことを忘れて没頭できる好きなこと、楽しいと思える行動を探してみてください。たとえば、映画を見る、好きなアイドルに熱中する、音楽を聞く、カラオケに行く、軽く汗をかく運動をするなど。僕の場合は、森の中に身を置くのが好きなので、これまた好きなバイクでときどき出かけます。アプリの地図を頼りに、森の中にある東屋《あずまや》を探すのが楽しいんですよ。コーヒーセットと小さなテーブルを持参し、豆をガリガリ挽き、湯を沸かしてコーヒーをいれ、ほっとひと息ついています。

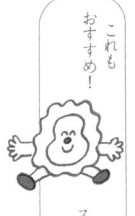

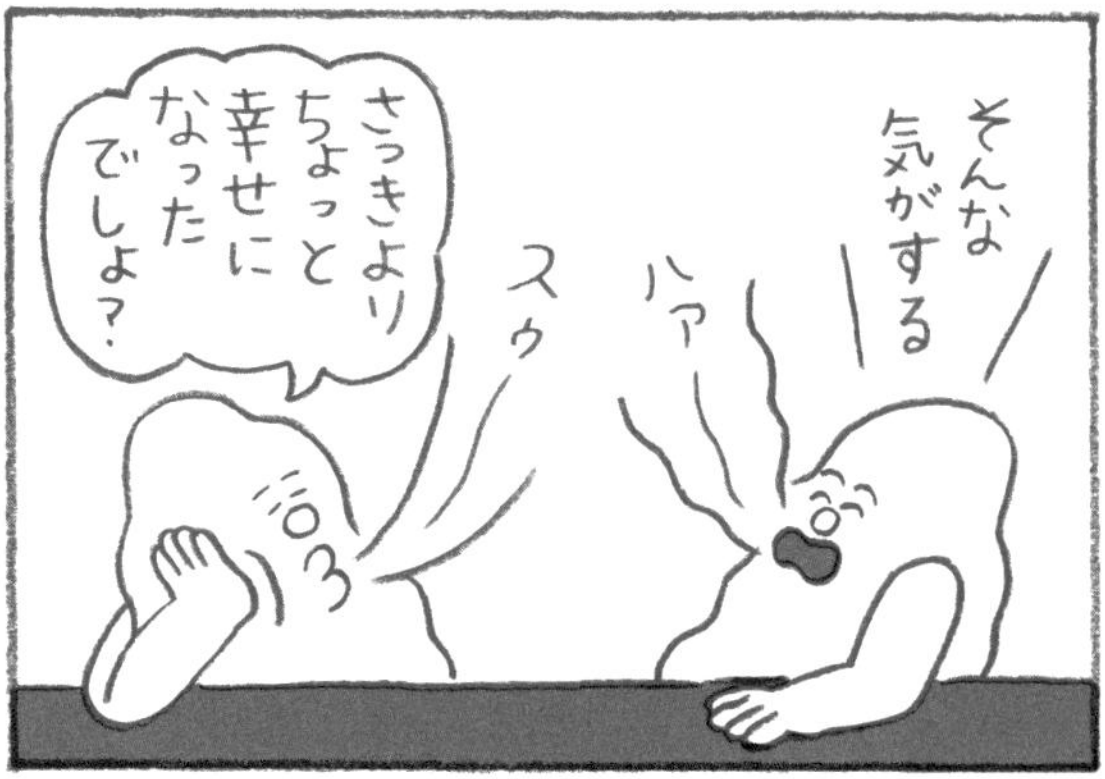
そんな気がする
ハァ
スゥ
さっきよりちょっと幸せになったでしょ？

これもおすすめ！

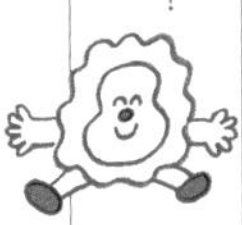

ストレスノートをつける⇩P148

Case 24

呼吸がしにくい

体で起こっていること

呼吸がしにくいとひと口に言っても、息が吸いづらい、呼吸が浅い、呼吸がうまくできないと状況はいろいろです。これらはどれも似ているようですが、中医学ではそれぞれ弱っている場所が異なります。あなたが吸いづらいと感じているのなら、近親者やペットの死など、悲しいできごとが続いてはいませんか。こうした悲しみの感情は、肺を弱らせます。肺は呼吸から元気のもとを作り出すので、息の吸いづらさに加えて元気もないのなら、肺が弱っているのでしょう。その肺は鼻水と関係が深く、肺が弱ると鼻水が垂れやすくなります。悲しくて、鼻水も垂れるのなら、肺の弱りの疑いは強いです。

呼吸が浅いのなら、上司が怖くて毎日ビクビクしている、親や配偶者からの締め付けが強い、先生や先輩からくり返し怒られるといったことに心当たりはありませんか。こうした恐れの感情は腎に影響を及ぼし、恐れが強すぎると腎が弱ります。腎は唾液とも関連があり、口の中がパサパサなら腎の不調を疑います。ですから、恐れを感じていて、口の中が乾燥しているのなら、腎が弱っているのでしょう。

または、呼吸がうまくできない、息を吸っても咳込んでしまう人は、理不尽なことを言われたり、ばかにされてムカついたり、悶々とした気持ちになってはいませんか。こうした怒りや鬱々《うつうつ》とした感情は、肝を弱らせます。肝は涙と関連があるので、よく泣く人は肝の弱りを疑います。ですから、怒りがあり、涙がよく出る人は、肝に負担

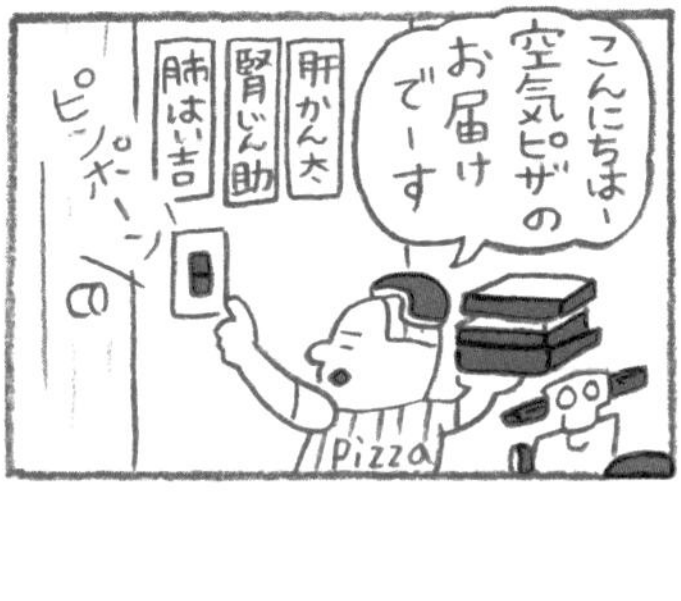
こんにちは～ 空気ピザの お届けでーす
肝かん太
腎じん助
肺はい吉
ピンポーン
Pizza

がかかっていると考えられます。

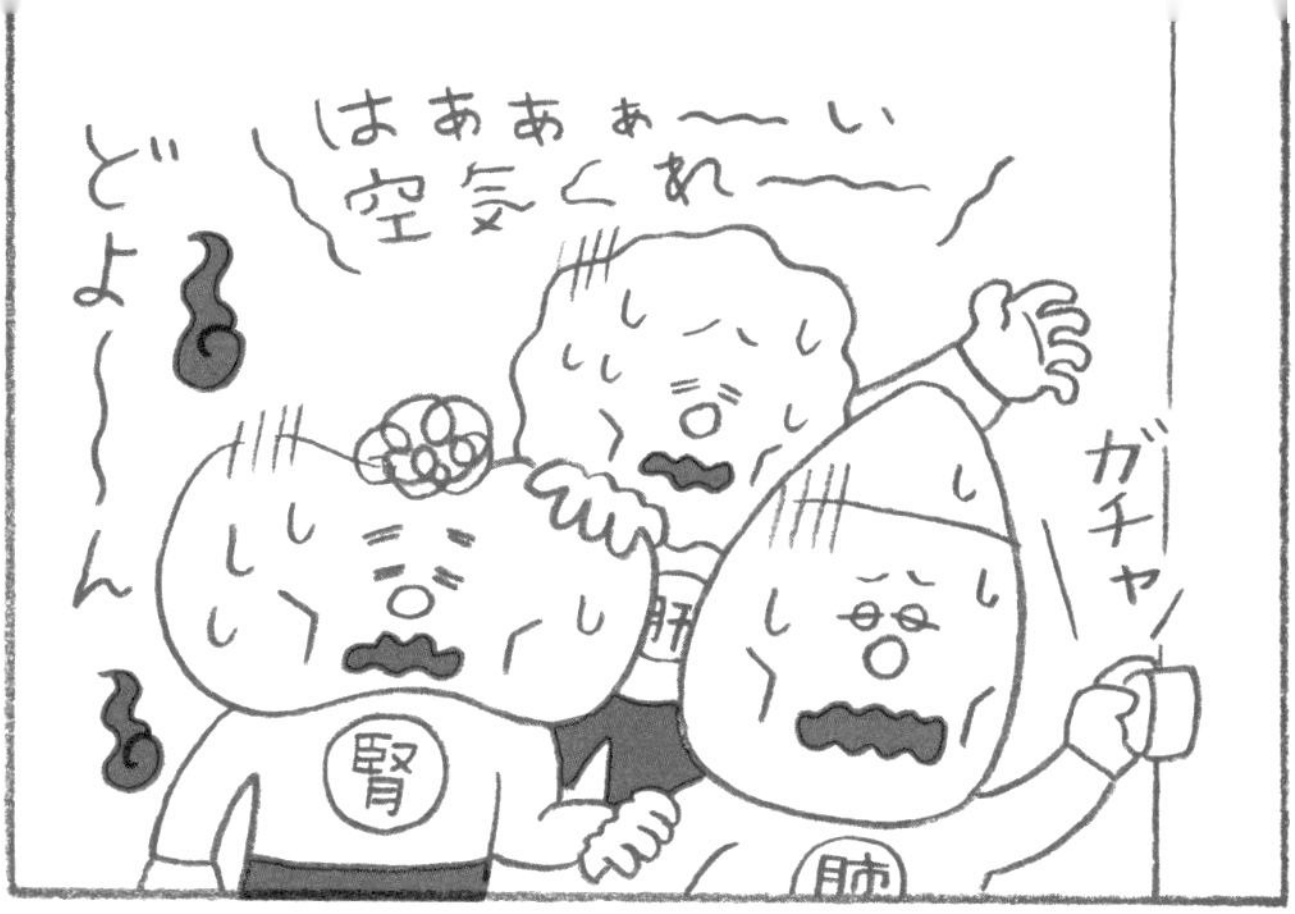

ところで、呼吸というと肺だけが関わっているように思いがちですよね。実はそうではなく、中医学で呼吸は肺、腎、肝の3つの共同作業によって成り立っていると考えます。すなわち、空気を吸うのは肺で、体の奥深くに引き込むのが腎、呼吸がスムーズに行えるように作用しているのが肝です。だから、呼吸のトラブルがあるときは、肺、腎、肝の不調を疑います。

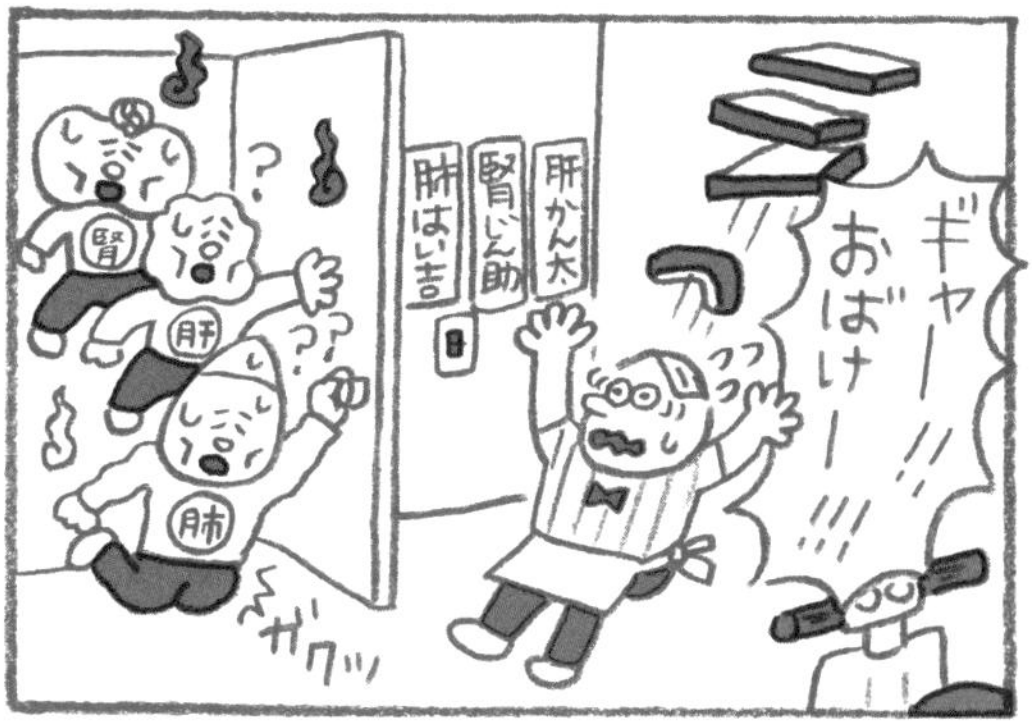

こころを軽くする方法

まずお伝えしたいのは、悲しみや恐れ、怒りの感情をうやむやにせず、きちんと捉えてあげるのが大事ということ。悲しんでいいし、恐れていいし、怒っていいんです。それを抑えつけるからたまっていき、体に何らかの不調があらわれるわけです。悲しいのなら涙を流して泣きましょう。涙は怒りの感情にも、鬱々とした気持ちに対しても効果的ですし、緊張がとれて気が巡りやすくもなります。こころの養生のためには、わき起こる感情を押し殺さずに感じたままに受け取って、それを消化させることがとても大事です。

実は、養生の古い本では、感情のぶれはあまりないほうが理想とされ、常にフラットであることが大事だと言われていました。ところが、そのあとの世代では、感情のぶれがないと、こころの弱りにつながると、今までの考えを覆します。こころというのは、ある程度動かして、使ってあげることによって発展していくんだという発想に変わり、それを今も受け継いでいます。

肺、腎、肝を元気にするには、これ以上ストレスを受けない状況に身を置くことが大事です。悲しみ、恐れ、怒りが生じているということは、何かしらストレスを受けている状態だと考えられるからです。それには、自然の中に身を置くことをおすすめします。街の中にいると人工物に囲まれていて、刺激が常にある状態です。人工物は誰かの意思で作ったものなので、ある意味ずっと視線にさらされているのと同じです。だからそれを断ち、意思のない自然の中に身を置いてください。海や森などの大自然でなくても、公園や河川敷でかまいません。広い空間に行くと、空が広がるので、気分が変わるはずです。自然には水があり木もあるので、これらと関係の深い腎や肝ものびのびできますし、空気がいいので深呼吸をすれば肺も活力を取り戻すでしょう。

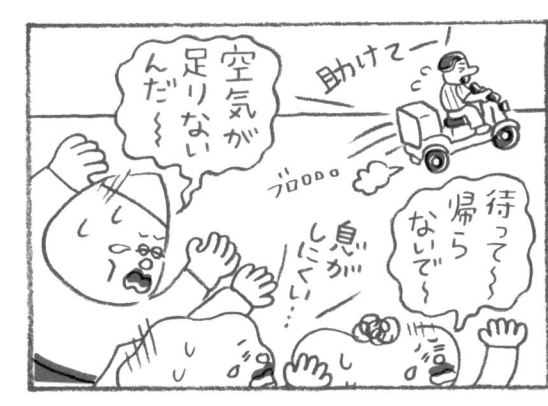

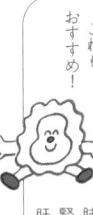

これもおすすめ！
肺を元気にする食べものをとる⇩P100
腎を元気にする食べものをとる⇩P49、61
肝を元気にする食べものをとる⇩P203

Case 25

パニックでまわりが見えなくなる

体で起こっていること

パニックに陥る原因はいくつかありますが、ひとつは気（エネルギー）が正しく巡っていない、中医学でいう「気滞《きたい》」の状態にあることが考えられます。気滞は気を全身に巡らせて、心身をスムーズに働かせるという機能が低下している状態なので、情緒もスムーズではなくなって不安定になります。イライラしたり、落ち込みやすかったりして、それが激しくなりすぎると、感情が振り切れてパニックになります。たとえるなら振り子が左右に振れすぎて、コントロールができなく

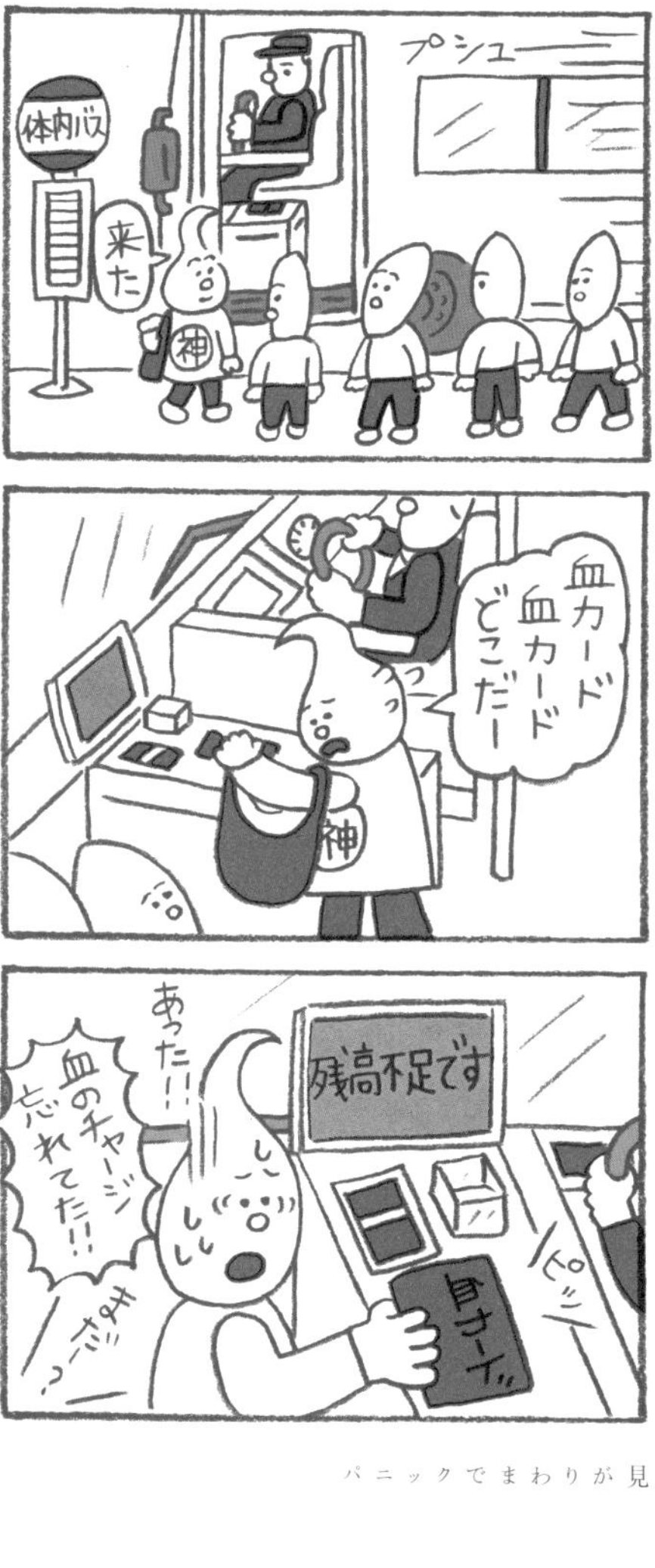

プシュー
体内バス
来た
血カード
血カード
どこだー
残高不足です
あった!!
血のチャージ忘れてた!!
ピッ

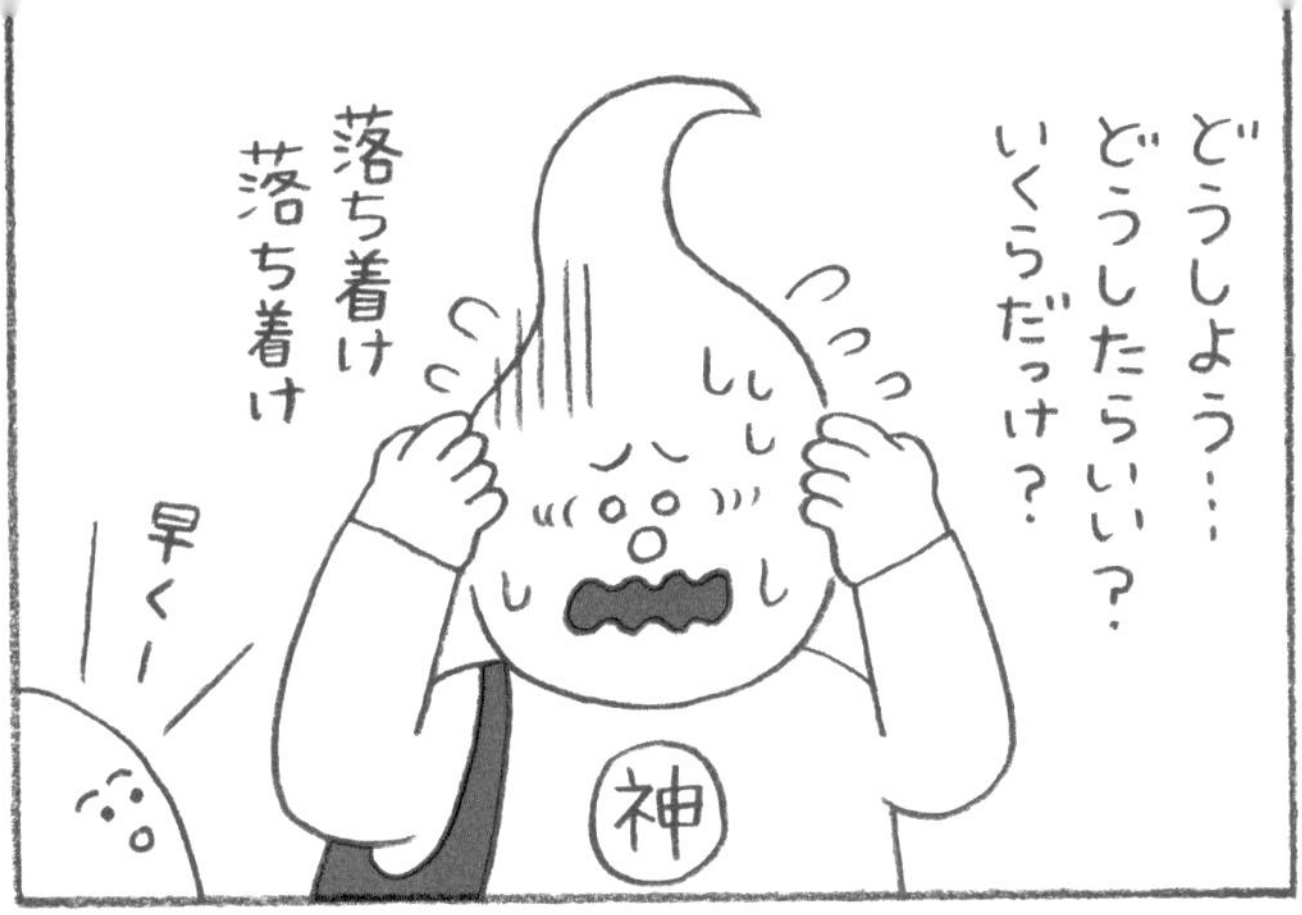
どうしよう…
どうしたらいい？
いくらだっけ？
落ち着け
落ち着け
早く—

なってしまったようなものです。

もうひとつは、血《けつ》不足です。血が不足すると、精神を安定させる力が弱くなるので、それもパニックの要因になります。血が十分にないから、恐れたりビクビクしたりといった不安感が募ります。そのうえ、その不安感を抑えることもできなくて、パニックに陥ってしまうというわけです。では、なぜ血の不足が精神の不安定さにつながるのかというと、次のように説明できます。中医学では、脳の一般的な機能、たとえば考える、決断をするといったことは心《しん》に宿る、つまり「精神は心臓に宿る」とされます。五臓の心には神《しん》という精神を司る部分があり、神は血《けつ》でできた祠《ほこら》に住んでいると考えます。血が少ないということは、その祠がペラペラということ。だから、ちょっとしたことで不安感が強くなり、それが増大するとコントロールができなくなってパニックに陥ってしまうのです。血は体にとって欠かせないものですが、「こころの栄養源」でもあるんですよ。

こころを軽くする方法

「こころの栄養源」である血が不足しているために不安感に襲われやすいわけですから、血を補う対策をとります。食べものからのアプローチなら、黒い食べものや、色の濃い食べものを積極的にとりましょう。たとえば、黒豆やひじき、黒ごま、緑黄色野菜など。プルーンや干しぶどう、ナツメやクコの実など、ドライフルーツや木の実をしっかりとるのも大事です。そして、血液の構成成分にはたんぱく質が含まれるので、赤身の肉やレバー、赤身のまぐろやかつお、豆腐、大豆など、たんぱく質もとることを忘れずに。栄養を吸収する力が弱くなっているので、量を食べるというよりも少しずついろいろなものを食べるのがポイントです。食べるものに偏りがあったり、同じものばかりを食べたりするような単調な食生活だと、血のもとになる栄養が足りなくなりやすいので、ご注意ください。そして、血や潤いは夜作られるので、睡眠もとても重要です。目を使いすぎたり考えすぎたりすることも血を消耗するので、夜遅くまでスマホやパソコン、テレビを見たり、本を読んだりしないで、目を休ませましょう。

今すぐにパニックを落ち着かせたいときは、レモンをかじるのが効果的だと経験上感じています。パニックに陥ると「どうしよう、どうしよう」と呼吸もままならない状態になってしまうので、そのときに強烈な酸味のレモンを噛むことで、「うわっ！ 酸っぱい！」となり、不安感をそらすことができるのです。そのうえ、レモンには気を巡らせる働きもあるので、その意味でもおすすめです。でも、この対策をお伝えすると、「レモンを持ち歩けない」「手元に常にレモンがない」「人前で噛めない」などと言われることがありますが、そんなときは決まって「持ち歩けますよ」と答えます。必死ならとにかく解決策を探しているはずですから。唐突にやってくるパニック時でもすぐに噛めるよう、くし形に切って小さな容器に入れ、保冷剤を付けて持ち歩く。試してみてください。レモン以外なら、ハッカやユーカリプタスなど、香りが強烈な精油を持ち歩くのもいいでしょう。頭に抜ける感じの香りなので、それで意識をそらそうというわけです。

これもおすすめ！

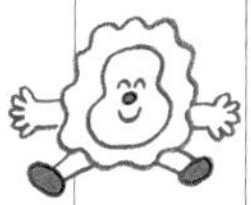

気を巡らせる⇩P74

Case 26

ドキドキする

体で起こっていること

ドキドキするのは、心《しん》の弱りが影響しています。心がよれよれになってしまう経緯には2つのパターンが考えられますが、あなたがどちらに該当するのかを、日々の感情を糸口に探ってみましょう。

ばかにされたり、理不尽なことを言われたりして怒ってはいませんか。⇩①へ

忙しすぎて、あれもこれもしなくてはいけないとプレッシャーを感じてはいませんか。⇩①へ

思い通りにいかない、欲求が満たされないと感じてはいませんか。⇩②へ

①肝の影響で心が弱るパターン

怒りや鬱々《うつうつ》、イライラといった感情は、肝に悪影響を及ぼし、肝の働きが悪くなります。中医学において、肝と心は母子関係にあると考えるので、肝が健全でないと、子である心も不安定になります。具体的な作用でいうと、肝の血《けつ》を蓄える働きが低下するので、心に十分な血を届けられなくなり、心が弱ります。血は全身の栄養剤ですが、心自身を元気にする精神の栄養剤でもあります。ですから、心が弱るとこころも弱り、ドキドキ症状が起こるのです。また、肝のもうひとつの働きである、気血（エネルギーや栄養）を巡らせて体をスムーズに動かす作用も悪くなるので、心が担う血液を全身に送るポンプ作用も低下し、ドキドキが起こります。

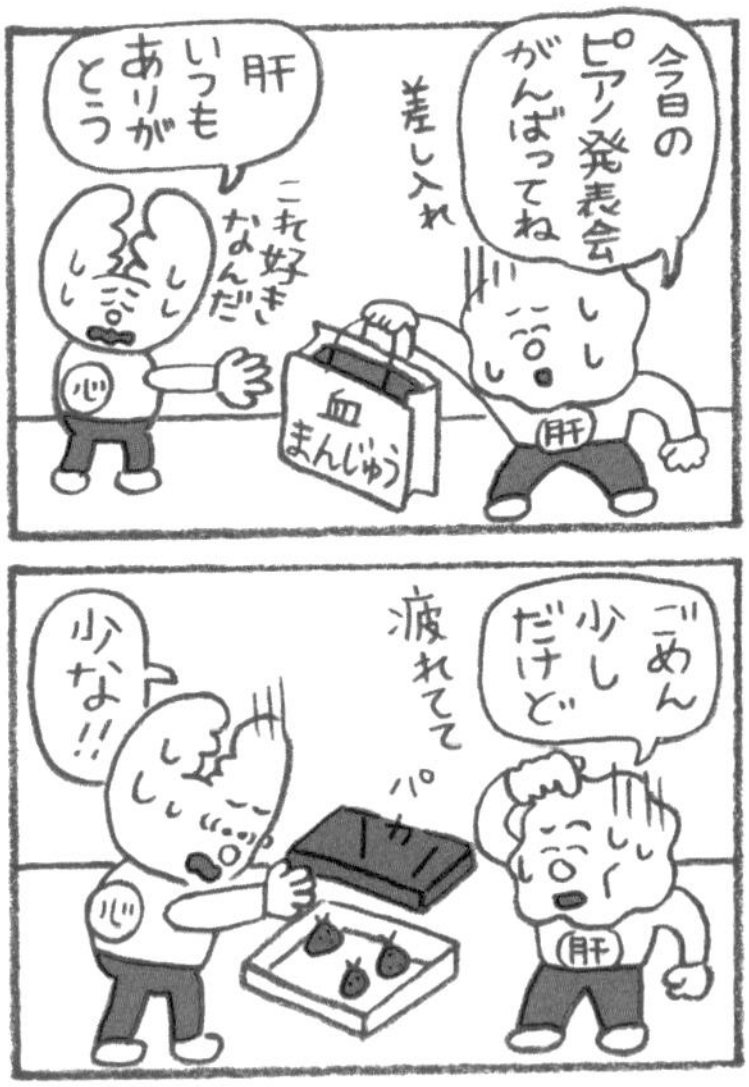

今日のピアノ発表会がんばってね
差し入れ
肝いつもありがとう
これ好きなんだ
血まんじゅう
肝
心
ごめん少しだけど
疲れてて
少な!!
パカ
心
肝

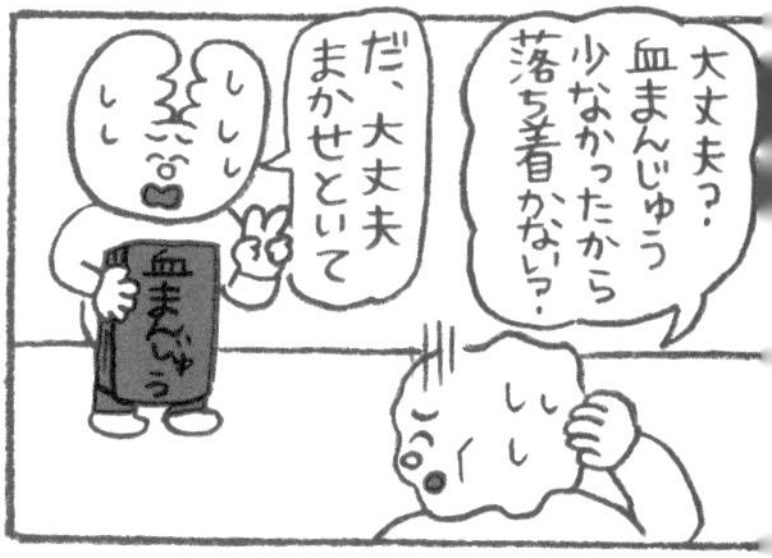
大丈夫？ 血まんじゅう少なかったから落ち着かないっ？
だ、大丈夫 まかせといて
血まんじゅう

②脾《ひ》↓肝↓心と経由して心が弱るパターン

思い悩みすぎると脾が弱ります。脾には食べものから血を作り出す工場の役割があるので、それが作れなくなり、肝への栄養供給が落ちて肝も元気がなくなります。このあと心が弱る経緯は①と同じです。また、脾は暴飲暴食によっても弱ります。消化しきれなかった不要物は痰湿《たんしつ》というドロドロ物質となり、体にたまります。痰湿がたまると熱を帯びると中医学では考えるので、熱を持った痰湿は火を生み出し、それがドキドキにつながります。

実は、心が弱る経緯にはもうひとつ、心そのものが弱るパターンもあり、それが次の③です。ただ、理屈上はあり得るものの、本書のテーマからはややはずれるので、参考までに読んでください。

③心そのものが弱るパターン

心は喜びや笑いの感情を管轄しているので、これらが強すぎると、心は疲弊して弱ってしまいます。どちらもよいイメージがある感情なので意外かもしれませんが、中国の古典『儒林外史《じゅりんがいし》』の一節にはこんな話が出てきます。20年もの間、官僚になるための試験に落ち続けた范進《はんしん》という人が、やっとのこと合格します。知らせを聞いた彼は正気を失い、隣人に湯をかけられ殴られ、ようやく落ち着きを取り戻します。しかし、その後、合格を知った母が卒倒してそのまま死んでしまいます。喜びでさえも過度になると支障をきたす「喜《き》則気緩《そくきかん》」の例として出てくる興味深い話です。

こころを軽くする方法

精神的な刺激を避け、「見ざる聞かざる言わざる」状態を作り出しましょう。テレビやパソコンは消し、電話は光ったり鳴ったりしないように設定を。そして、ひとりになれる静かな環境に身を置きましょう。最近では、周囲の雑音を消す機能的なイヤホンやヘッドホンもあるので、そうしたものを使って環境を作り出すのも一案です。強い光の照明をやめて間接照明だけにすると、オフモードに切り替えやすいので、試してみてください。部屋が片付いていないと、目について落ち着かないので、掃除は済ませておくといいですね。

興奮を落ち着けて、乱れたこころのリズムを取り戻してほしいので、波の音を聞いたり、ろうそくを灯したりして、リラックスできる環境を整えることも大事です。

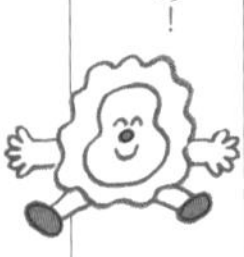

これもおすすめ！
睡眠をしっかりとる⇩P54

のびのびとした気持ちで散歩をするのもおすすめです。古典をひも解くと、「散歩は何も考えないで、固くならずにのんびりと歩くのがよい。そして、ときどき立ち止まって、のびのびと余裕を持って歩き、自在の状態であるべき」と書かれています。僕なりに解釈すると、頭であれこれ考えるのを止めて、木や水、雲などの自然を見ながら、気温、におい、音を感じましょう、五感をフル活動させなさいということだと思っています。

動悸は過剰なたかぶりによって起こり、熱を帯びて火が発生している状態なので、熱や火を生む食べものや、興奮を生み出す食べものは控えてください。たとえば、濃いお茶やコーヒーなどのカフェインの強いもの、唐辛子たっぷりの辛いものなどです。こうした刺激の強い食べものはドキドキのきっかけになりかねません。

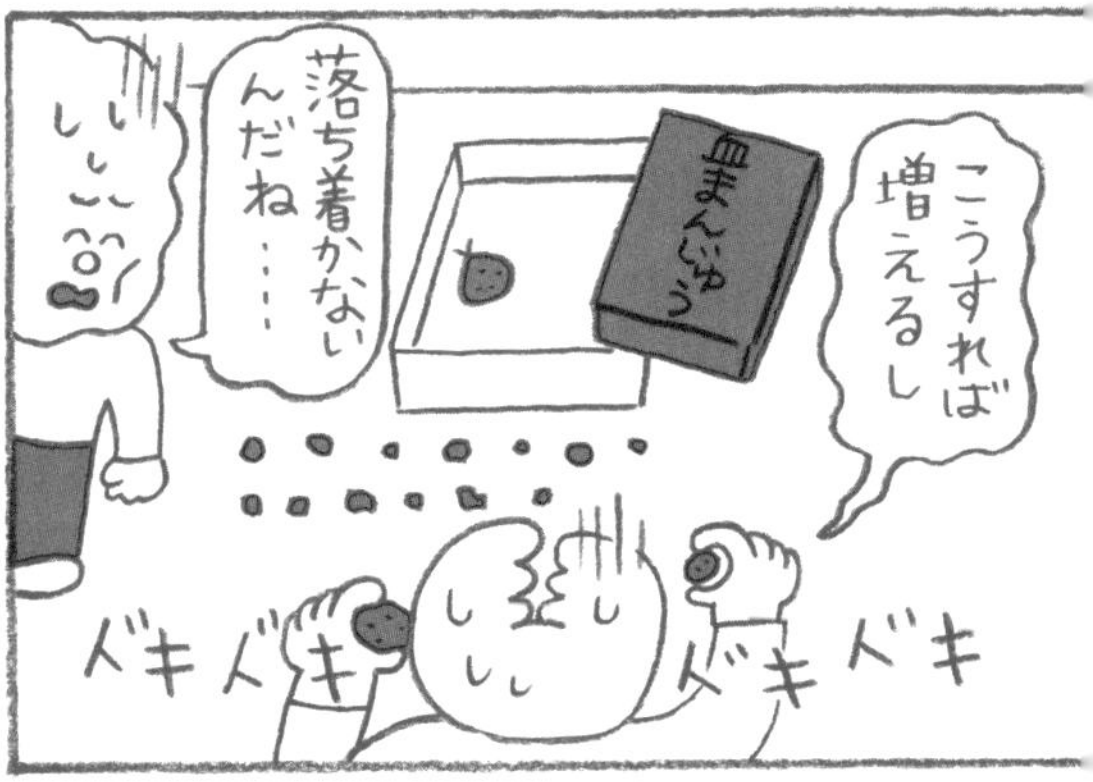
こうすれば増えるし
皿まんじゅう
落ち着かないんだね……
ドキドキ
ドキドキ

Case

27 体がこわばる

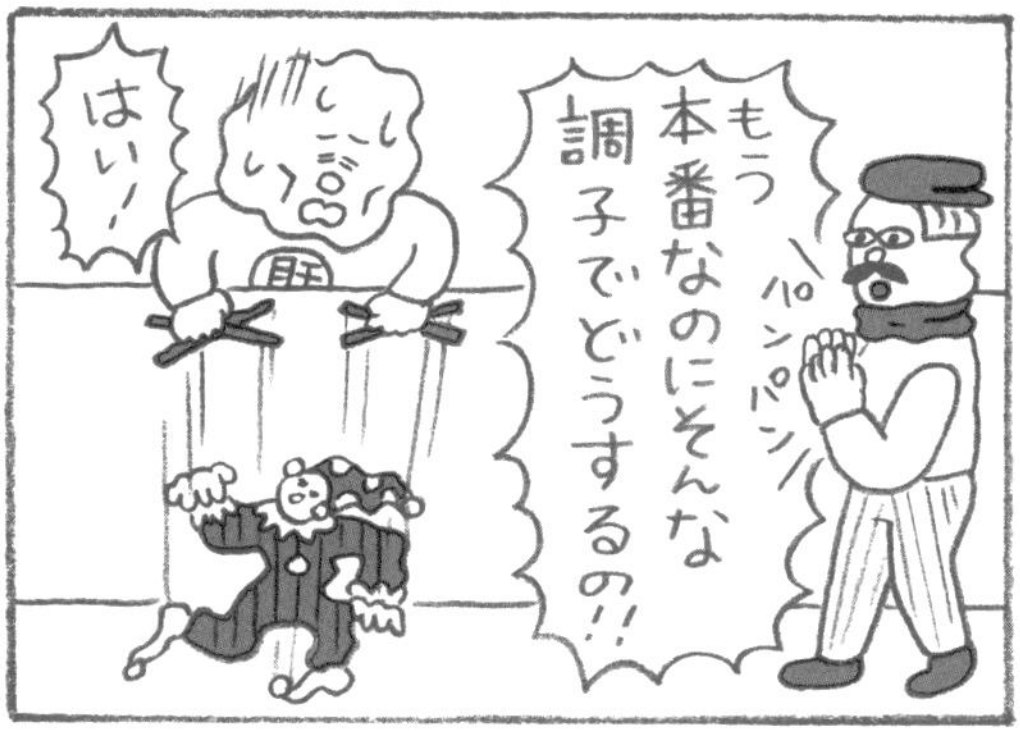
パンパン
もう本番なのにそんな調子でどうするの!!
はい!
肝

体で起こっていること

体がこわばるのは、長期の精神的ストレスによって緊張がとれなくなった状態であり、肝がSOSのサインを出しているのかもしれません。

肝には血《けつ》をためるタンクの役割と、それを全身に運ぶ働きがあります。また、肝は筋《すじ》を司っていて、筋肉がスムーズに動けるように作用しています。肝が弱ると、これらの働きが低下するので、血のストックが十分ではなくなり、筋に

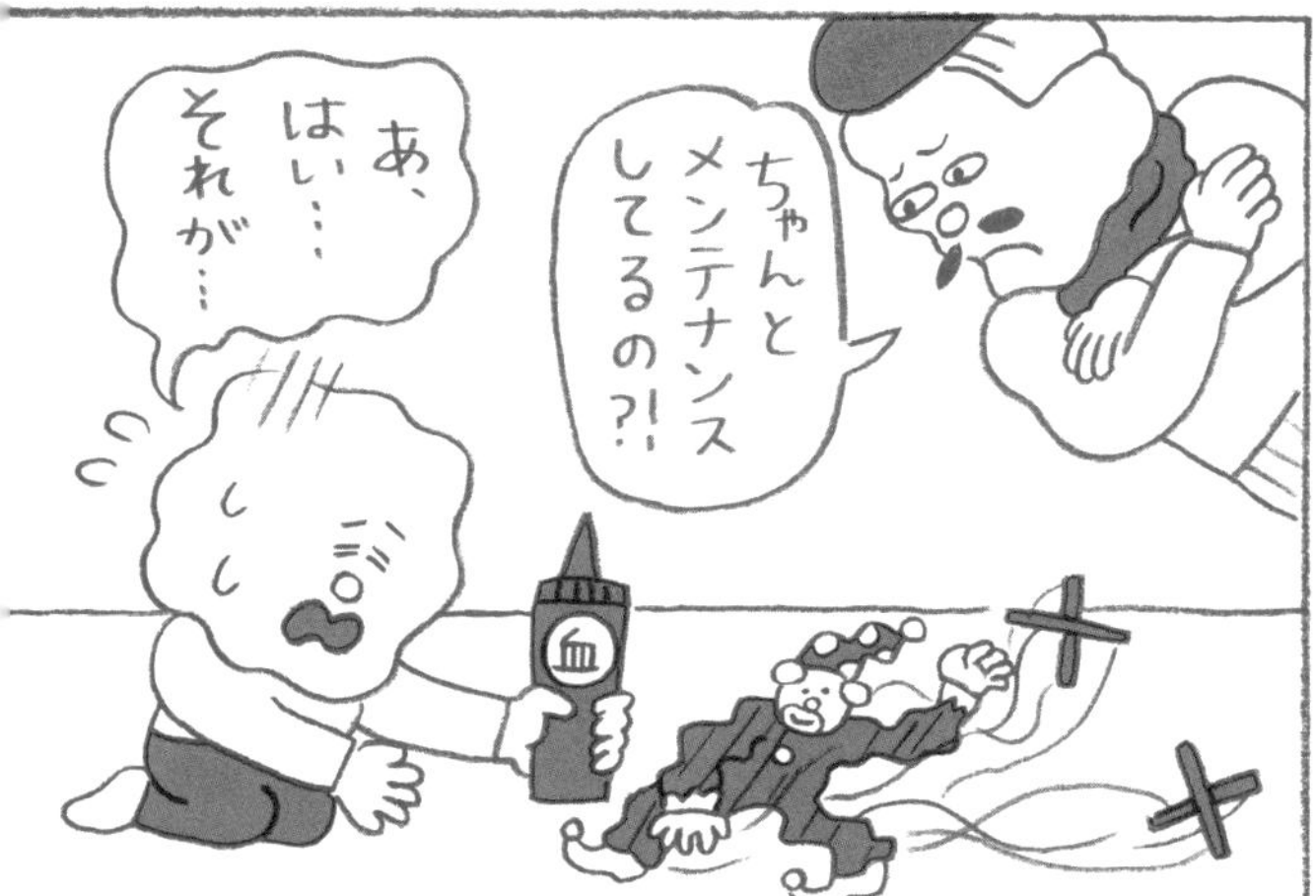
ちゃんとメンテナンスしてるの?!
あ、はい…それが…
血

血（栄養）が届かなくて動きがスムーズではなくなります。すると、筋肉が引きつる・張る・ぴくぴくするなどの症状があらわれ、体にぎゅっと力が入ってこわばってしまうのです。

もしくは、肝だけでなく脾《ひ》もSOSを出しているパターンも考えられます。長期の強いストレスによって肝が弱ると、その影響で、潤いや栄養を作り出している脾も弱ります。ただでさえ長期のストレスでそれらを消耗しているのに、製造工場もダウンしてしまうと、潤いが不足して熱の性質を持つ陽気が優勢になり、イライラや緊張といった熱の症状が起きやすくなります。これはリラックスできずにピーン！と張っているようなものなので、筋肉が引きつれ、体がこわばってしまいます。

こころを軽くする方法

体中にぎゅっと力が入って縮こまっているので、ストレッチで伸ばしてあげましょう。とくに体の側面を意識してください。こめかみから側頭部にかけてマッサージする、左右の腕をさする・伸ばす、腕を上げて左右のわき腹を伸ばすなど。アキレス腱やひざの関節を伸ばすのもいいですよ。

呼吸も大事です。吐くと同時に体の力が抜けるように意識をしましょう。顔の力も抜くことも忘れずに。眉間の力が抜けると顔全体の力が抜けるので、そこをチェック。眉間の力は、「あ〜〜〜」と口に出すと抜けやすいです。強く言うと力が入ってしまうので、口をぽかんと開けて弱く言いましょう。なお、呼吸は吐くほうを意識

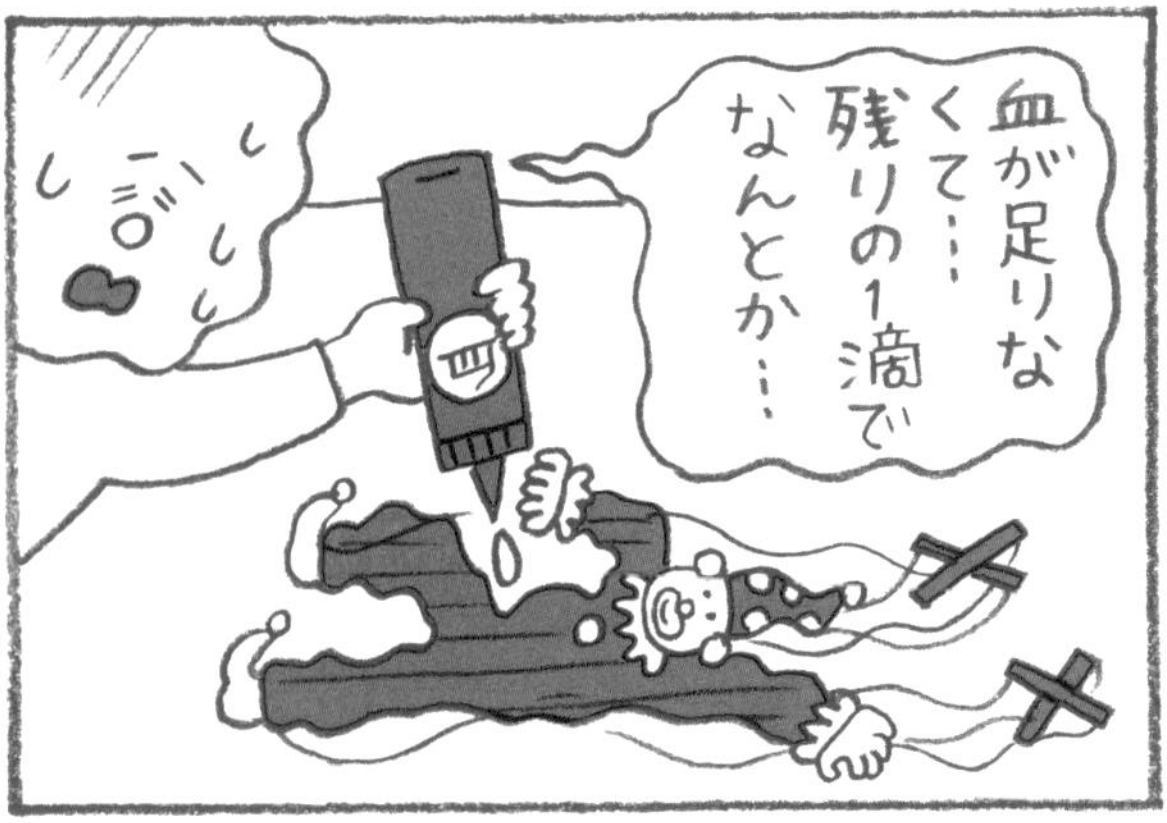

してください。筋肉のこわばりや緊張を解いて力を抜くには、呼吸を吐き出すのがもっとも有効だからです。また、「こころから吐き出す」「感情を吐き出す」というように、吐くことでリラックスもできます。

運動するのもいいですが、とくにヨガや太極拳はおすすめ。呼吸をしながら体を動かすことができるからです。両方行うことで、体の中で空気の流れが生まれるから血も巡りやすくなって、緊張がほぐれやすくなります。また、肝に血を十分に蓄えるために、血を補う食べもの（P223）も食べてください。血の消耗を防ぐために目を使いすぎない、早寝を心がけることも大切です。

陽気を抑える働きのある食べものなら、トマトやピーマン、セロリなどが身近で取り入れやすいでしょう。最近手に入りやすくなったパパイヤもおすすめです。僕のイチオシは、パパイヤを半分に切ってレモンを搾る食べ方。パパイヤにはイライラをしずめる働きがありますし、レモンの香りの効果で気も巡りやすくなります。甘みと酸味が合わさると潤いを生みやすくなるので、その点でもいいですね。

これもおすすめ！

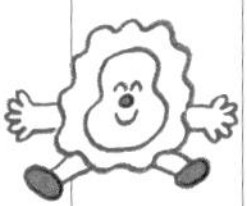

香りのよいものを取り入れる⇩P74

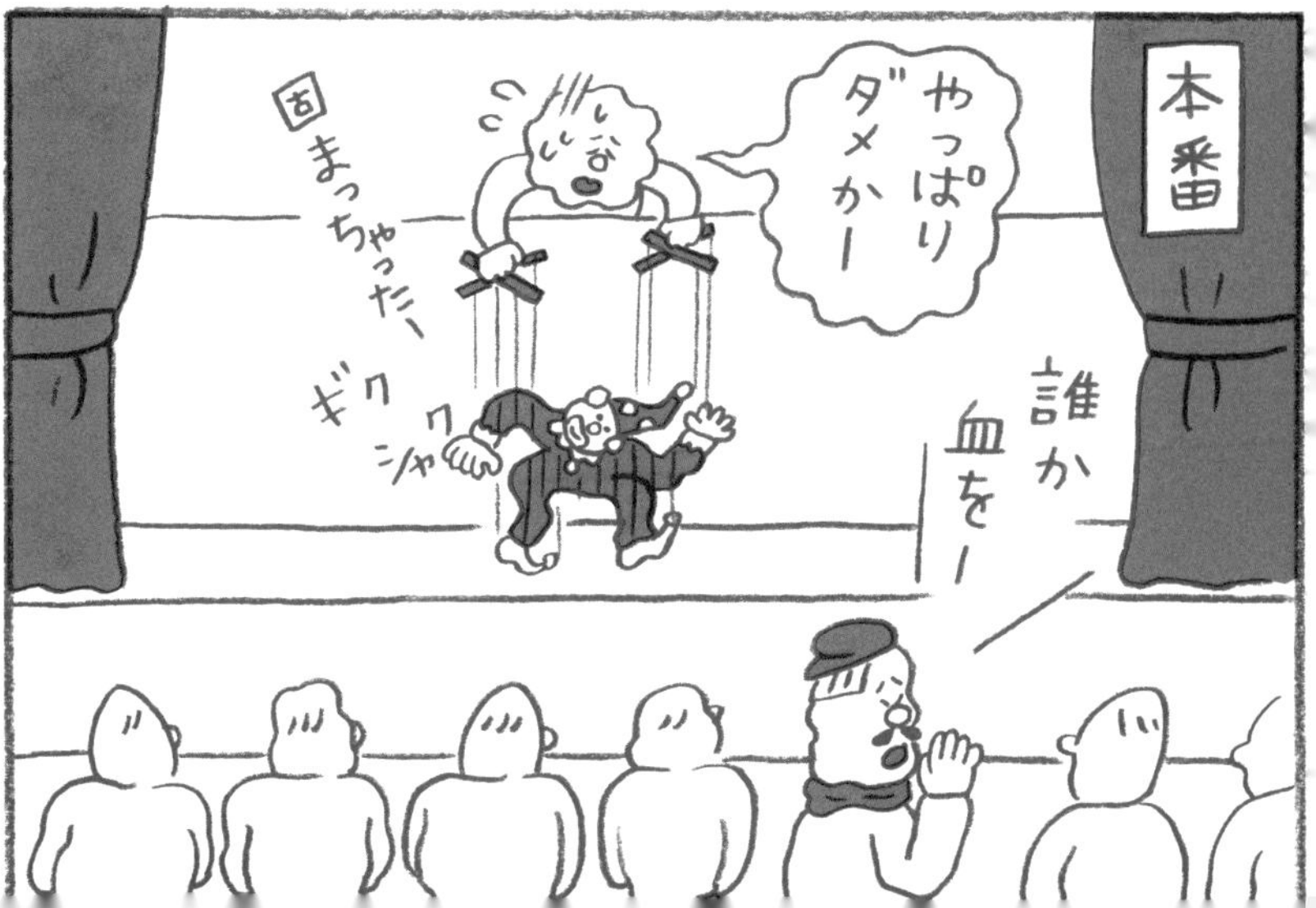
本番
やっぱりダメかー
固まっちゃったー
ギクシャク
誰か血をー

Case 28

人としゃべりたくない

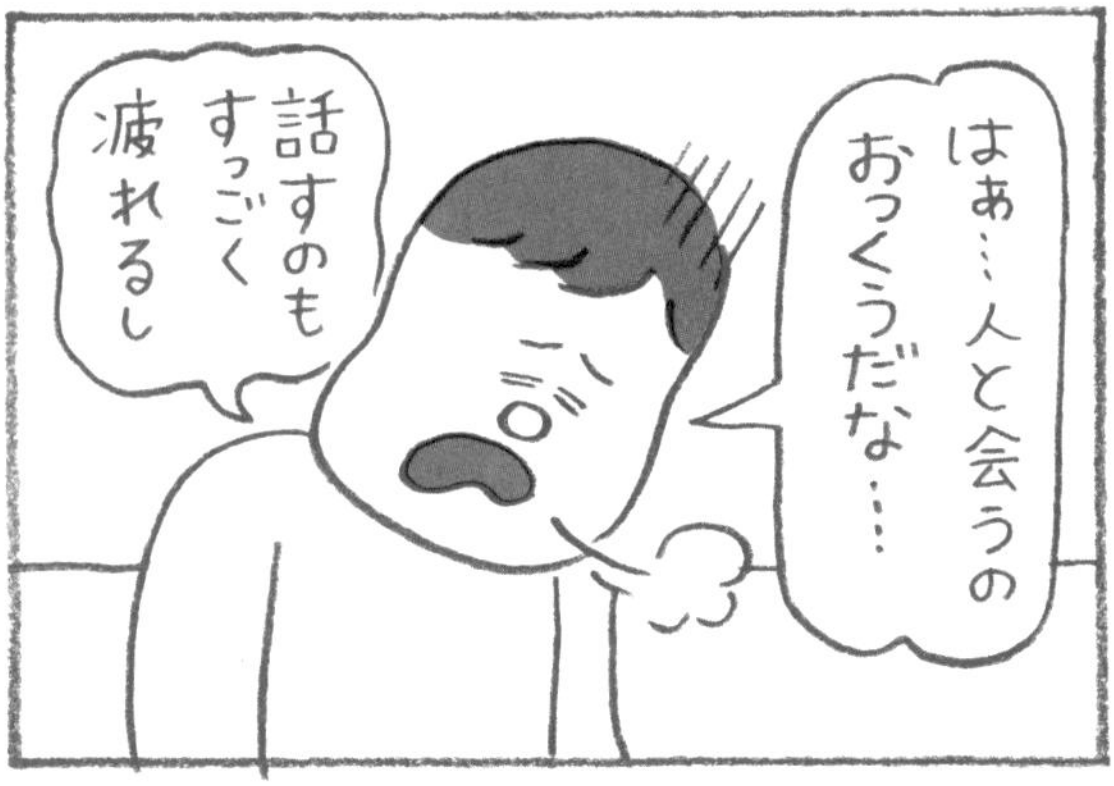
はぁ…人と会うのおっくうだな…
話すのもすっごく疲れるし

体で起こっていること

話をすることにもエネルギーが必要なので、しゃべる力さえもなくなってしまった状態に、あなたはあるのでしょう。「気力がない」という言い方をしますが、まさにこれで、気（エネルギー）が不足して、元気がなくなっているのです。気の不足は、消耗したか、供給できていないかのどちらかで起こります。

働きすぎ、話しすぎ、運動しすぎ、食べすぎなどに心当たりがありませんか。あるのなら、あなたの気不足は消耗によるものでしょう。「食べすぎも？」と意外に思うかもしれませんが、消化にも気が必要ですし、処理能力を超えた食べものは蓄積されて脾《ひ》を弱らせるので、脾が担っている気を生み出す働きも衰えます。つまり、何であれ、「すぎた行動」はすべて気を消耗させる要因となります。

それとも、偏食や暴飲暴食をしていたり、呼吸が深く吸えないと感じていたりしますか。こちらに心当たりがあるのなら、気を供給できていないことが、気の不足を招いているのでしょう。気は食べ

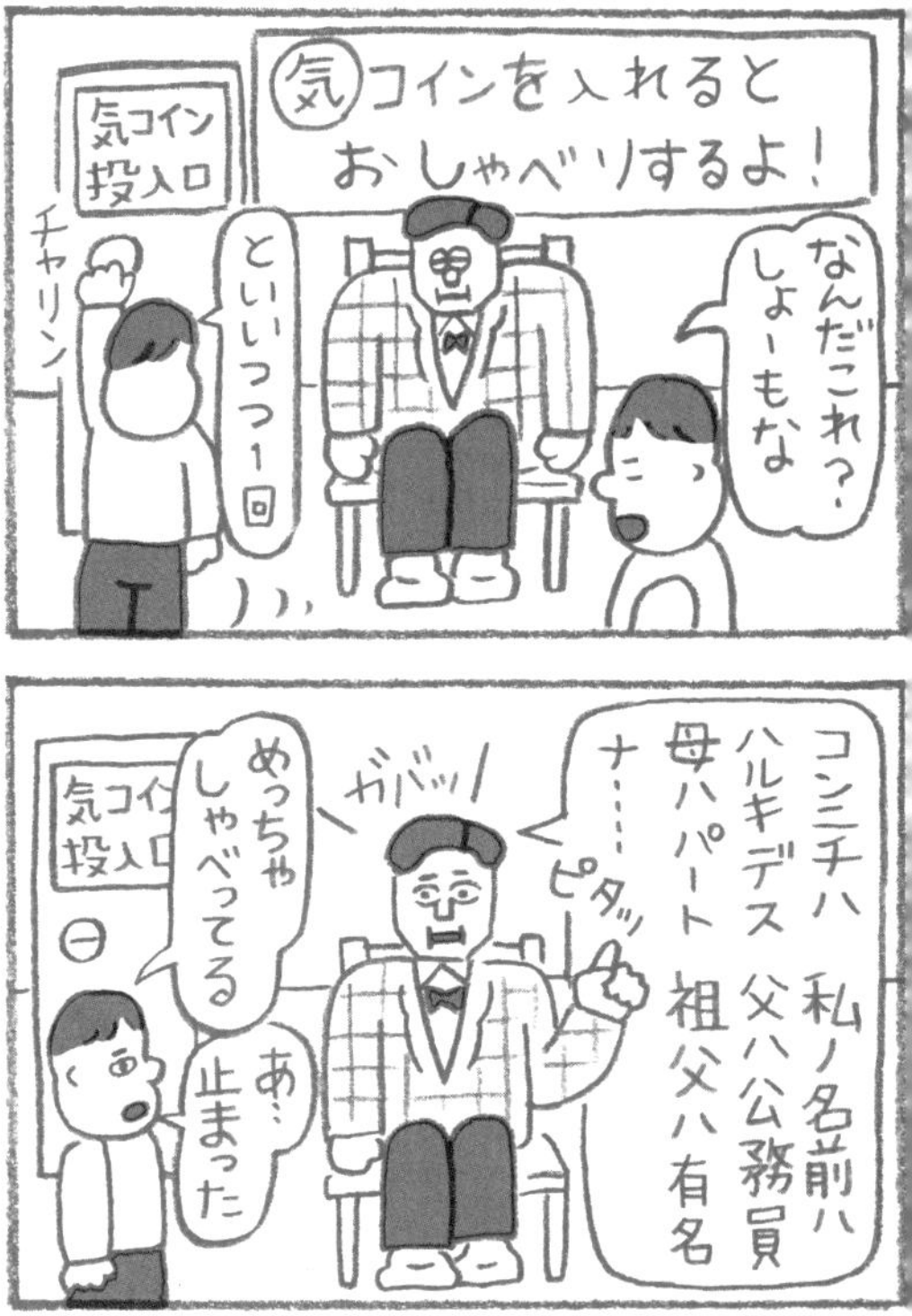
気コインを入れるとおしゃべりするよ!
なんだこれ?しょーもな
といいつつ1回
気コイン投入口
チャリン
コンニチハ 私ノ名前ハ ハルキデス 父ハ公務員 母ハパート 祖父ハ有名ナ……
ピタッ
ガバッ
めっちゃしゃべってる
あ、止まった

たものから作られるので、食事に偏りがあると、気の原料が入ってこないわけですから、当然生み出すことはできません。暴飲暴食すると脾を弱らせるので、気の生産能力が下がります。原料も届かなければ、工場自体もボロボロで、クライアントであるあなた自身に気の納品ができない状態にあるということですね。気はもうひとつ、呼吸からも生み出されるので、呼吸が浅いと、こちらも原料不足で供給の低下を招きます。

ちなみに、しゃべりたくない人とは真逆の、よくしゃべる人というのは、気がたまっています。中医学では「気滞《きたい》」といい、気が詰まっている状態です。こういう人は気が不足しているわけではなく、詰まっているだけです。だから、しゃべるとすっきりするはずです。

こころを軽くする方法

まずは「すぎた行動」の見直しが必要ですが、簡単には変えにくいでしょうし、とくに忙しすぎによる働きすぎ、動きすぎは、ひとりではどうにもならないこともあるでしょう。そこで、僕なりの考えをP218に紹介したので、そちらも参考にしてください。

気の不足と食事の乱れは切っても切れない関係にあるため、食生活の見直しも欠かせません。ただし、あなたに合った食事を選ぶことを忘れずに。というのも、何を食べても血肉に変えられる体が強い人もいれば、そうでない人もいるからです。これは背が高い人と低い人がいるように、体の特徴なので、その事実は変えられません。それなのに、弱い人が強い人のまねをして同じように食べると、不調を起こしかねませんので、ご注意ください。食事を見直すにあたっての具体的な対策は、P71やP211で紹介したので、そちらを参考にしてください。

気は食べたものだけでなく、呼吸によっても生み出されるので、深呼吸をして気の原料をしっかり体に取り込みましょう。背中が丸

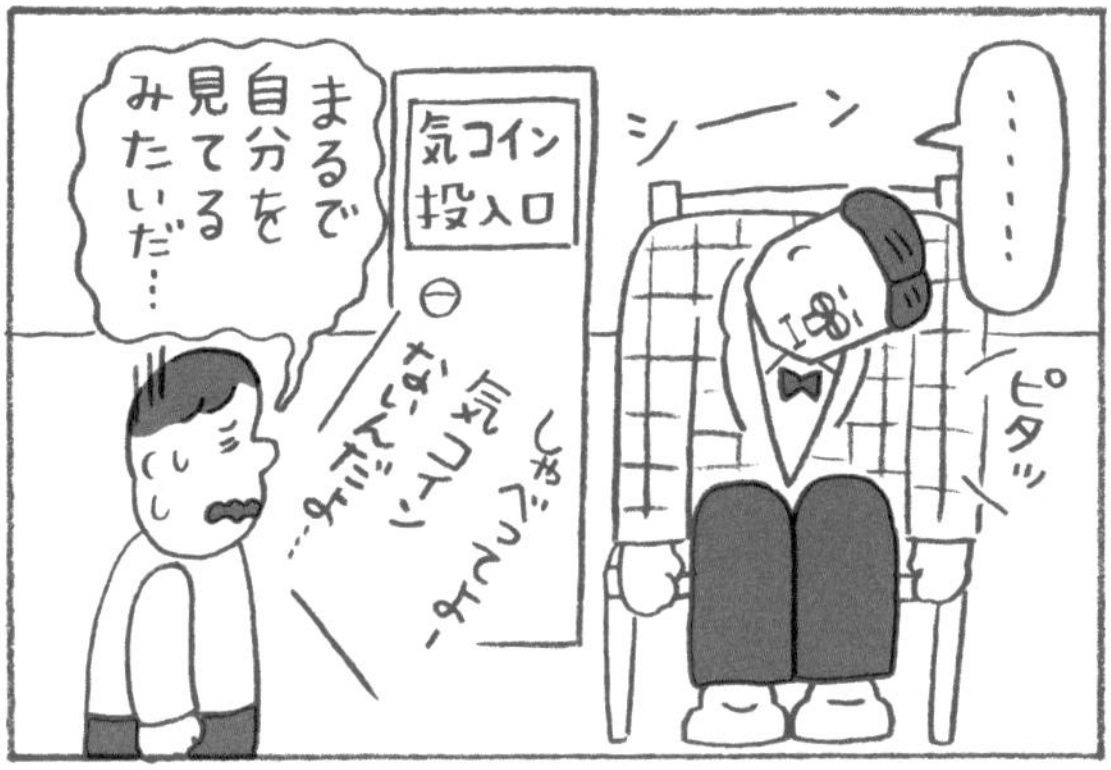
……
シーン
ピタッ
気コイン投入口
しゃべってよー
気コインないんだよ…
まるで自分を見てるみたいだ…

まっていたり、肩が内側に入っていたりすると、肺のスペースが少ないので、十分に吸えません。左右の肩甲骨をくっつけるようなイメージで胸を開いて肺を広げ、空気が入る場所を作ってあげてください。また、腎が元気になるような行動をとることも大事です。吸った空気を深く吸い込む役割を果たしているのは腎だからです。腎は精という生命エネルギーを活力にして動いていて、精も飲食物によって作られているので、その意味でも食事の見直しは大事です。腎を元気にする対策は、P48、61をご覧ください。

これもおすすめ！

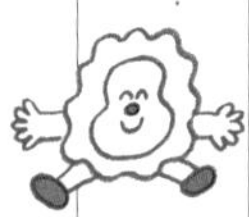

睡眠をしっかりとる⇩P54

part 2

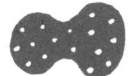

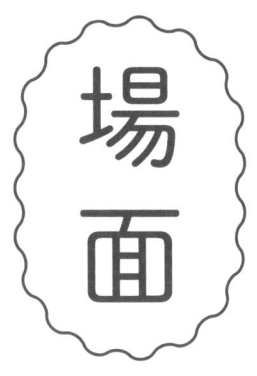

場面から探る

こころの悩み解決法

scene 1

上司に怒られた

体で起こっていること

怒られた相手は上司のほか、親、教師、友人などいろいろでしょうが、そのときのあなたの反応は、次のどちらでしょうか。

A「はぁ…、何やってもだめだな」
と落ち込んだ。

B「はぁ!? 私が悪いってこと?」
とイライラした。

同じ「はぁ」でもまったく違いますが、中医学においてAは気、血《けっ》、水が不足した状態だと捉えます。気とはエネルギーのこと。血は栄養のことで、広義では体そのものを指します。水は体液です。このどれかが足りないと、次のような症状があらわれます。

□疲れやすい
□冷えたり、逆にほてったりする
□微熱が出やすい
□不眠になりやすい
□不安感が強い
□気力がなく、覇気がない

もう一方のBは過剰な気、質の悪い血や水がたまっている可能性がひとつ考えられ、もしくは水（潤い）が不足していてイライラのもととなる熱が勝っている場合もあります。とくに気の滞りは情緒の不安定さにつながり、攻撃的になってイライラする反面、不安感が強くなったり、悲壮感や絶望感にさいなまれたりと、感情の揺れが大きくなります。こうしたことで見られる不調は次の通りです。

□カッとなり、イライラしがち
□いろいろな部分に痛みがある
□体臭や口臭がきつい
□便秘がち
□吹き出ものが多い

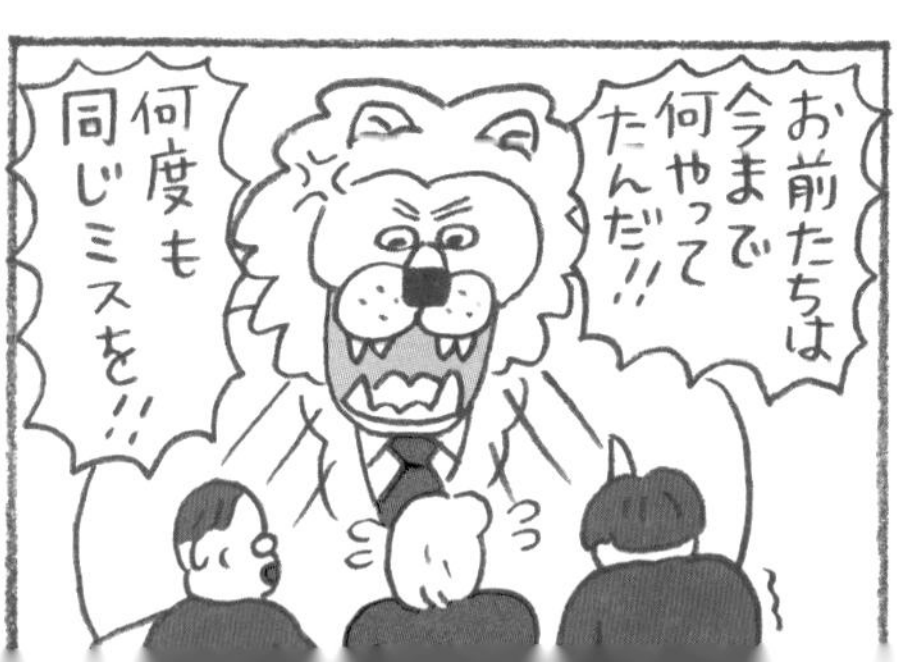
お前たちは今まで何やってたんだ!!
何度も同じミスを!!

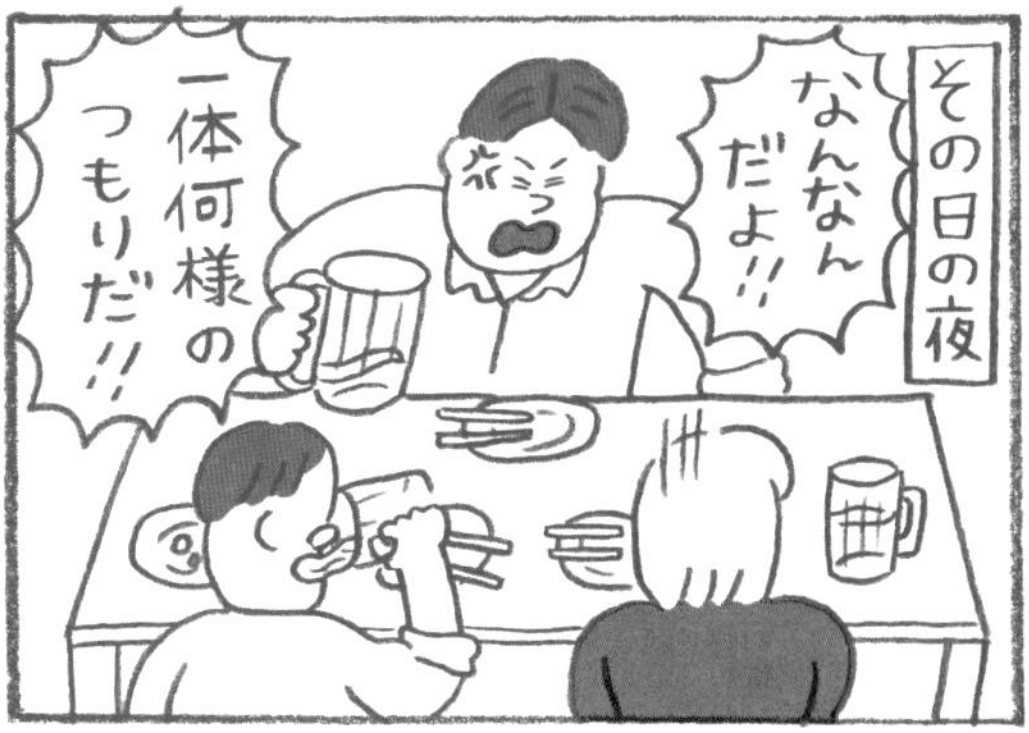
その日の夜
なんなんだよ!!
一体何様のつもりだ!!

こころを軽くする方法

中医学の治療の基本は、「足りないものは補い、多いものは出す」なので、この場合もそれにのっとって対策をとります。

怒られて落ち込んでしまった人は、気血水を「補う」生活を心がけましょう。その前にすべきことは、気血水の製造工場である脾《ひ》の立て直し。脾に元気がないと、いくら補充しても吸収されないからです。下痢や軟便、便秘の人は、まずはその改善が先決です。そのうえで、気血水の原料となる食べもの（P222、223）で補いましょう。油っこい・甘い・味が濃いもの、生もの、冷たいもの、餅などどろっとしていて粘りのあるもの、過剰な水分などは、脾を弱らせます。これらをできる限り避けた食事を意識するのも大事です。生活をガラリと変えるのは難しいでしょうから、冷たいものをとらない、カタカナ食品（カレー、ピザ、パスタなど）ではなく、ひらがなや漢字食品（そば、鍋もの、定食）を選ぶようにするなど、できることからはじめてくださいね。

怒られてイライラした人は、過剰にたまった気や、質の悪い血と水を「出す」または「なくす」対策をとりましょう。気の巡りが悪いと怒りの感情が強くなりますが、それをしずめるには柑橘系の香りがおすすめ。ハッカやジャスミン、

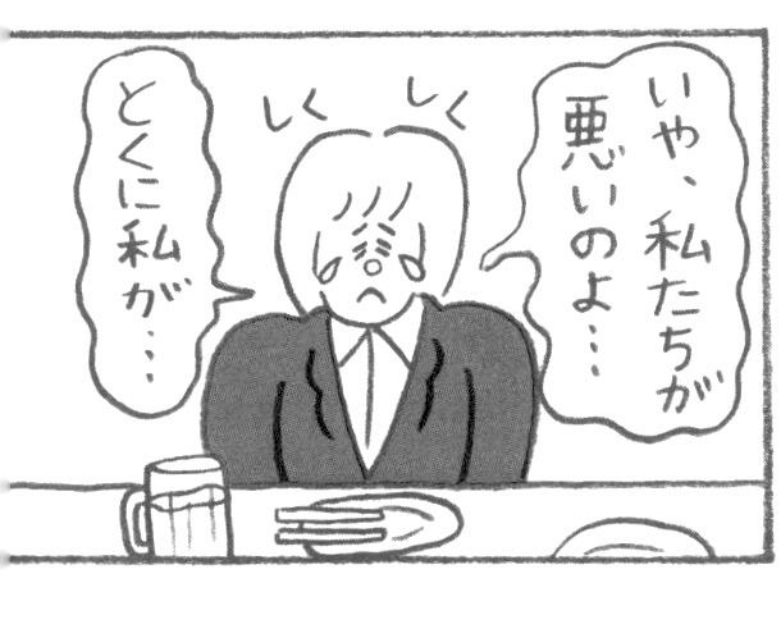
いや、私たちが悪いのよ…
しくしく
とくに私が…

ラベンダー、バラの香りもいいですよ。でも、難しいことは考えず「好きな香りでよし」というのが僕の考え。パンを焼く香りでも、コーヒーやお茶の香りでもかまいません。いいにおいだなと感じる香りをすぐにかげるよう、ヒノキや杉などの木片、ポプリ、精油を持ち歩くのもいいかもしれませんね。血がたまって巡りが滞っているとその部分に痛みが生じるので、血の流れをよくする食べもの（下記参照）をとりましょう。水がたまっているとむくみやめまい、のどのつまりが生じるので、ため込んだものを排出させる食べもの（下記参照）をとり、脾を整えましょう。水分はたくさんとったほうがいいと思っている人も少なくないでしょうが、過剰だと害になります。1日に2～3Lも飲んでいる人は見直しましょう。イライラの原因が潤い不足なら、それ以上消耗させないようにしましょう。具体策はP195をご覧ください。

【血の巡りを促す食べもの】
いわし、鮭、さば、黒豆、納豆、ししとう、玉ねぎ、チンゲン菜、なす、にら、バジル、みょうが、グレープフルーツ、ブルーベリー

【たまったものを排出させる食べもの】
あさり、ししゃも、豆乳、えのきたけ、キャベツ、大根、なめこ、水菜、豆もやし、もずく、わかめ、こんにゃく、梨、ウーロン茶

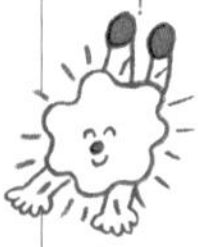

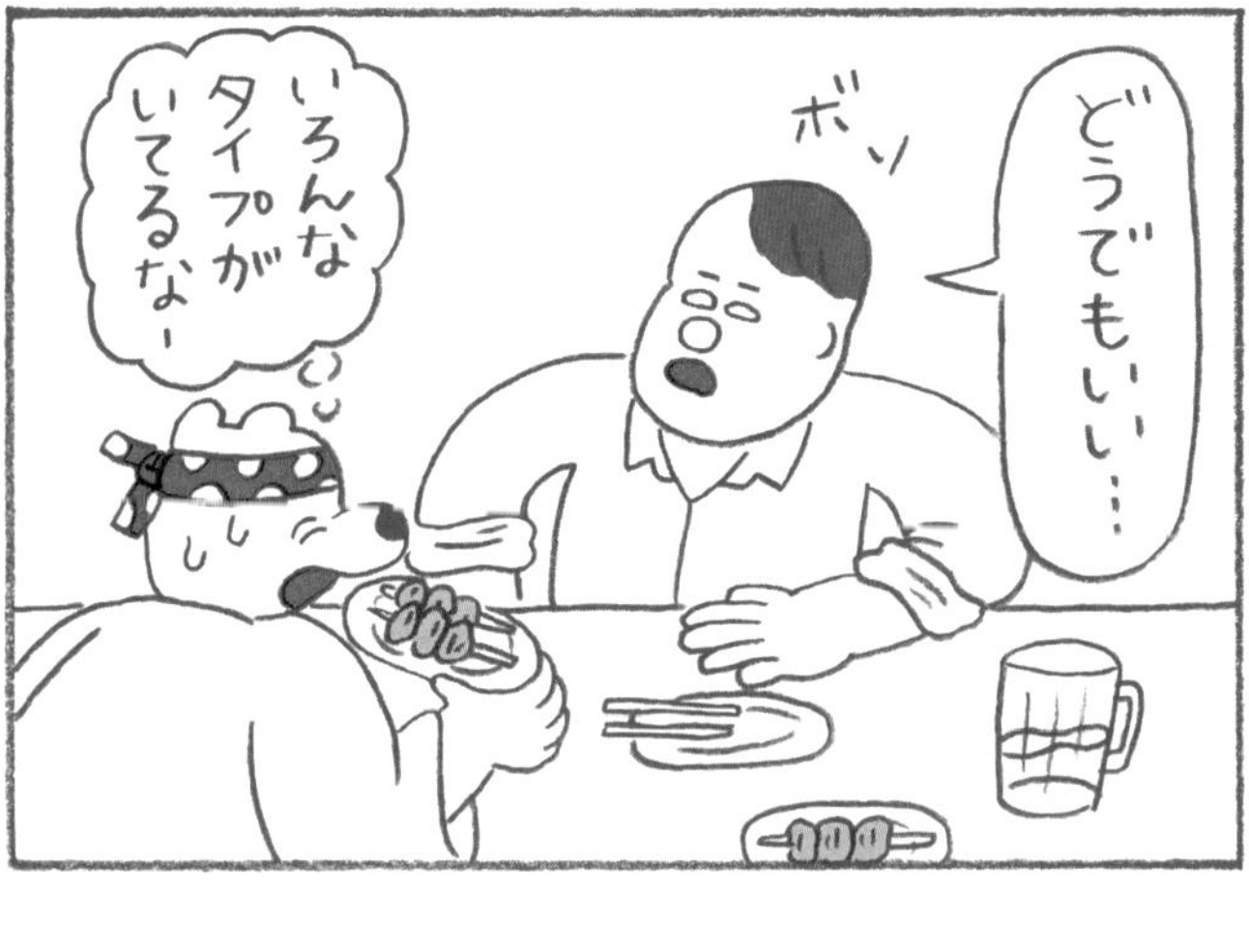
どうでもいい…
ボソ
いろんなタイプがいてるなー

これもおすすめ！
2分間、違うことをする⇩P198
楽しいと思える時間を作る⇩P75

scene

2 友人とけんかした

体で起こっていること

けんかしてあなたはどんな気持ちになっていますか。どんな症状があらわれていますか。

A「どうしてけんかなんかしたんだろう」と落ち込んだり、「許してくれるかな」「嫌われたかな」と心配になったり、さまざまな思いが頭を巡っている。

B「なんであんなこと言うのかな!」「ムカつく!」とイライラしたり、怒ったりしている。

C「傷ついた…」「あんなこと言いたくも言われたくもなかったのに…」と悲しい気持ちになっている。

Aならば、脾《ひ》が弱っているとみなします。脾と思い悩むという感情には関連があり、脾が弱ると思い悩みやすくなり、思い悩むと脾を弱らせるからです。

Bならば、肝が弱っているのでしょう。肝は怒りの感情によって弱るので、けんかのあとに怒りが生じているということからそう推察するわけです。また、もともとストレスの多い生活をしている人は、Bパターンに陥りやすいといえます。なぜならば、肝は日々のストレスから私たちを守ってくれているため、すでにダメージを受けていて、怒りのベースができているようなものだからです。

Cならば、肺が弱っていることが考えられます。肺は悲しみの感情と相関関係にあり、肺の弱りは

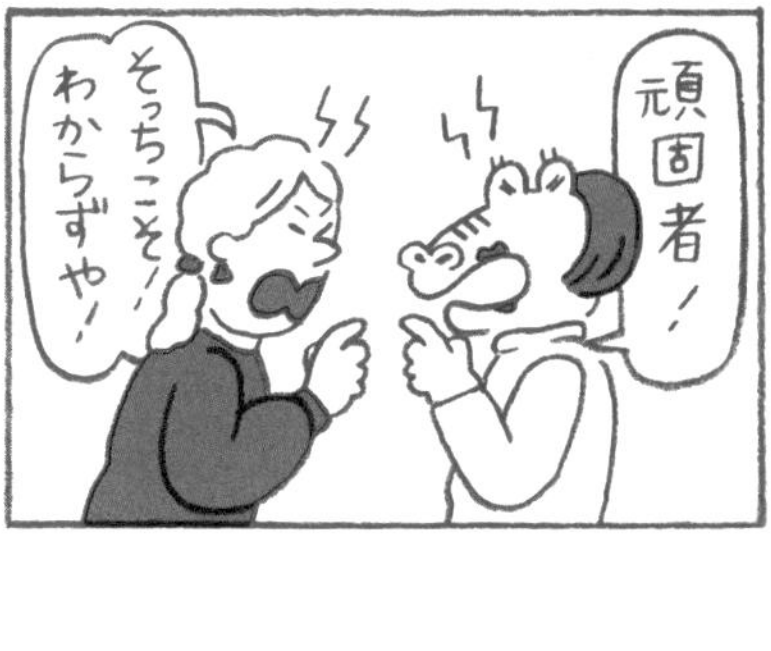

悲しみを呼び、悲しみは肺を弱らせます。

肝と肺が弱る要因にはもうひとつ、脾の弱りが影響している場合もあります。脾が弱ると血《けつ》(栄養)を作れなくなるので、肝も肺も十分な栄養が得られず弱るという流れです。すなわち、けんかのあとに怒りがわいたり悲しくなったりするのなら、肝や肺そのものの弱りか、脾が弱った影響で弱ったかのどちらかです。

A~Cの感情の違いで、弱っている臓は異なりますが、いずれも進行すると気(エネルギー)の不足にいきつきます。脾には食べものから気を生み出す働きがあり、肝は気をスムーズに巡らせる作用があり、肺は呼吸から気を生み出す役割を持つからです。これらの機能がダウンすることで、気が足りなくなったり滞ったりしてしまいます。すると、無気力、元気がない、食欲がない、眠れない、口数が少ないなどの症状があらわれます。

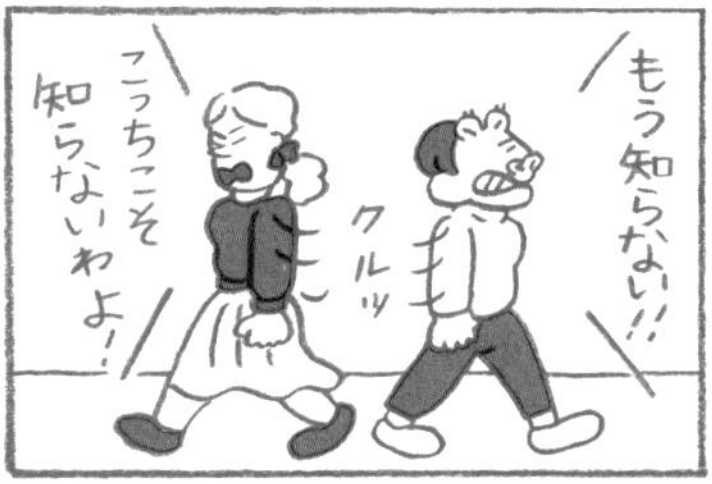
もう知らない!!
クルッ
こっちこそ知らないわよ!!

こころを軽くする方法

Aの思い悩んだ人は、気が結んでいる、つまり脾が動かない状態だと中医学では考えます。だから、それをほどいて動かしてあげましょう。簡単なのは、甘いものを食べること。甘いものには緊張や痛みをほぐし、元気を補ってくれる働きがあるからです。けんかして悶々と考えているときくらい、少し甘やかしてあげるのもいいかなという僕なりの提案です。もちろん、思い悩んでいるからと甘いものを毎日食べたり、食べすぎたりしてはいけませんよ。かえって脾の負担になり、逆に弱らせてしまうので。もうひとつ手軽なのは、手足をバタバタ動かすこと。脾は手足をコントロールしているので、外からの刺激を与えて、脾を動きやすくするのが目的です。だから、肩を回す、キャッチボールをするなんていうのもいいですね。

Bのイライラ、ムカムカした人は、トマトやピーマンなど、酸味や苦みのある食べものをとりましょう。酸味にはエネルギーを内向きに引っ張る力があるので、イライラして上がった感情を下げるのに有効です。苦みにも下ろす作用があるので、カーッと上がった気分を落ち着けることができます。もうひとつ、感動する映画を見て、涙を流すこともおすすめです。そうすることで肝の緊張がとれるからです。友人とけんかしてイライラしながら帰宅した日は、夕食にトマトスープを飲み、落ち着いたところで感動する映画を見て涙を流す。これならできそうでしょう？

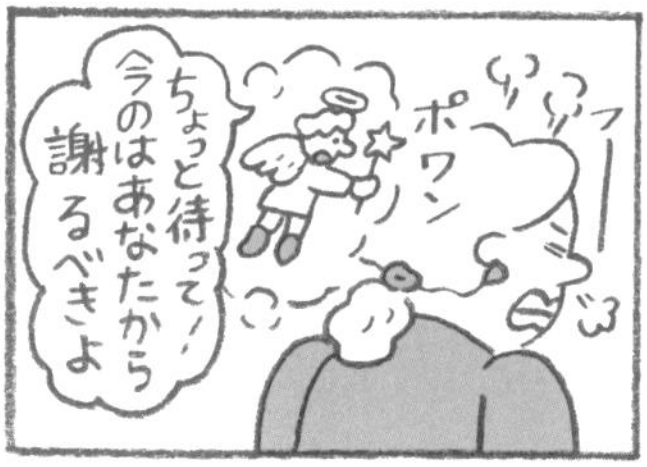

フー
ポワン
ちょっと待って！今のはあなたから謝るべきよ

Cの悲しくなった人は、少し辛いものを食べましょう。唐辛子を多めに入れる、しょうがやねぎ、玉ねぎを使うなど。外に向けて発散する力を持つ辛味で、悲しくて内向きになった気を外向きに変えてほしいからです。そうすることで気血が巡りやすくなり、悲しみから抜け出しやすくなります。また、甘みと酸味が混ざった食べものは潤いを生むと中医学では考えるので、乾燥が苦手な肺を元気にするのに効果的です。ごはんに梅干しをのせるのが手軽ですが、酢豚やはちみつレモンなどもいいですね。

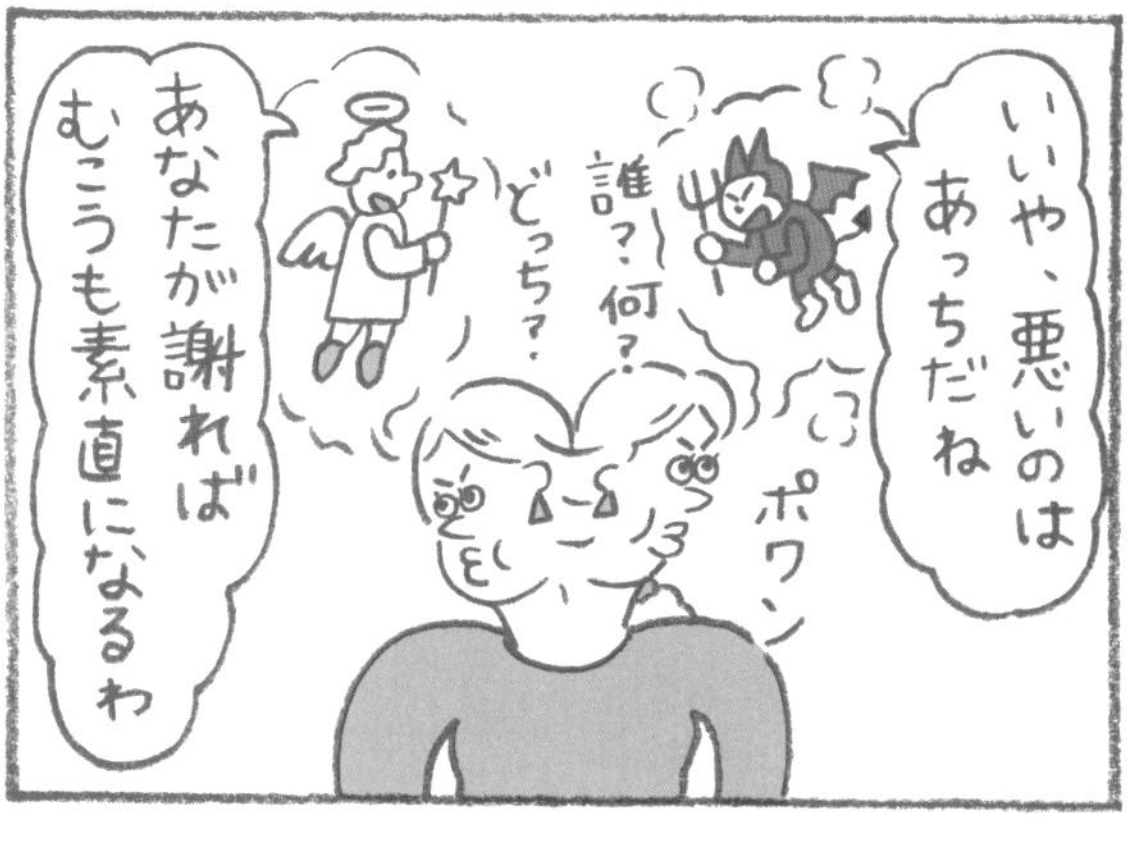

いいや、悪いのはあっちだね
ポワン
誰？何？どっち？
あなたが謝ればむこうも素直になるわ

これもおすすめ！

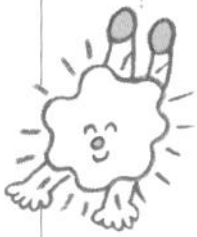

脾を労わる食事をとる⇩P136、201
ストレスを発散させる⇩P36、75
深呼吸する⇩P18、90

scene

3

恋人にふられた

体で起こっていること

失恋によって起こる感情は人それぞれですが、どの感情にスイッチが入るのかによって、タイプ分けができます。あなたは、次のどの感情を抱いていますか。

A「あれは失敗だったんじゃないか」「もっとこうすればよかったんじゃないか」とくよくよ思い悩んでいる。

B「何を変えればやり直せるのかな」「あの人じゃなきゃだめなの」と執着している。

C「ひどい！ 悪いのはあっちなのに」「なんでふられなきゃならないの！」と怒っている。

Dただただ悲しい、つらい。

AやBの思い悩む感情にスイッチが入りやすい人は、脾《ひ》にトラブルがあるといえます。脾が弱ると気（エネルギー）が作られないので、元気がなくなります。決められない、考えられない状態になり、次に進めません。同時に、食欲不振、軟便、下痢などの症状も出るので、心当たりがあるのなら、きっと脾が弱っているのでしょう。

Cの怒りのスイッチが入りやすい人は、肝にトラブルが生じています。肝は気を巡らせる働きを担っているので、それが低下して気が滞ってしまっています。流れたり流れなかったりするので、食欲にムラが出たり、怒ったと思ったら泣くというように感情の起伏が激しくなります。便秘や軟便をくり返したり、筋肉が引きつったりもします。ですから、こうした症

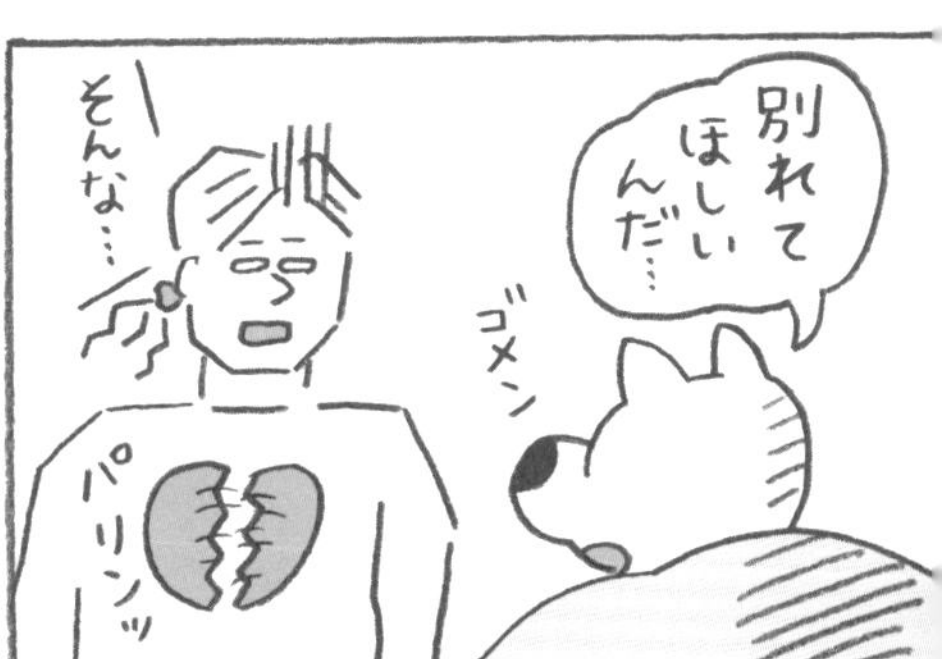

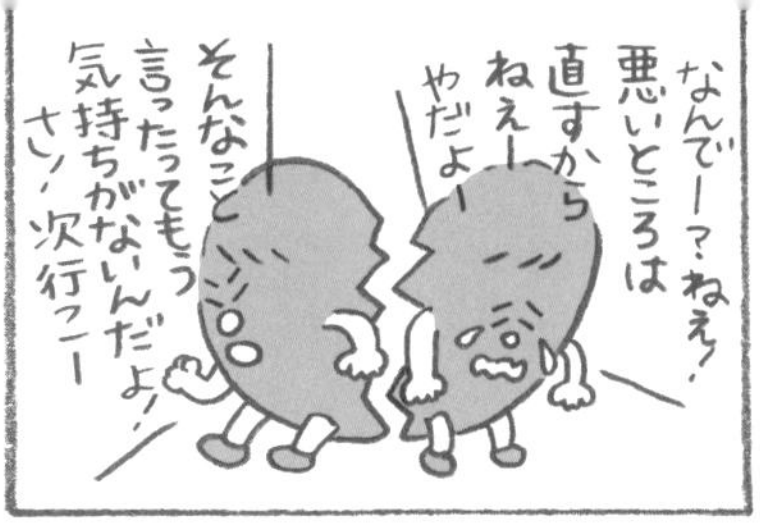
なんでーっ?ねえ!
悪いところは直すからねえー
やだよー
そんなこと言ったってもう気持ちがないんだよ!
さ!次行こーー

状も伴うのなら、肝が弱っているのでしょう。

Dの悲しみのスイッチが入りやすい人は、肺にトラブルがあると考えます。悲しみの感情と肺とは関係が深いからです。加えて、のどが痛い、便秘になりやすい、むくみやすい、鼻が詰まりやすい、鼻水がよく出る、鼻のまわりに吹き出ものができるなどの症状も見られるのなら、肺が弱っているのでしょう。

蛇足ですが、失恋からの立ち直りが一番早いのは、Cタイプ。気が詰まっているだけなので、これが巡るようになれば、きっとすぐ元気になります。

ところで、失恋後に抱く感情をふり返ってみると、たいてい同じではありませんか。いつも悲しくて号泣する、毎回吹っ切れずに引きずるといったように。そう考えると、もともと脾や肝、肺が弱っていた、いわばベースができているからその感情に陥るのではないか、と僕は考えています。たとえば、もともと脾が弱い体質の人、脾に負担がかかる食生活を送っている人は、くよくよしやすいのではないかと。そうはいうものの、脾が弱っているから思い悩むのか、思い悩むから脾が弱るのかはケースバイケースなので、見てみないと判断はできないのですが。

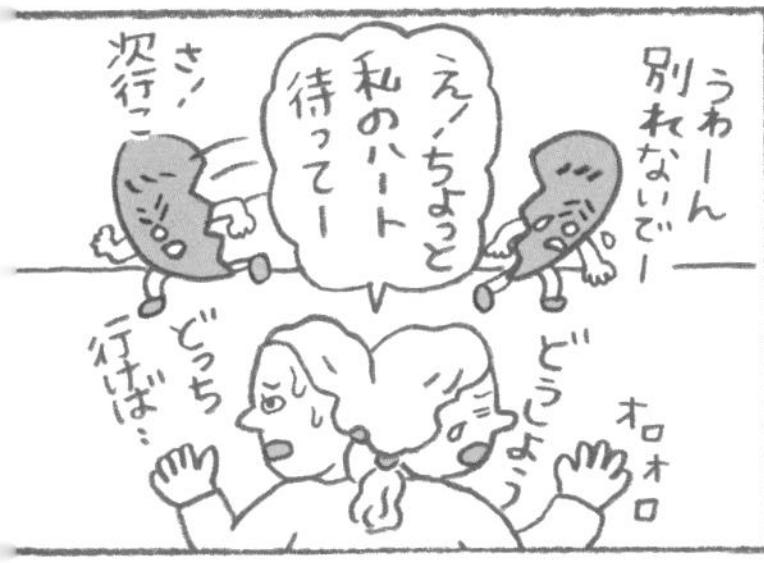
うわーん 別れないでー!
え!ちょっと 私のハート 待ってー
さ!次行こ
どうしよう
オロオロ
どっち行けば…

こころを軽くする方法

AとBタイプは脾の養生をしっかりすることと、脾の負担を減らすことが大事です。しっかり噛んで食べ、生ものや冷たいものは避け、暴飲暴食はトラブルのもとなのでやめましょう。ただ、この対処法は普段から行っておくべきことなので、ふられたこころの傷をすぐには癒してくれません。次の

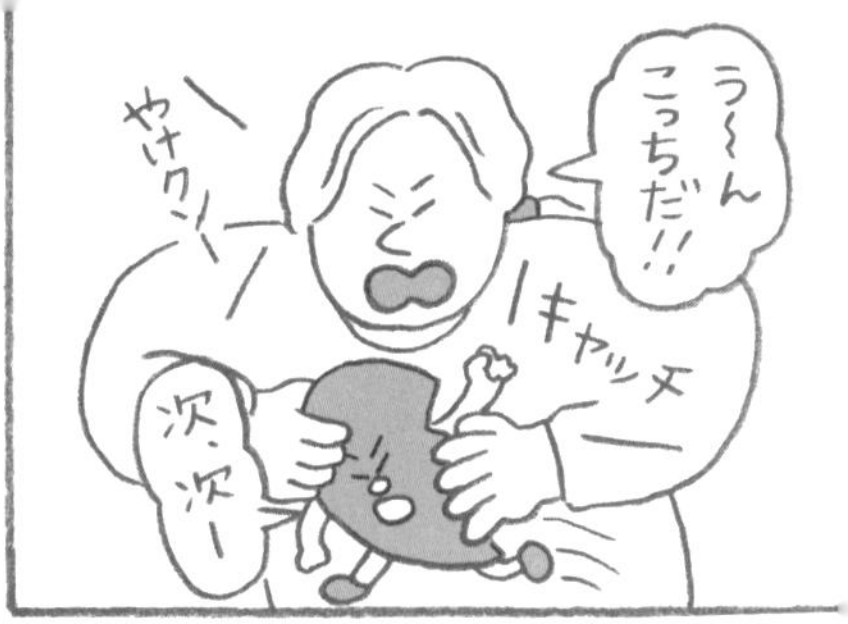

ふられるときに備えて覚えておきましょう（ふられたくはないでしょうけどね）。速効性のある方法なら、ろうそくを灯しながら、コメディー映画を見るのはいかがでしょう。脾に影響を与えているのは心《しん》なので、心と関連のある「火」と「笑いの感情」を与えて、間接的にアプローチしようというわけです。さらにいうと、脾は黄色に属するので、映画のおともには、バナナやかぼちゃ、さつまいも、とうもろこしなどをどうぞ。

Cタイプは、肝が怒って暴れているので、それをしずめてあげることが大事です。それには、酸味のある食べものをとりましょう。酸味には肝を元気にし、外に向いているエネルギーを内向きにする作用があるからです。柑橘類や酢のものを食べるほか、グレープフルーツジュースやトマトジュースを飲むのもいいですよ。そして、塩からいものを少しとりましょう。これは、肝と腎が子と母の関係にあることを利用したアプローチ法です。母である腎は塩からいものを好むので、それを食べて母に活力を与え、弱っている子である肝を元気にしてもらうのがねらいです。たとえば、しじみなどの貝類、わかめなどの海藻類が塩からい食べものです。

これもおすすめ！

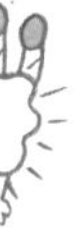

軽く汗をかく程度の運動をする!! P151

Dタイプは肺を元気にするために、空気がきれいな早朝に呼吸をしっかりしましょう。食べものなら、白いもの、辛みのあるものを少しとるのがおすすめです。

【白い食べもの】
じゃがいも、大根、玉ねぎ、やまいも類（長いも、自然薯など）、梨、牛乳、ヨーグルト、白ごま

【辛みのある食べもの】
しそ、大根、にら、ねぎ、こしょう、山椒

scene 4

仕事でミスをした

体で起こっていること

仕事でミスをしたあと、「やってしまった…」「まわりに迷惑をかけてしまった…」と落ち込み、くよくよ考えて自己嫌悪に陥ってはいませんか。当てはまるならば、脾《ひ》が弱っているかもしれません。というのも、くよくよ思い悩むという感情は、脾を弱らせるからです。もしくは、ミスをしたことで精神的なストレスを感じて肝が弱り、その影響が脾にも及び、弱るパターンも考えられます。いずれにせよ、脾が弱ると気（エネルギー）が作れず、足りなくなります。気のバリアがないので外からの影響を受けやすく、ミスをしたというダメージにより落ち込んでしまうというわけです。気がないので元気がなく、無気力にもなり、食欲不振、下痢や軟便などの症状もあらわれます。

　気不足は、血《けつ》不足を併発するパターンが多いです。ミスをすると、どうしてもあれこれ考えてしまいますが、考える行為には血をたくさん使うからです。くよくよ考えて気が不足すると同時に、悶々と考えて血の消耗も進んでいる状態です。血が不足すると不安感が強まるので、併発パターンの場合、不安で落ち込みやすくなります。

　ところで、ミスをすると落ち込む人が多いかもしれませんが、「このシステムが悪い！」「ミスを指摘するほどお前はできているのか！」とイライラする人も中にはいるでしょう。その場合、気は足りないのではなく滞っているとみ

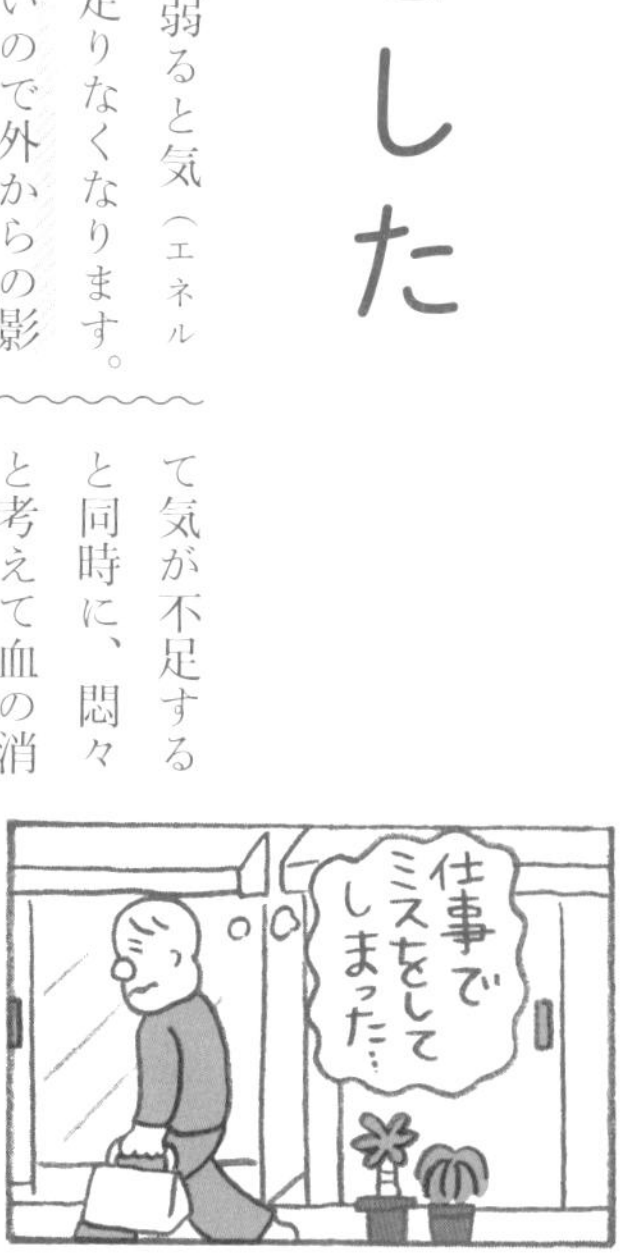

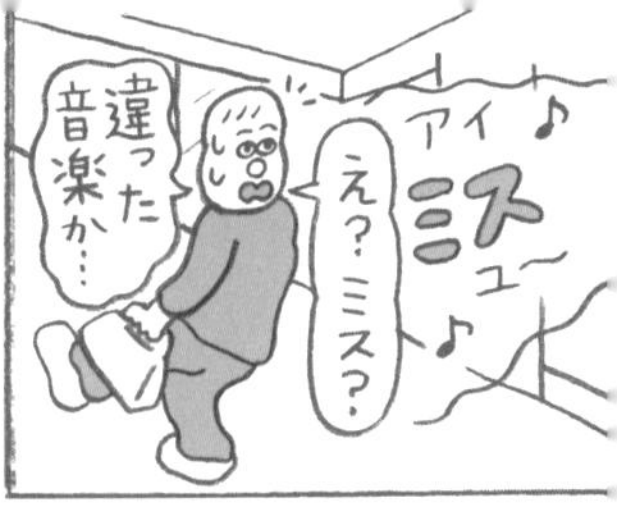
アイ♪
ミスュ〜♪
え？ミス？
違った音楽か…

なします。気を体に巡らせる働きを担っているのは肝なので、その働きに不具合が生じているということは、肝の不調が疑われます。肝には精神情緒の安定を保つ働きもあるので、ミスしたことで感じる精神的なストレスが、きっと肝を弱らせているのでしょう。イライラする原因には、もうひとつ、寝不足や食事の不摂生などによる潤い不足もあります。体もこころも乾燥していて火がつきやすい状態にあるので、少しの火種（ここではミスをしたこと）ですぐに燃え上がってしまい、それがイライラに変わるというわけです。

こころを軽くする方法

いきすぎた感情は、別の感情でもって消すのが一番効果的で、回復への近道です。古典にも、感情を移して感情に勝つという意味をもつ「以《い》情《じょう》勝《しょう》情《じょう》」という言葉があります。ほかに「情志のいきすぎは薬では治らない。情をもって勝たなければならない」なんていう言葉もあります。こちらは、高ぶりすぎた感情を収めるためには、別の感情をぶつけるしかないということでしょうね。

ここでは、ミスをすることで、落ち込んだり悶々と考えたりといった「思い」が活発になりすぎているので、これを正常な状態にしてあげなくてはいけません。それには、「喜び」を高めること。なぜならば、思いを管轄する脾と喜びを管轄する心《しん》は、子と母の関係にあり、子（脾）を元気にするためには、まず母（心）を元気にすべきと考えるからです。たとえば、ハッピーエンドの映画を見たり、小説を読んだり。好きな音楽を聞いてごきげんになるのもいいでしょう。バラエティ番組や、お笑いネタを見て笑うのもいいことです。

実は、「思いすぎ」は「怒り」の感情によって抑えることもできるのですが、怒りの感情を意図的に作り出すのは現実的ではないの

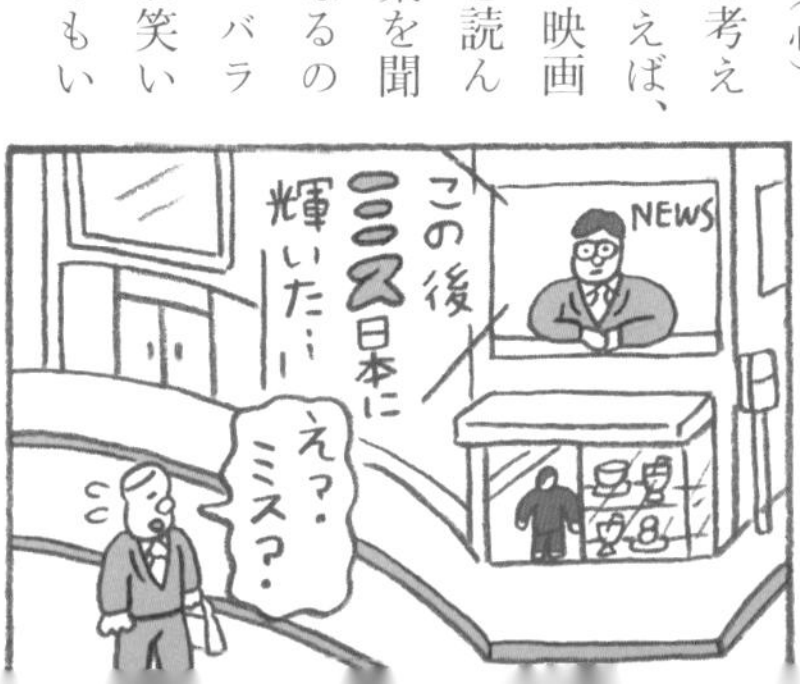
NEWS
この後ミス日本に輝いた…
えっ？ミスっ？

で、喜びをたくさん体験するほうがおすすめです。ちなみに、思い悩みすぎを怒りで散らすという方法は、古典にも載っています。おもしろい話なので、ついでに紹介しましょう。ある人が、ものごとに悩んで眠れなくなり、中医学の医者のところを訪ねたそうです。それに対し、医者は酔っ払ったふりをして適当に話を聞いていました。当然その人は激怒。でも、その夜はしっかり眠れたそうです。怒りによって、思い悩みの感情を散らしたというわけですね。

　思いすぎで脾が弱っているので、脾を労わる対策ももちろん行いましょう。そのひとつが、ほうきで掃除をすること。変わった方法ですが、古典にも「ほうきを持つ喜びを知る」という一文が実際にあります。ほうきを使っての掃除は、手足を動かすことでもあります。手足は脾とつながっていると中医学では考えるので、手足を動かすことは脾を動かすことにつながります。すると、思いわずらう感情がだんだんと減っていきます。職人が手作業で作ったようなこだわりのほうきを使うと、本当に気持ちよく掃除ができることを僕も体感しています。そういったお気に入りの道具を手に入れるのもいいかもしれませんね。これ以外の脾を労わる対策は、P136、201、207で紹介しています。

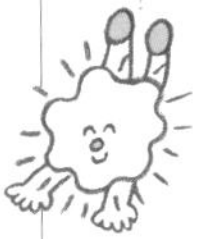

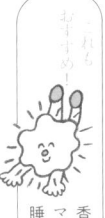

これもおすすめ!

香りのよいものを取り入れる⇩P74

マッサージをする⇩P195

睡眠をしっかりとる⇩P54

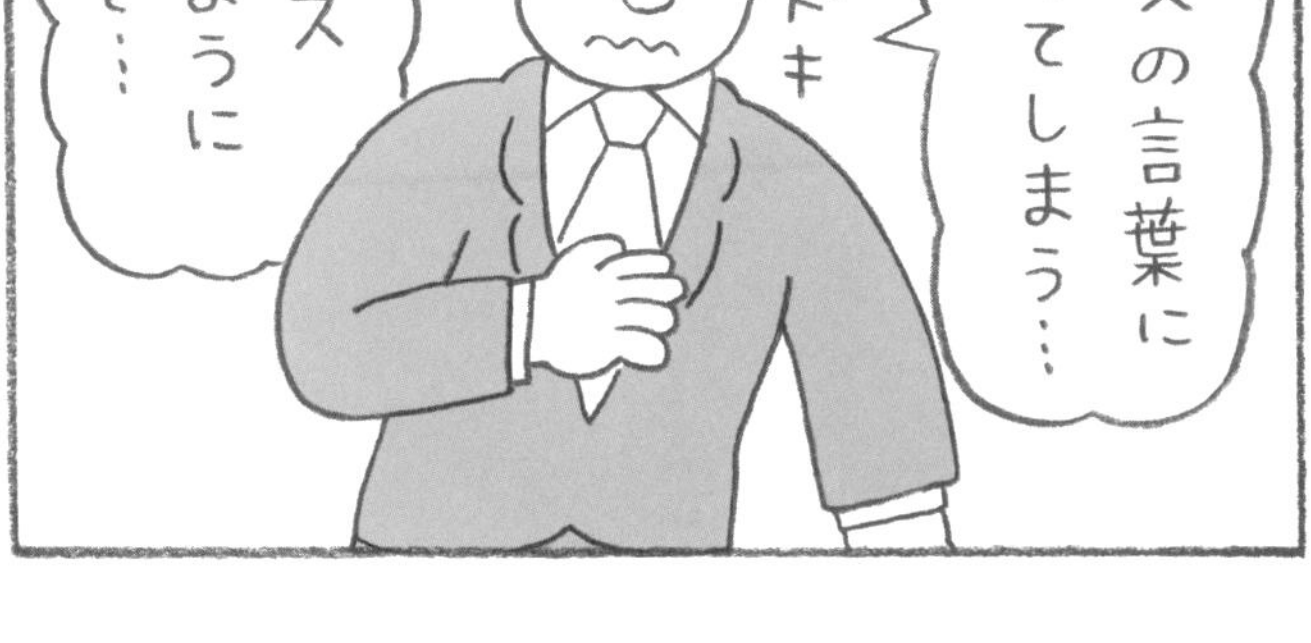

ついミスの言葉に反応してしまう…
ドキドキ
次はミスしないようにするぞ…

scene

5

嫌な仕事ばかりがまわってくる

体で起こっていること

そもそも、嫌な仕事ばかりがまわってこないようにしておくことが大事だと僕は思っていますが、それは次の対策のところでお伝えするとして、ここでは、なぜ嫌な仕事ばかりがまわってくるのかについて考えてみましょう。

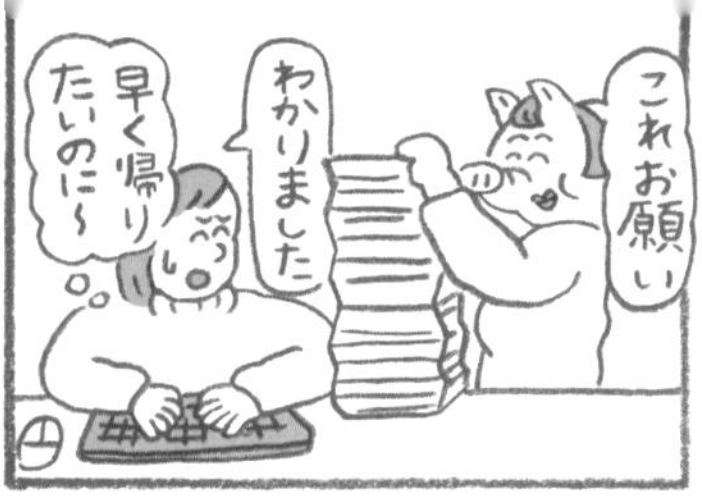
これお願い
わかりました
早く帰りたいのに～

嫌な仕事がまわってくるのは、あなたが「NO」と言えない人だからではないでしょうか。これを中医学的観点で考えると、気（エネルギー）が不足した気虚《ききょ》であろうと捉えます。気虚の典型的な症状としては、声が小さい、聞き取りづらいほどぼそぼそと話す、疲れやすい、動きたくないなどが挙げられます。気がないから、断ったり自分の意見を言ったりできない、NOというエネルギーさえないと考えるわけです。

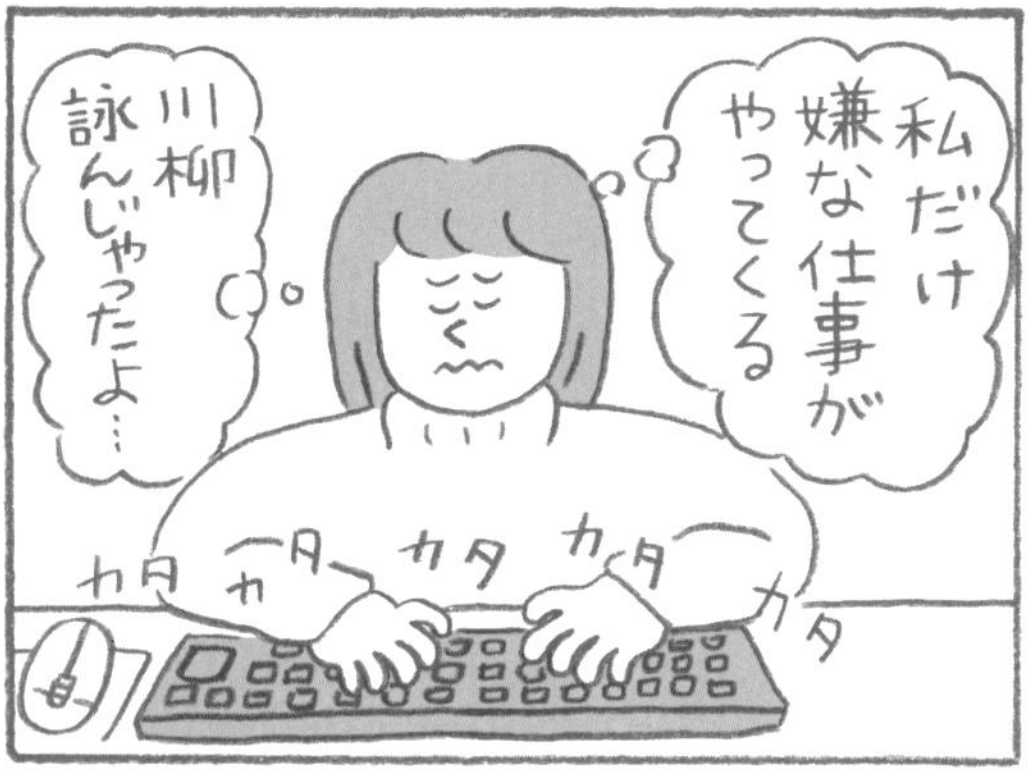
私だけ嫌な仕事がやってくる
川柳詠んじゃったよ…
カタ カタ カタ カタ カタ

では、なぜエネルギーが不足するのか。それは、消耗したか、供給できていないかのどちらかです。原因がいくつか考えられるので、次のような行動をとっていないかチェックしてみてください。

【消耗の原因】
□疲れすぎている
□夜ふかしをよくする
□気をつかうことが続いた

【供給不足の原因】
□油っこい・甘い・味が濃いものをよく食べる
□冷たいもの、生ものをよく食べる
□胃腸が体質的に弱い

こころを軽くする方法

気が不足している気虚の人は、何はともあれ睡眠をしっかりとることが大事。気は食べたものを原料に作られますが、起きている時間が長いと消耗が供給より勝ってしまうからです。早く寝て早く起きるのを、1〜2週間くり返すだけでも、不安感やマイナス思考が減るはずです。不安感が減れば悪いほうに考えなくなるので、断る＝悪いことという思考回路に陥りにくいでしょう。気がしっかり作れれば、断る元気もわいてきます。しっかり寝ることが一番手っ取り早く、効果も早いですが、P106の「これもおすすめ！」の対策も参考にしてください。

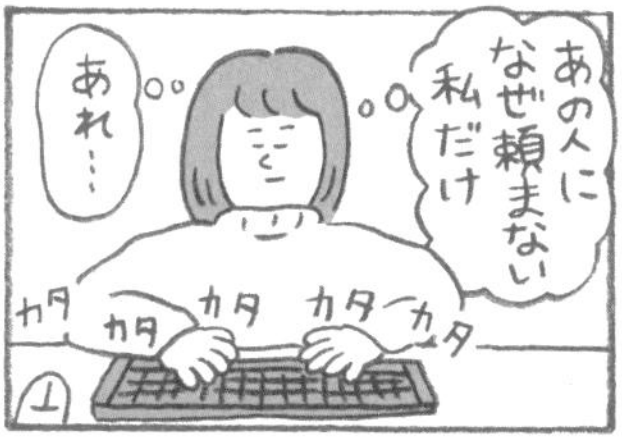
あの人に
なぜ頼まない
私だけ
あれ…
カタ
カタ
カタ
カタ
カタ

さて、冒頭でお伝えした通り、断ることのできない性格の人はどうしたらいいのかについて、僕なりの考えをお伝えすることにいたします。なお、これについては、中医学的観点からの説明が難しいので、あくまでも僕の意見です。

断れない性格の人は、「主張することでその場が乱れる」「嫌な空気にしてしまう」「嫌われてしまうかもしれない」などと考えてはいませんか。これは間違って覚えてしまっている思考なので、捨てたほうがいいでしょう。嫌な仕事があなたにばかりまわってくる状況や、嫌な仕事を受けてくれる人と思われていること自体が問題なので。ただし、断れない性格や、場の空気を乱したくないという思考が悪いわけではありません。自分のこころを健全に保って生きていくためのスキルともいえるわけですから。仕事と割り切っている人や、プライベートを充実させているからそれでもいいという人もいますよね。あくまでも、現時点であなたが悩んでいるかどうかを重要視してください。もし、食べられなくなっている、体重が減っている、下痢が続いている、眠れないなどの不調を生んでいるのなら、「NO」という練習をしましょう。性格だから仕方ないのではなく、断るのはテクニックなので学習によりあとから身につけることができます。たとえば、「無理です。できません」ではなく、「せっかく声をかけていただいたんですが」「いい話なんですけど」と前置きしたうえで、「この書類を今日中に出さなきゃいけなくて手一杯で」というように断ります。「やりたかったけれど、できなくて残念」といった断り方をテクニックとして身につけるわけです。その枕詞を知っているか否かでは差が出ます。ポイントは、まず相手の気持ちをいったん受け入れる、つまりYESからはじめること。そして、NOの的を絞ることもコツです。時間が短くてできないのか、量が多すぎるのか、内容が能力外のことなのかなど、断る理由を明確にします。たとえば、僕に数学の質問がきても答えられません。だからこの場合は「ご質問はありがたいですが、その仕事は僕の専門分野ではないのでわかりません」という断り方になります。

くれぐれも、NOと言ったからといって嫌われるわけでないことは、覚えておいてくださいね。

これもおすすめ！
食事の回数を小分けにする⇩P211
気を補う食べものをとる⇩P222

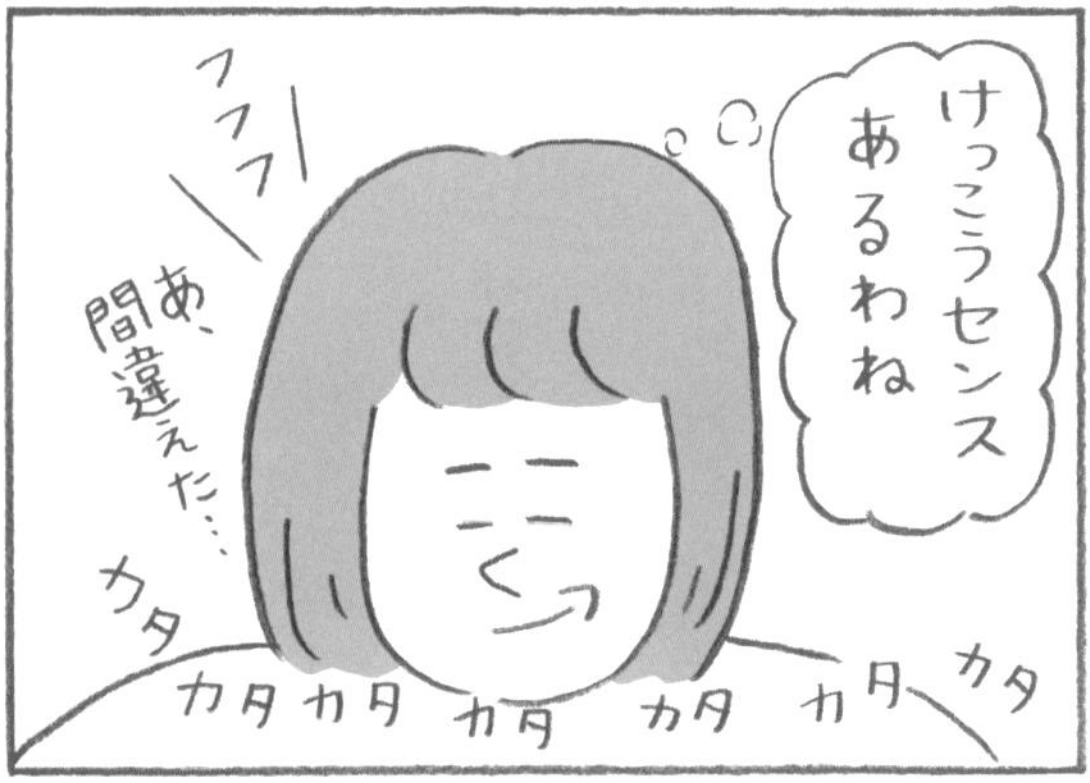

scene 6

がんばっているのに評価されない

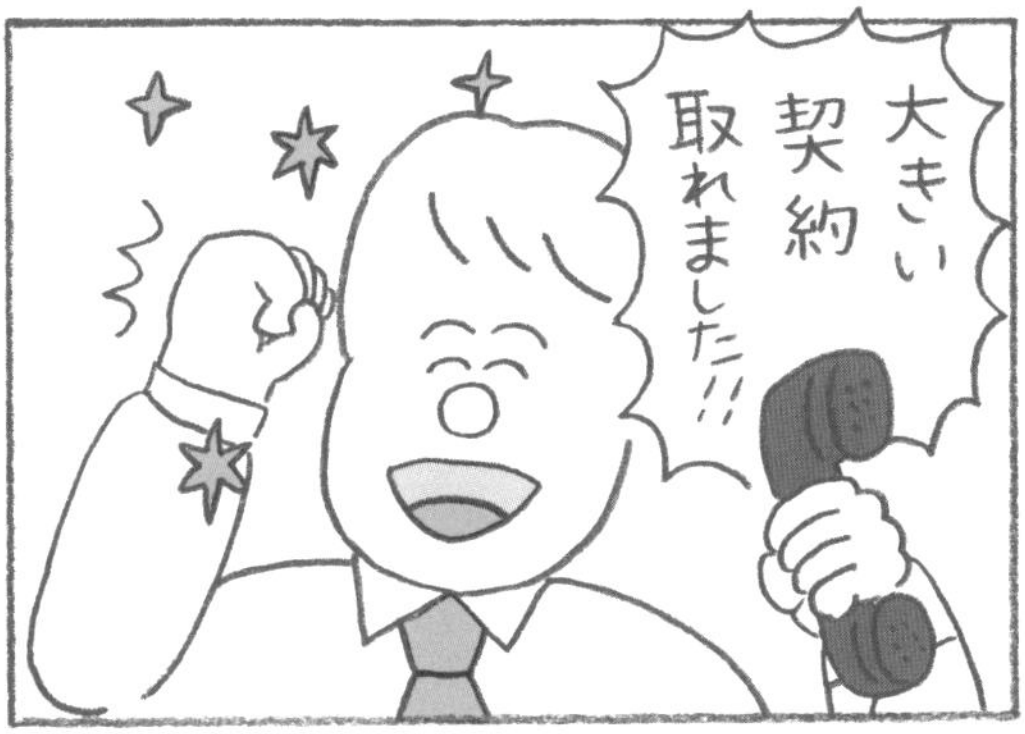

体で起こっていること

がんばっているのに評価されなくて、あなたは今、どんな状態でしょうか。

A やる気を失っている。

B 認められなくて悲しくなっている。

C もうどうでもいいと投げやりになっている。

D ねたみやひがみを感じてイライラしている。

A〜Cの人は、まわりの目から自分を守る力が弱く、跳ね返すことができなくなっています。つまり、気（エネルギー）不足の状態です。気が不足すると、びくびくし、驚きやすくなります。それゆえに、周囲の目、つまりは評価が気になってしまうのでしょう。要するに、あなた自身を守る城壁が崩れてしまっているようなもの。すき間があるので、ストレスや他人の判断など、外の刺激の影響を受けやすくなります。

Dの人は、気がスムーズに流れていない状態です。詰まったところには熱が発生すると中医学では考えるので、それがイライラや、カッカするといった感情を引き起こします。また、気の流れがうまくいかなくて詰まったり流れたりするので、気分の浮き沈みが激しくなります。気の滞りはこのように感情面に影響を及ぼし、それが嫉妬の感情につながっているのでしょう。

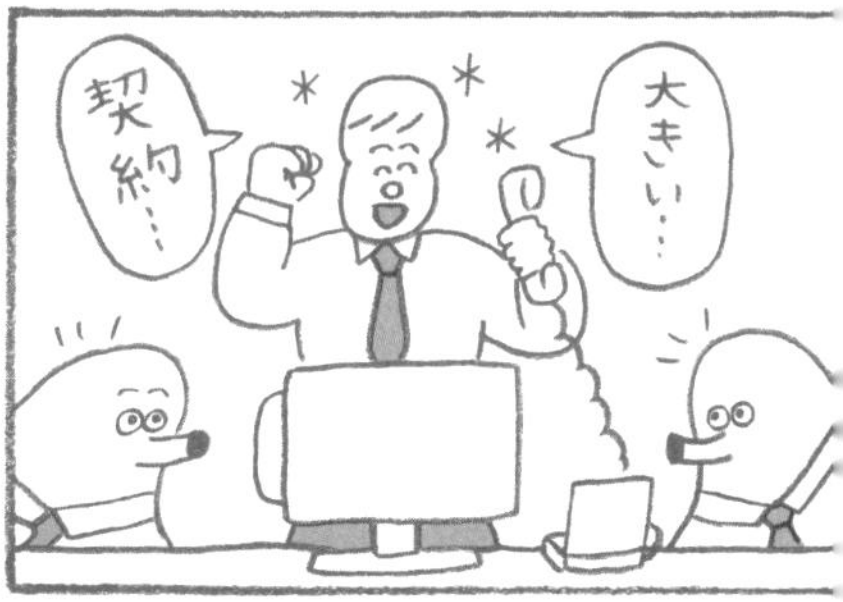

がんばりが認められない状況に陥りやすい例としてわかりやすいのは、家事や子育てではないでしょうか。これらは形として見えにくく、やって当たり前と思われがちですからね。ほかにも、会社でのがんばりが正当な評価に結びついていなくて納得がいかないと感じている人もいるでしょう。

もしかしたら、現代社会は、がんばっているのに評価されないと感じる人が生まれやすい環境にあるかもしれません。SNSでの自撮り投稿しかり、オンライン会議で自分の顔を見ながら話す機会が増えたことしかり、いやがおうでも自分に意識がいく機会が多いですよね。またSNSを開けば、誰かの華やかな生活が、望まなくても目に入ってきます。すると、それに比べて自分はこんなにがんばっているのに結果が伴わない…という感情に陥りがちです。悪い意味で他人の影響が強くて、情報に監視されている世の中です。これはSNSの弊害でしょうね。

こころを軽くする方法

ひとつは、きちんと評価をもらうことです。まずは、あなたがどのような評価を望んでいるのかを突き詰めてみましょう。たとえば、お金で表してほしいのか、地位を与えてほしいのか、ほめてほしいのか。お金がほしいと思っているときに賞賛してもらっても、ほめられたいと思っているときに給料が上がっても、満足はできないでしょうから。

次に、その望みを得るには何をすればいいのかを考えます。たとえば、

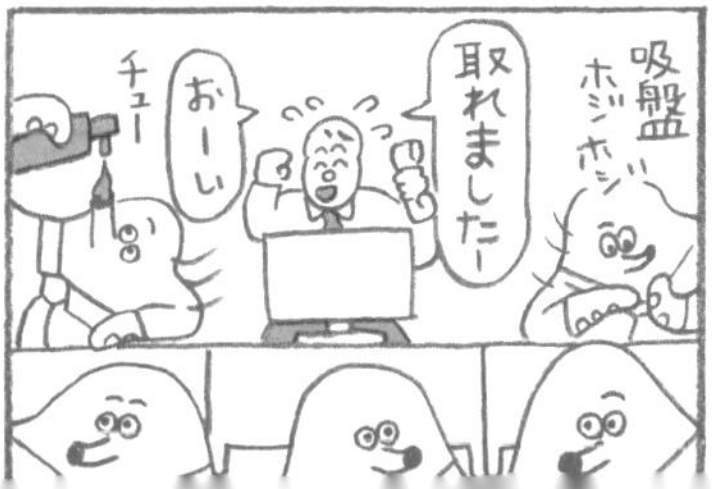

家事や育児で家族に評価されたいなら、いっしょに過ごしてほしいのか、感謝の言葉がほしいのか、週末に自由になる時間がほしいのかを伝えて話し合い、評価の仕方をルール化したほうがいいでしょう。仕事の場合、役職につくためにアピールしたり、もっとお金をもらうために仕事場を変えたりするのも一案です。「伝わるだろう」「気づいてくれるだろう」という思い込みが一番危険です。「どうして気づいてくれないの」「何で伝わらないの」と、新たなもやもやのもとになってしまいますからね。口に出して、あなたが何を求めているかを伝えてください。ただし、僕も実際に経験していますが、この方法は知識と意識で相手を変えていく作業になるので、すごく大変です。

もうひとつ、まったく別の方法もあります。

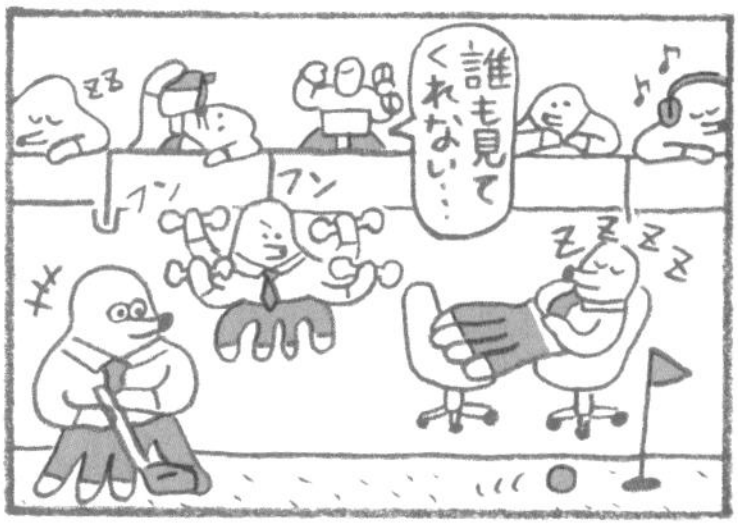

それは、仕事や家事は割り切ってこなして評価を求めず、別のところにこころの充足を求めるというもの。そのほうがうまくいくような気がしています。そもそも、他人に認められようと起こす行動は、あなたが本当にしたいことでしょうか。冷たいようですが、評価されなかった過去は変えられないし、あなたを評価しない他人を動かすのはそう簡単ではありません。それに、人から評価されることがあなたの中の第一優先だと、その気持ちからずっと抜け出せません。そんなことに力を注ぐよりも、周囲の評価なんて気にせずに、やりたいことに向かって突き進んでほしい。これが僕の思う正直なところです。あなたの人生において、一番重要なのは、あなた自身の満足度。自分が納得していれば、本来他人の評価は関係ないはずです。

これもおすすめ！

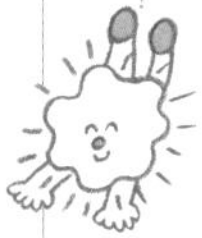

気を補う食べものをとる⇩P222
気の消耗を防ぐ⇩P68
香りのよいものを取り入れる⇩P74

scene

7 人前で発表しなくてはいけない

体で起こっていること

人前に出ると、緊張してドキドキしたり頭が真っ白になったりしますね。わき汗がだらだら出たり、血圧が上がったりすることもあるでしょう。呼吸が乱れ、おなかが痛くなったり、頻尿になったりする人もいるかもしれません。これを中医学では、急性的な気の滞りとみなします。

私たちの体はすべて「気」というエネルギーにより動いているので、極度の緊張により気がうまく流れなくなると、体のすべてに不具合が生じます。たとえば脾《ひ》の動きが鈍るからおなかが痛くなり、肺の動きが悪くなるから呼吸が乱れ、自律神経系がまともに動かないので汗をだらだらかくというように。電気のブレーカーが落ちて真っ暗になるようなイメージで、パソコンならフリーズしたようなものです。

気の巡りをコントロールしているのは肝なので、冒頭に書いたような症状があらわれる原因は肝の不調にあります。肝は交通整理の役割を担っていて、本来なら信号を正しく動かして、体がスムーズに動けるように調整しています。ところが「人前で発表する」という強いストレスが肝に急激にかかったことで、交通整理機能が崩壊。信号が青になったり赤になったりして、渋滞を起こすようなものです。それによりあらわれる症状は人それぞれですが、僕の場合はどうやら早口になるようです。

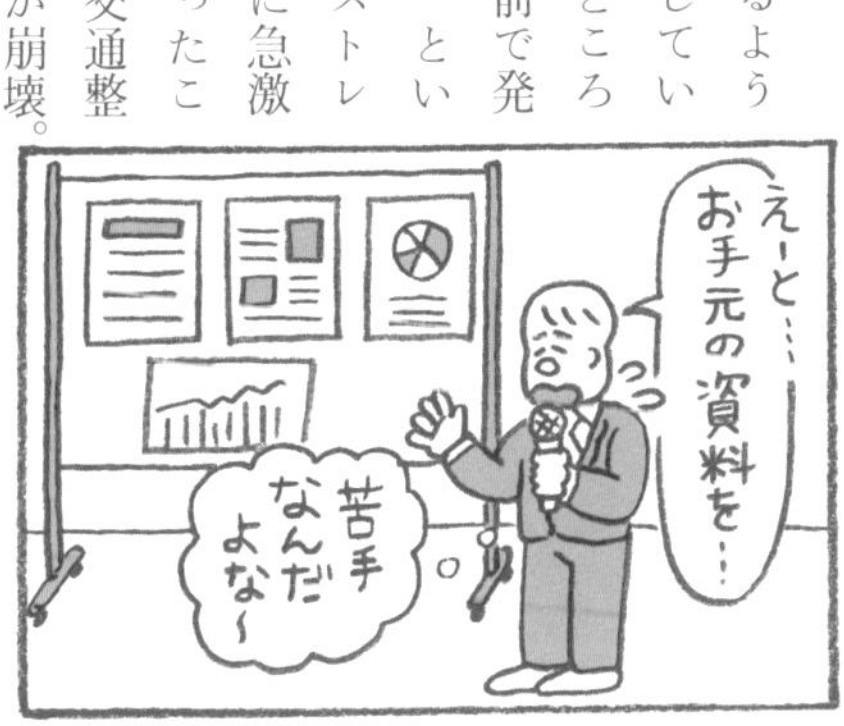

こころを軽くする方法

急性の緊張をほぐすには、ミントやユーカリの精油（ユーカリプタス）など、すっと通る強めの香りが効果的です。香りをかいで、気が巡るきっかけを作るわけです。あとは、レモンや、酸味の強い梅干しをかじるのもおすすめ。強烈な酸味によってそれどころではなくなり、緊張が少しやわらぎます。酸味で気を散らすわけです。この方法をすすめたときに、「ミントのタブレットでもいいですか」と質問を受けたことがあります。悪くはないですしマイナスにはなりませんが、もう少し強めで辛いくらいのほうがいいでしょう。

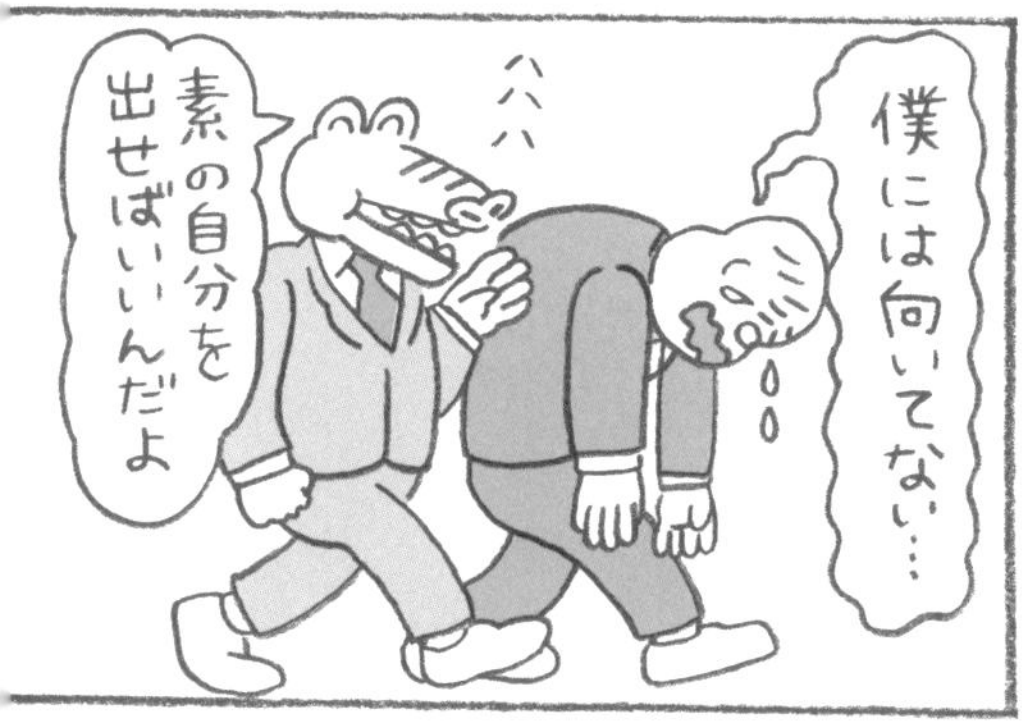
僕には向いてない…
ハハハ
素の自分を出せばいいんだよ

　ついでに、緊張が急性ではなく、慢性化といいますか、くせのようになっている人へのアドバイスもお伝えしておきます。香りなら、急性の緊張をほぐすときのような強いものではなく、もう少し優しい香りがいいです。僕の最近のおすすめは、ロールオンタイプのアロマオイル。ふたを取るとボール状のものが埋め込まれていて、首筋や手首などにころころ転がして香りを塗布します。肌につけず、直接香りをかぐこともできます。携帯しやすく、つけやすいですし、においも穏やかで気に入っています。ほかにも、アロマキャンドルやアロマクリーム、みかんの皮を干して緑茶に混ぜて飲む、フレッシュミントティーを飲むなどもいいでしょう。また、ストレスがかかると体が縮こまり、気が通る道が細くなってしまうので、それを広げるためにストレッチをするのもおすすめ。血管を柔軟にして血流をよくするようなイメージです。そして、できるだけあなたが楽しいと感じる時間を増やしましょう。読書やゲームなど何でもよいのですが、あなたがリラックスできる方法を知っておくことが大事です。いつも通りの流れを作っておけば、緊張しても普段通りにすることができるでしょうから。

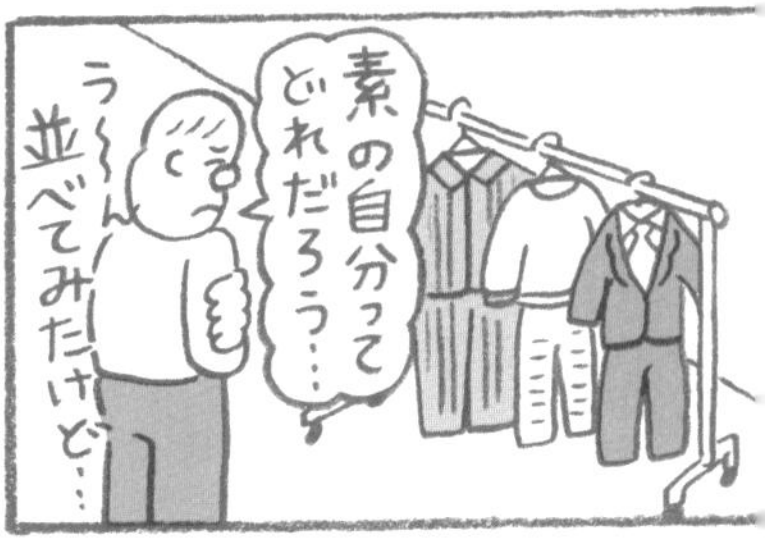
素の自分ってどれだろう…
う〜ん並べてみたけど…

最後に、人前で話す機会が多い僕の場合の対策を紹介しておきましょう。実は、どれだけ準備をしても、毎回緊張します。話はじめる前はもう頭が真っ白で壇上に立ちますね。そんな僕ですが、緊張しないためには、やはり慣れるしかないんですよね。それには、間隔をあけずに場数を踏むこと。そうすれば、緊張したときに頭が真っ白になるのか、早口になるのか、汗をかいてそれを恥ずかしく思うのかなど、自分がどうなるのかがわかります。これを知っておけば、予想がつくので対策を打ちやすいですものね。あとは、よく見られようとしないことも肝に銘じています。これがあると余計に緊張しますから。どれだけ素でいられるかってことですが、これがなかなか難しいんですけどね。

これもおすすめ！

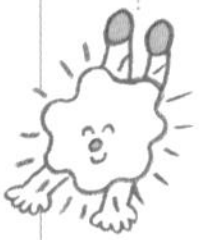

深呼吸する⇩P18
肩に力を入れてぐっと上げ、一気に力を抜く⇩P13

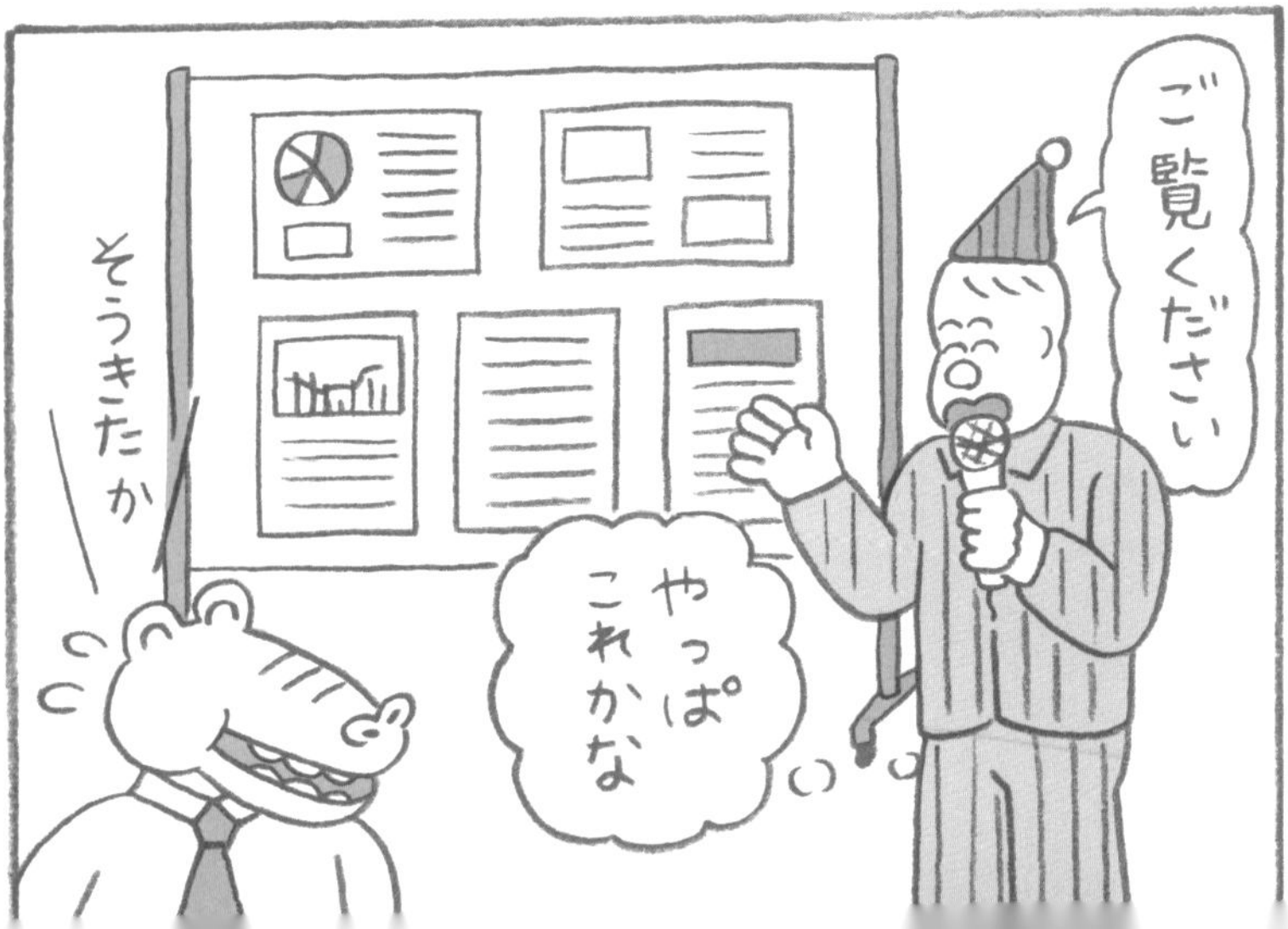
ご覧ください
そうきたか
やっぱこれかな

scene
8 やることが山積みで気がせく

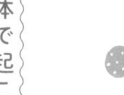

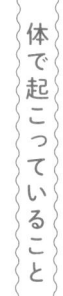

体で起こっていること

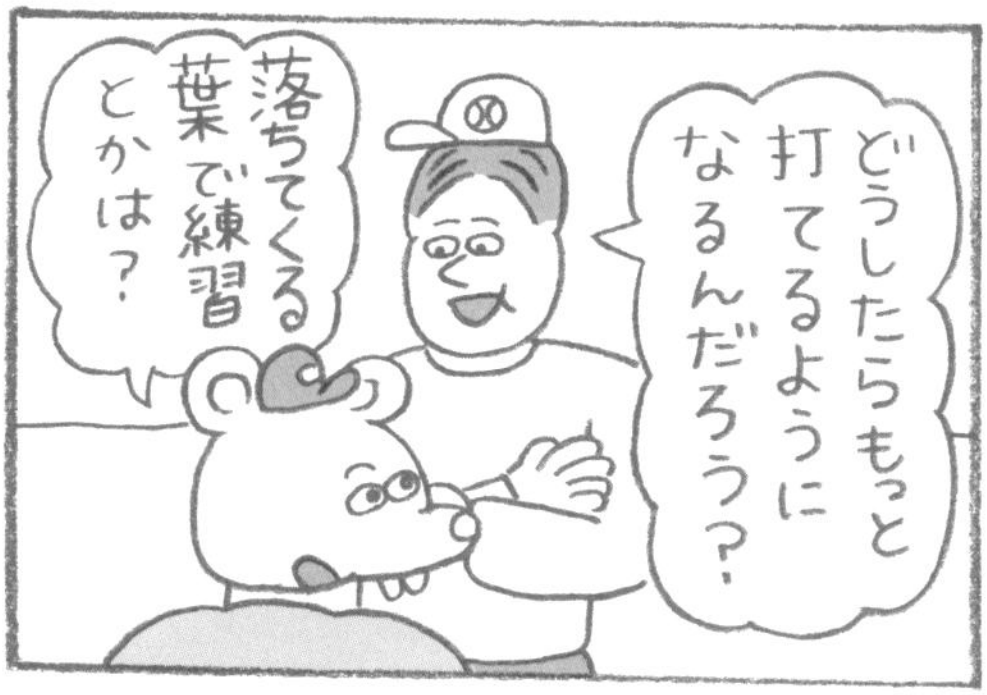
どうしたらもっと打てるようになるんだろう？
落ちてくる葉で練習とかは？

どうして焦ってしまうのかを中医学的に考察すると、次の3パターンが考えられます。あなたの焦りはどれでしょうか。

Aせかせかして落ち着かず、「早くどうにかしなきゃ」とひたすらに焦っている。

B「できなかったらどうしよう」と不安感が先に出て、その結果、焦っている。

Cやろうと思っているけれど、なかなか取りかかれなくて、焦っている。

Aならば、潤い不足です。潤いが不足すると、焦りが強まり、せっかちになるといった状態があらわれます。ですから、気がせく理由の根本は、この潤い不足です。「ああ、どうしよう、どうしよう」とせかせか、そわそわして落ち着かなくなり、「なんでうまくいかないんだ」とイライラしやすくもなります。

Bならば、血《けつ》が不足しているとみなします。血不足は不安感を高めるので、それが焦りを呼んでいるのでしょう。さらにやっかいなことに、血不足により生じた不安

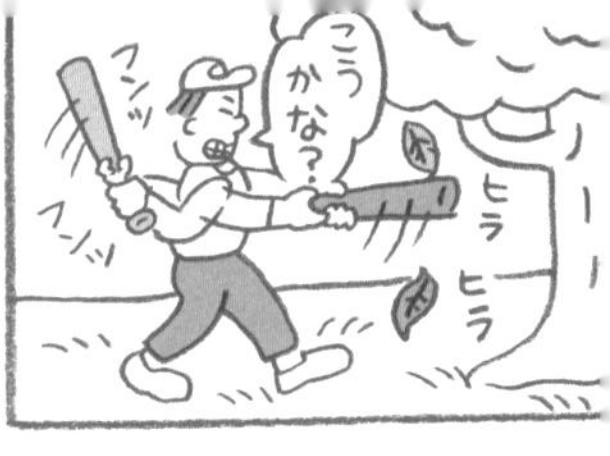
こう
かな？
ブンッ
ブンッ
ヒラ
ヒラ

感そのものも血を消耗させるので、血不足は余計に進みます。

Cならば、気（エネルギー）不足だと捉えます。やろうと頭では思っていても、気力がなくて動けない状態です。ため息ばかり出て、進まないといった症状も見られます。

潤い、血、気が不足する原因は、食事をおろそかにしたことによる原料不足です。ほかに睡眠不足、汗のかきすぎ、働きすぎ、動きすぎ、月経などによる消耗も挙げられます。血や潤いは、思い悩んだり、考え続けたりすることでも消耗するので、そういった思考も不足の原因になります。

こころを軽くする方法

まずは不足している潤い、血、気を補うことが必要なので、これらを食事から摂取しましょう。おすすめの食べものは、P222、223をご覧ください。そして、これ以上消耗させないことも大事です。それには、早く寝ること。そして、スマホやテレビを見る時間を減らして目を使いすぎないように心がけてください。最近のスマホは使用時間を確認する機能がついていますから、一度チェックしてみるといいでしょう。

食べもので補う以外の方法は、その山積みになったやるべきことを、どうこなしていくかがカギです。「やらなくてはいけないのに、やる気が出ない」とよく言いますが、大事なのはやる気ではなく、はじめる「きっかけ」。考えてみ

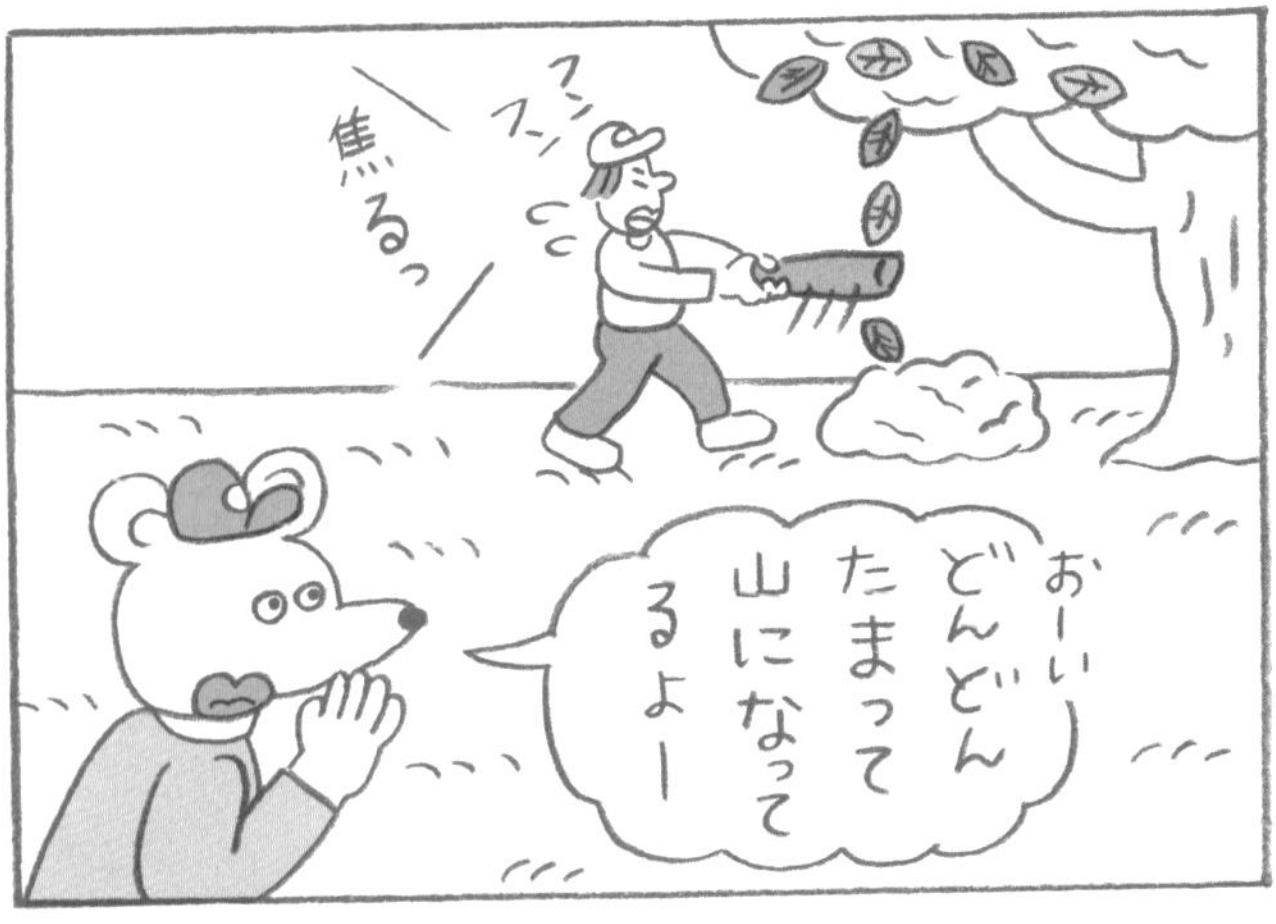
フンッ
フンッ
焦るっ
おーい
どんどん
たまって
山になって
るよー

ると、つらいのはスタートで、はじめてしまえば案外こなせたなんていうこと、よくありますよね。それには、大きな目標を掲げると腰が重くなってしまうので、ハードルをうんと下げて、はじめようと思える環境を作ること。たとえば、「10分だけやろう」というように取りかかる時間を短くする。「とりあえず1行だけ書いてみよう」と思ってスタートする。「1本電話をしたら漫画を読もう」「これが終わったらおやつを食べよう」とごほうびを設けるなど。きっかけならなんでもかまいません。僕の場合は「追い込む」がそれにあたるかな。「明日提出しなくてはいけないから、今日どうしてもやらなくちゃ」と追い込んではじめることも少なくないですね。

　それから、やるべきことを書き出すのもおすすめです（P116）。頭の中だけで考えていると、焦りばかりが募って考えが堂々巡りしてしまい、それが気がせくことにつながるからです。書いて吐き出すと、可視化されるので、こころが落ち着いて冷静になれますし、すっきりもします。書いて外に出すことで、頭のスペースを空けるイメージですね。僕がよくやっていたのは、付箋にすべきことをひとつずつ書いてパソコンのまわりに貼り、終わったらはがしていく方法です。「水を買いに行く」なんていう簡単なことも書くのがポイント。そうすれば、はがしていく爽快感があり、ゲーム感覚でこなせます。

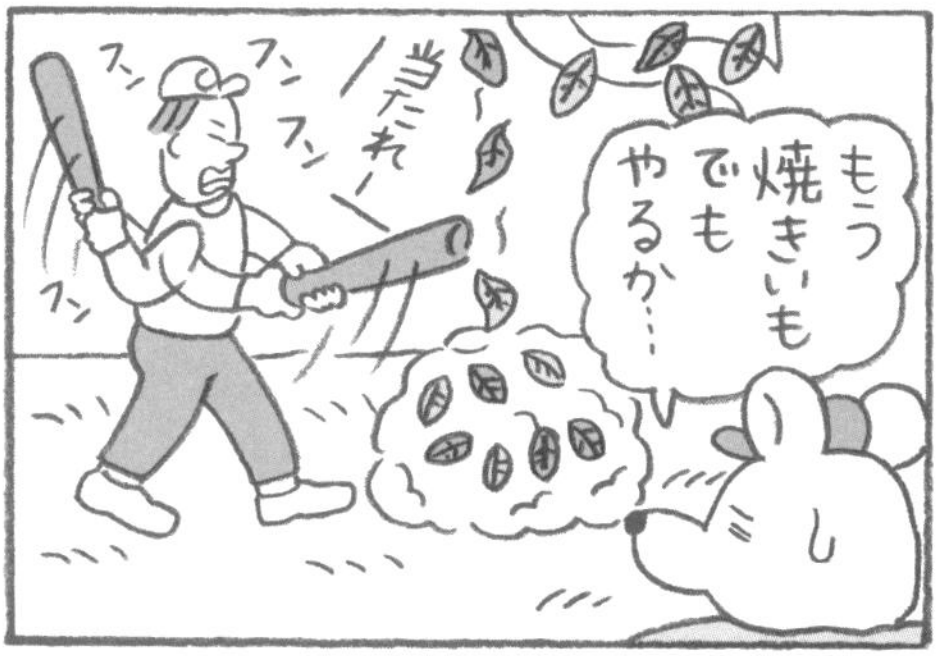

もう焼きいもでもやるか…
当たれ！
フン
フン
フン
フン

これもおすすめ！

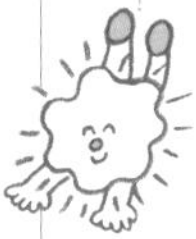

深呼吸する⇩P74、90

「不安ノート」をつけよう

すべきことが次々降ってくると、その量の多少にかかわらず、焦って不安になってしまいます。そんなときは、不安に思っていることを書き出すのがおすすめです。人はわからないことに対して不安を感じるので、頭のごちゃごちゃや、こころのもやもやを書き出して「見える化」することが目的です。書き「出す」ことで、頭の中でぐるぐる回らなくなるので精神的に楽になれます。頭を埋めていたものが外に出て、スペースが空くイメージですね。すべきことが明確になり、冷静にもなれます。

また、「不安でいっぱい」「不安しかない」と感じていた人も、実際に書き出してみるとそれほど書けないことにも気づくでしょう。A4用紙

1

家賃の更新料が足りない

- 週末に親に電話で相談する 2 3 →他2

家の更新日が近い

- 不動産屋から届いた更新の案内を読む 4 →自2

提出日までに仕事が終わらないかも

- 課長にメールで相談する 5 →他1
- 1時間早い出社を3日やってみる →自3

背中が痛い

- 整体をネットで探す →自5

経費精算がたまっている

- 25日に整理する時間を作る →自4

Aちゃんから LINE の返事がこない

- あと2日待ってみる →自1

1枚も埋まらないかもしれません。

こうして、頭の中だけにあった不安を書き出すと、少しすっきりします。

ここでは「不安」ノートとしましたが、書き方の手順**1**で箇条書きにする内容はどんなことでもいいので、応用がききます。たとえば、

- ストレスを感じていること
- イライラすること
- やらなくてはいけないこと　など

なお、内容がどんなことでも、手順**2**以降の進め方は同じです。

書き方の手順

1 不安に思っていることを箇条書きにする

不安はたいてい夜に強まるので夜に書き出し、**2**以降は朝にしましょう。朝は陽気が強くて元気だから、不安がたいしたことなく見えるんですよ。

↓

2 解決策を考えて書く

行動をこま切れにして、単純な行動に落とし込むのがポイントです。たとえば、「お金が足りない」という不安なら、誰に、いつ、どのような方法で連絡をするのかまで、細かく書きます。そうすれば動きやすいですし、何をすればいいかも明確になります。

↓

3 自・他を振り分ける

2に対して、自分で処理できることと、人に頼まなくてはならないことを分けます。たとえば、「お金が足りない」場合、銀行におろしに行けばいいなら「自」、借りなくてはいけないなら「他」です。

↓

4 自分だけで済む解決策に優先順位の番号をふる

メールを打つなどその場でできることを先に、銀行に行くなど動かなくてはいけないことをあと回しにすると効率的です。

↓

5 他人の介入が必要な解決策に優先順位の番号をふる

↓

6 番号順に処理をしていく

scene

9

気が散って集中できない

体で起こっていること

集中力があるときのあなたの体は、気（エネルギー）が充実している状態です。ですから、逆の状態である集中できないのは、気が足りない、つまり集中するだけのエネルギーがないと捉えます。

そもそも、集中するには脳が興奮していないといけませんが、その興奮させるエネルギーが「気」です。ですから、気が足りないと、脳の興奮が弱いので、眠たくなったり疲れやすくなったりし、集中力が落ちてしまうのです。

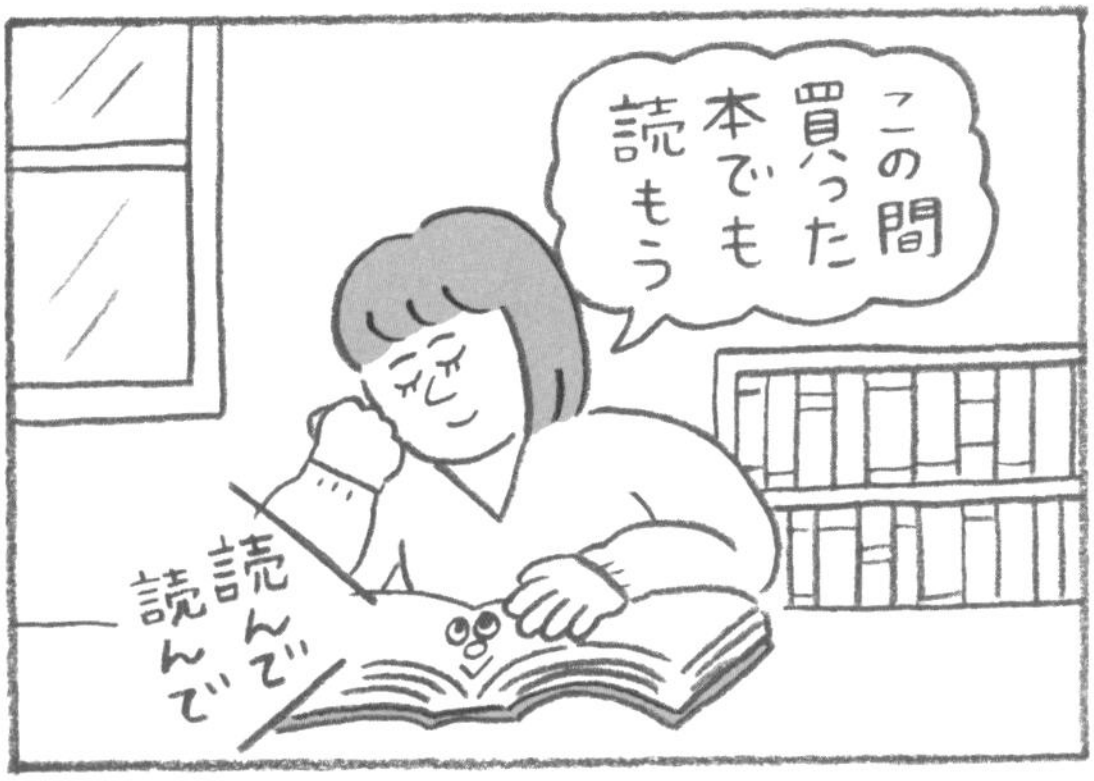

気の不足は心《しん》の不調にも影響を及ぼします。心には精神の安定を保つ働きがあるので、それが十分に機能しなくなり、こころが不安定になって集中力が落ちてしまいます。

気不足に陥るおもな原因は、気を作り出す役割を担っている、脾《ひ》と肺の弱りです。

もうひとつ、肝の弱りも気不足を招き、その影響は脾や肺、心にも及び、これらの臓の弱りにもつながります。肝には気を体のどこに分配するかを決める働きがあるので、肝が弱るとそれぞれの臓へ

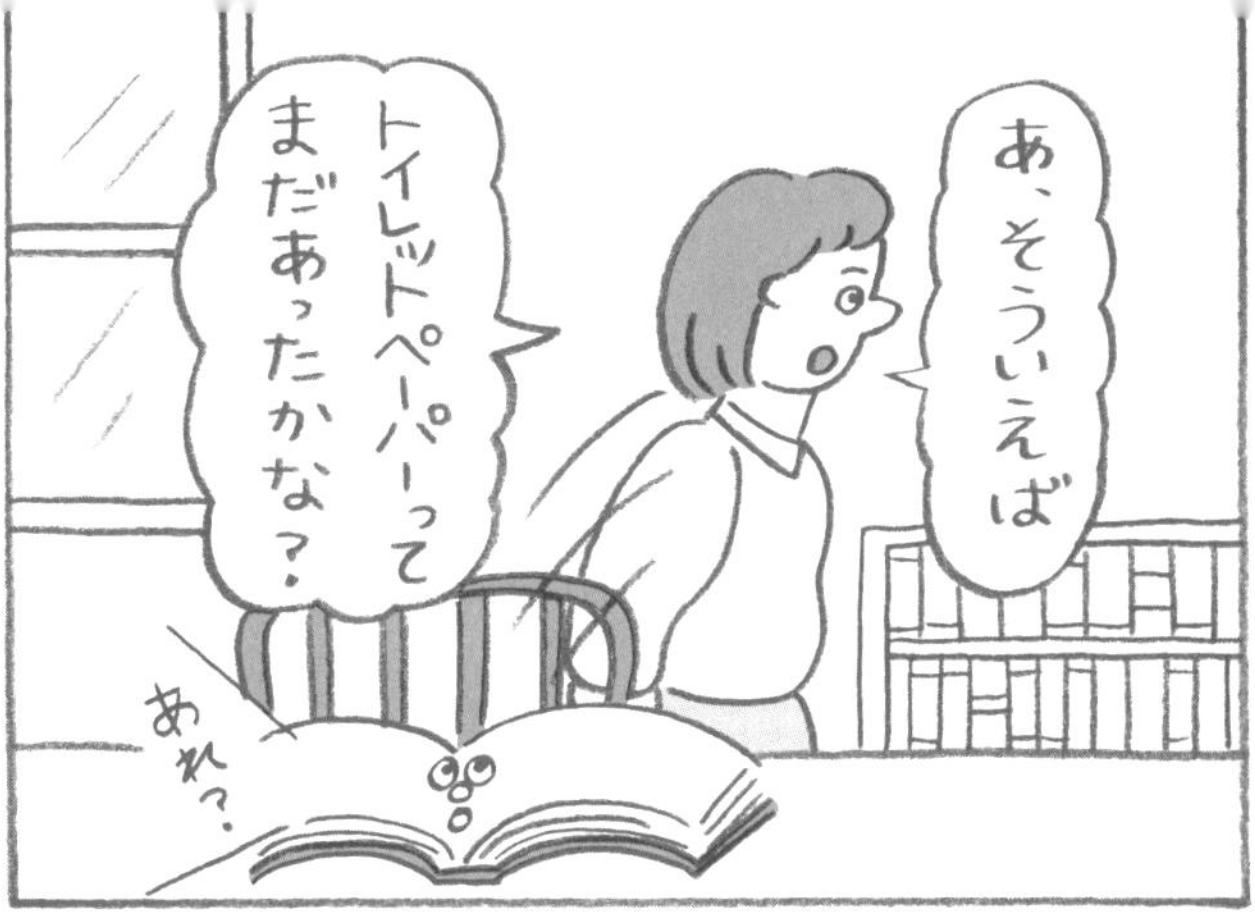
あ、そういえば
トイレットペーパーって
まだあったかな？
あれっ？

気が届かなくなるからです。肝自身も気があることで動くことができるため、さらなる肝の弱りも起こしかねません。また、肝は情緒や自律神経をコントロールしている場所でもあるので情緒不安定になり、それも集中力の低下を引き起こします。

では、なぜ脾や肺、肝が弱ってしまうのか、そのおもな要因を次に挙げるので、このような状況下にないか、チェックしてみてください。

［脾を弱らせる要因］

□水分のとりすぎ
□冷たい・甘い・油っこい・味が濃いもののとりすぎ
□思い悩むことが多い
□湿度が高い

［肺を弱らせる要因］

□空気が悪い場所にいる
□空気が乾燥している
□季節が秋から冬で乾燥している
□悲しいできごとが多い

［肝を弱らせる要因］

□イライラすることが多い
□目の使いすぎ
□寒暖差が激しい

どの臓の弱りが気不足の発端となるかは人それぞれですが、不足に至るまでの理由は異なります。前のチェック項目で脾や肺の弱りが疑われた人は、気が作れない状態にあり、それが気不足を招いています。肝の弱りが疑われた人は、気を巡らせられない状態にあり、それゆえに体に気が足りなくなっていると考えられます。つまり、気の製造工場に在庫がないのか、気の運搬会社に配送車がないのかの違いです。それぞれ、次のような症状が見られます。

［気が作れない場合の症状］

□元気がない
□疲れやすい
□ため息が増える
□すぐに息切れする
□すぐに横になりたくなる

［気を巡らせられない場合の症状］

□情緒不安定
□鬱々《うつうつ》としている
□緊張感がある
□おなかが張る
□下痢と便秘をくり返す

こころを軽くする方法

集中できないのは気が足りていないか、うまく巡っていないかなので、これを改善するのが対策の基本です。

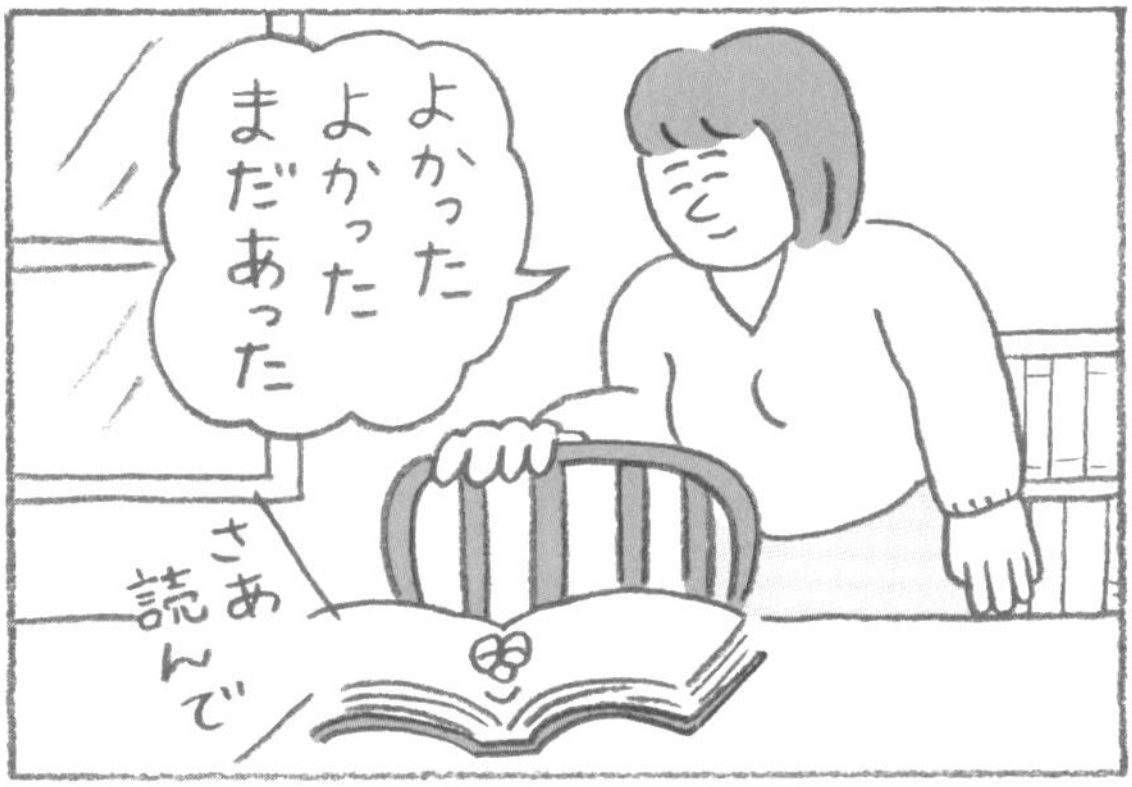

不足の場合は、食べているものを見直して脾に負担をかけない食事をとりましょう。たとえば、温かいものを食べる、生ものは避けるなど。気を補う食べもの（P222）をとるのもおすすめです。気は呼吸からも生み出されるので、空気を入れ替えて、深呼吸をしっかりすることも大事です。集中力が低下する要因には、過労や休息不足もあります。疲れると集中できないというのが、それですね。ですから、働きすぎや動きすぎを控え、きちんと休んでください。

うまく巡っていない場合は、自分が楽しいと思える時間を作ってください。ストレスを過度に受けると気が滞るので、日頃からストレスをため込まない生活が必要です。

そして、気を巡らせるには香りが

効果的なので、三つ葉、春菊、セロリ、しそなどの香味野菜、みかんやグレープフルーツなどの柑橘類を積極的にとりましょう。ミント、ジャスミン、菊の花などのハーブティーでもかまいません。

最後に、僕が集中力をキープするためにどうしているのかをお伝えしましょう。集中力が続く時間はせいぜい20分くらいなので、僕の場合、15〜20分刻みに細かく分けて仕事をしています。たとえば、15分相談者と対話して、次の15分で原稿を書いたら、その後の15分では記事をチェックするといったように。具体的には、スケジュール管理アプリに15分刻みで予定を入れていて、時間が近づくと画面に数字が表示されるので、それで次の仕事にチェンジしています。期日が迫っているときには終わるまでやりますが、それ以外のときは、ほとんどこの短い時間でいろんなことを同時に行う方式です。

集中力が切れて気分転換したいときは、コーヒーをいれますね。豆を手回しでガリガリ挽いていれるので時間がかかるんですが、コーヒーをいれているときの香りが好きなんです。いい香りは気を巡らせてくれるので、その意味でも効果的ですね。

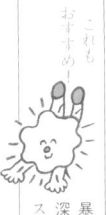

これもおすすめ！
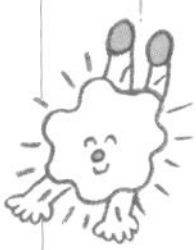
暴飲暴食をやめる⇩P57、207
深呼吸する⇩P18、90
ストレッチをする⇩P195

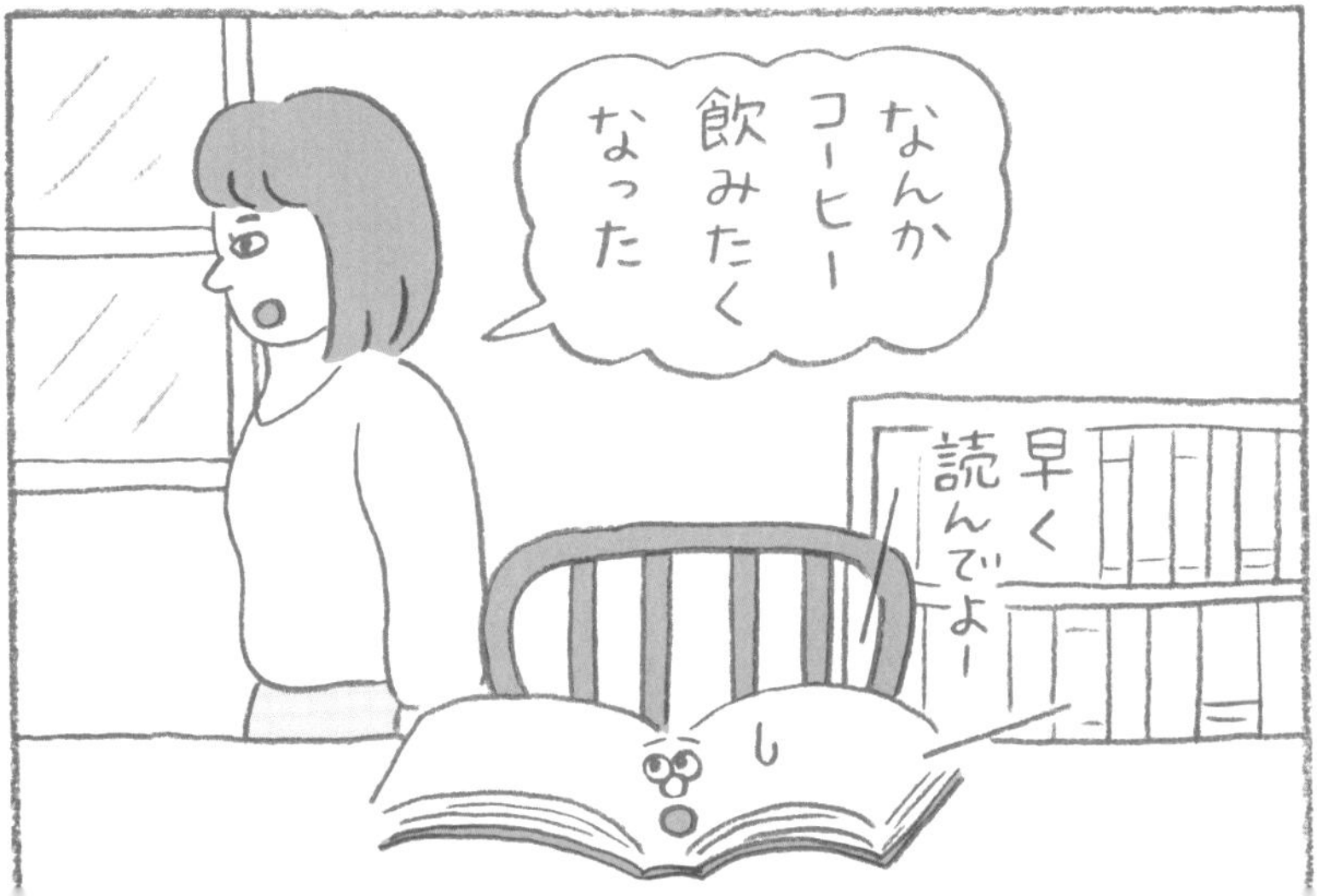
なんかコーヒー飲みたくなった
早く読んでよー

scene 10

傷つく言葉をあびた

体で起こっていること

傷つく言葉を言われて、胸が痛くなったり、苦しくなったりしたことでしょうね。胸にあるのは五臓の心《しん》なので、心がダメージを受けたと中医学では捉えます。心は臓器としての心臓の役割のほかに、精神を統括している場所でもあるからです。もう少しこの概念を掘り下げてお伝えすると、心には神《しん》（精神を司る部分）が宿っていて、それぞれの五臓からわき起こった「怒、喜、思、悲、恐」の感情をどう表現するかの最終判断を下していると中医学では考えます。ですから、胸が痛いということは、精神も傷ついたとみなします。

または、肝がダメージを受けている可能性もあります。傷つく言葉によってカッとなったり、イラッとしたりすることもあるかもしれませんが、そうした怒りの感情が肝を弱らせるからです。肝はストレス処理を一手に担う場所のため、傷つく言葉のストレスにより肝が疲弊したとも考えられます。

もしくは、肺がダメージを受けたかもしれません。傷つく言葉をあびて悲しくなることも多いと思いますが、そうした悲しみの感情が肺を弱らせるからです。

心、肝、肺のどれが弱ったかを見極めるには、以下をチェックしてみてください。

［心が弱ると見られる症状］

□喜べない、笑えない
□感情がころころ入れ替わる
□動悸がする
□息切れがする

［肝が弱ると見られる症状］

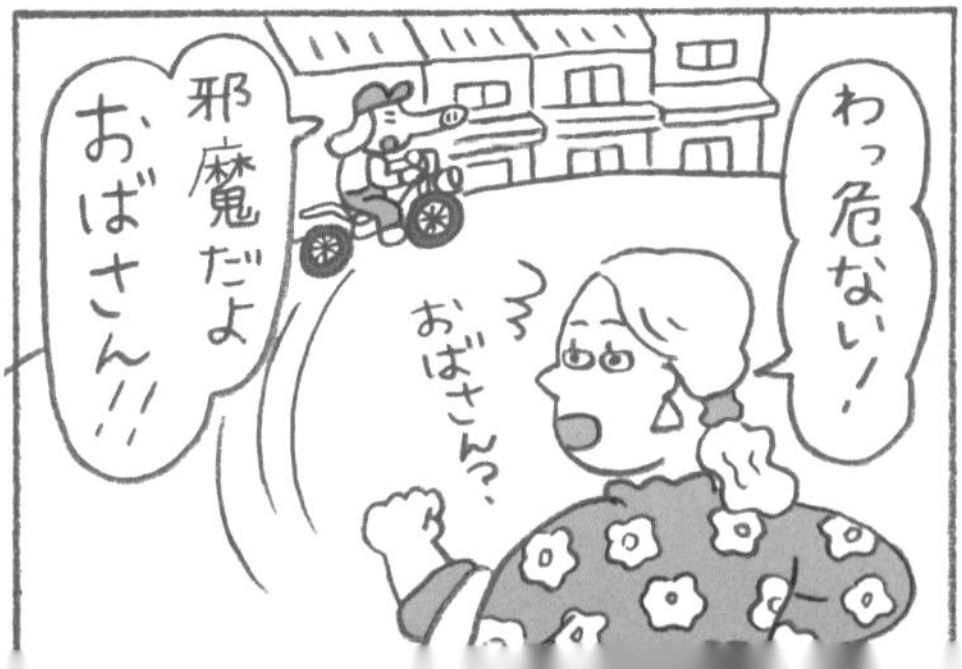

- □イライラしやすい
- □おなかが張りやすい
- □落ち込んだりイライラしたり、アップダウンが激しい
- □目が痛い

［肺が弱ると見られる症状］

- □悲しい気持ちが強い
- □カゼをひきやすい
- □暑くないのに汗が出る
- □皮膚が乾燥していてハリやツヤがない

もしかしたら、弱っている臓が複数の場合もあるかもしれません。五臓はお互いに影響し合っているので、どれかが弱ると別の臓も弱ってしまうという間柄にあるからです。たとえば、心は血《けつ》を全身に巡らせるポンプの役割で、肝はその血をためるタンクの役割がありますが、ポンプが正常に作動していてもタンクが空なら作業ができないですし、タンクが満タンでもポンプが壊れていたら送れませんよね。ですから、症状は併発する場合もあります。

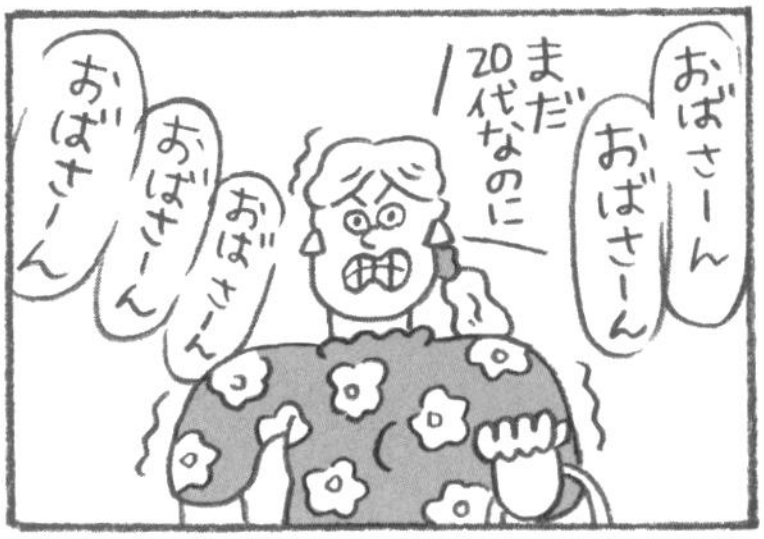

こころを軽くする方法

たとえば、足をすりむいたとしましょう。そのまま放置していたら、雑菌が入って化膿してジュクジュクになってしまいます。こころが傷つくのもこれと同じことなのですが、目に見えないから平気なふりをしたり、放っておいたりしてしまいがちです。それをぞんざいに扱わないで、早く手当てをすることが、とても重要です。こころの傷にもきちんとケアをしてあげること、忘れないでください。

心を元気にするには、レバー、いちご、にんじん、パプリカなど赤いものを食べましょう。11時から13時の間は、心が自身のメンテナンスをする時間帯なので、この間に15分から30分くらいの昼寝をするのもおすすめです。心は喜びの感情を司る場所なので、喜ぶことで心を元気にする方法もあります。それには、笑うことが有効です。たとえば、お笑い番組や喜劇を見る、友人とくだらない話をしてバカ笑いするなど。僕の場合、

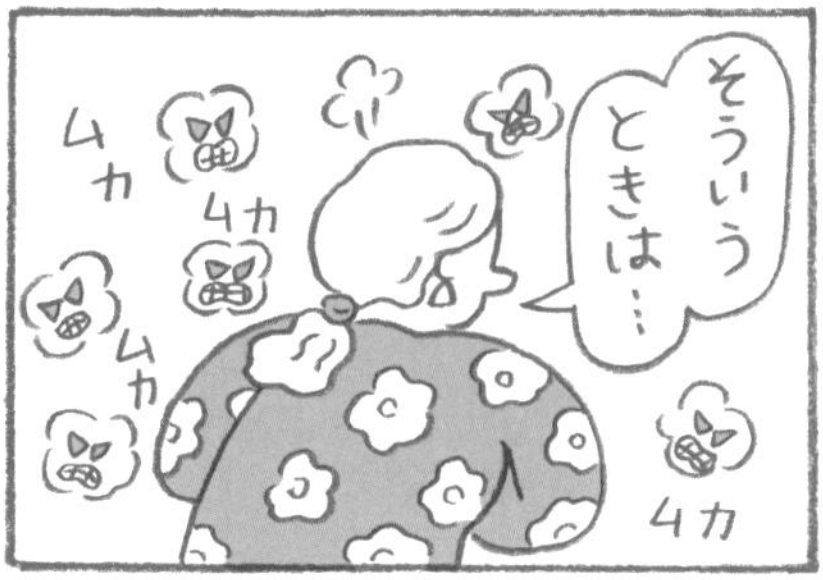
そういうときは…
ムカ
ムカ
ムカ
ムカ

笑える動画や漫才、コントを見ることが多いですね。

弱っている肝を元気にしたいときは緑黄色野菜など、青や緑のものを食べましょう。このように、五臓と関連する色は食養生に用いることが多いですが、遠くの緑を見ることもおすすめです。肝は目を司っているので、目を休めることもできて理にかなっています。

肺を元気にするには白い食べもの（P100）をとりましょう。深呼吸するのも大事です。

心理学者のガイ・ウィンチが提唱する「2分間、違う行動をする」方法もおすすめです（P198）。ひどい言葉をあびたとき、人はどうしてもその言葉を頭で反復してしまいます。これは傷口に塩を塗り込んでいるようなものです。それを止めるために、別のことに意識を向かせるのが目的です。

これもおすすめ！

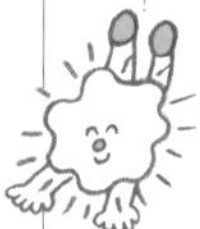

香りのよいものを取り入れる⇩P74

マッサージをする⇩P195

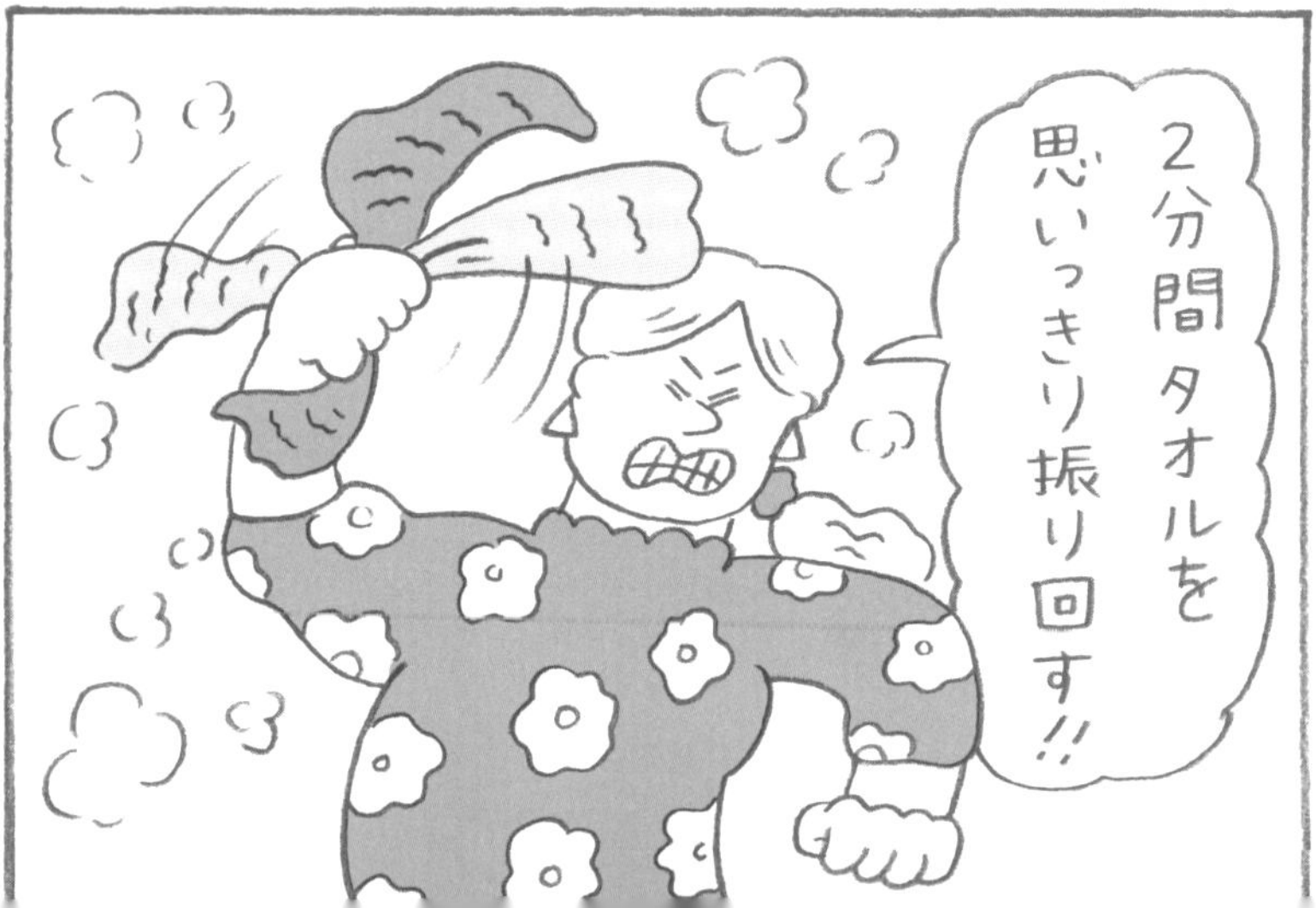
2分間タオルを思いっきり振り回す!!

scene 11

きつい言い方をしてしまった

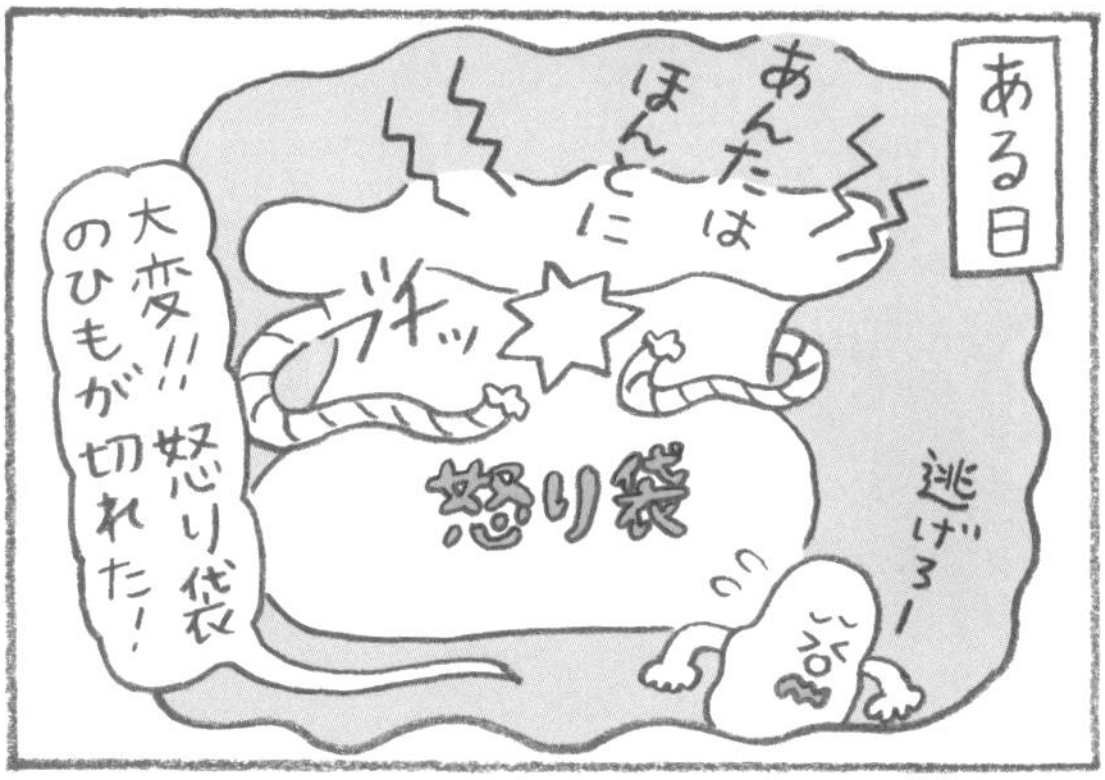
ある日
あんたはほんとに
ブチッ
怒り袋
逃げろー
大変!! 怒り袋のひもが切れた!

体で起こっていること

考えられるのは、肝の弱りです。肝には、気（エネルギー）をスムーズに流す作用があり、それにより、私たちのこころは安定を保つことができます。しかし、肝の調子が悪くなると気が滞り、体のあちこちに不調があらわれます。気という目に見えない物体なので、どうも理解がしにくいという人は、血《ち》の巡りに置き換えるとわかりやすいでしょう。血もずっと巡っているのが正常な状態であり、一部が詰まるとその先が死んでしまいます。これと同じことが気にも起こるわけです。気が詰まって止まることで、その先の動きがおかしくなります。精神面ではイライラしたり、ヒステリックになったり、ものごとが気になったりして、感情が不安定になります。こうした状況下にあったため、普段なら目くじらを立てる必要のないことが気になり、きつい言葉が出てしまったのでしょう。

気が滞る要因には、性格の影響もあります。きまじめ、神経質、

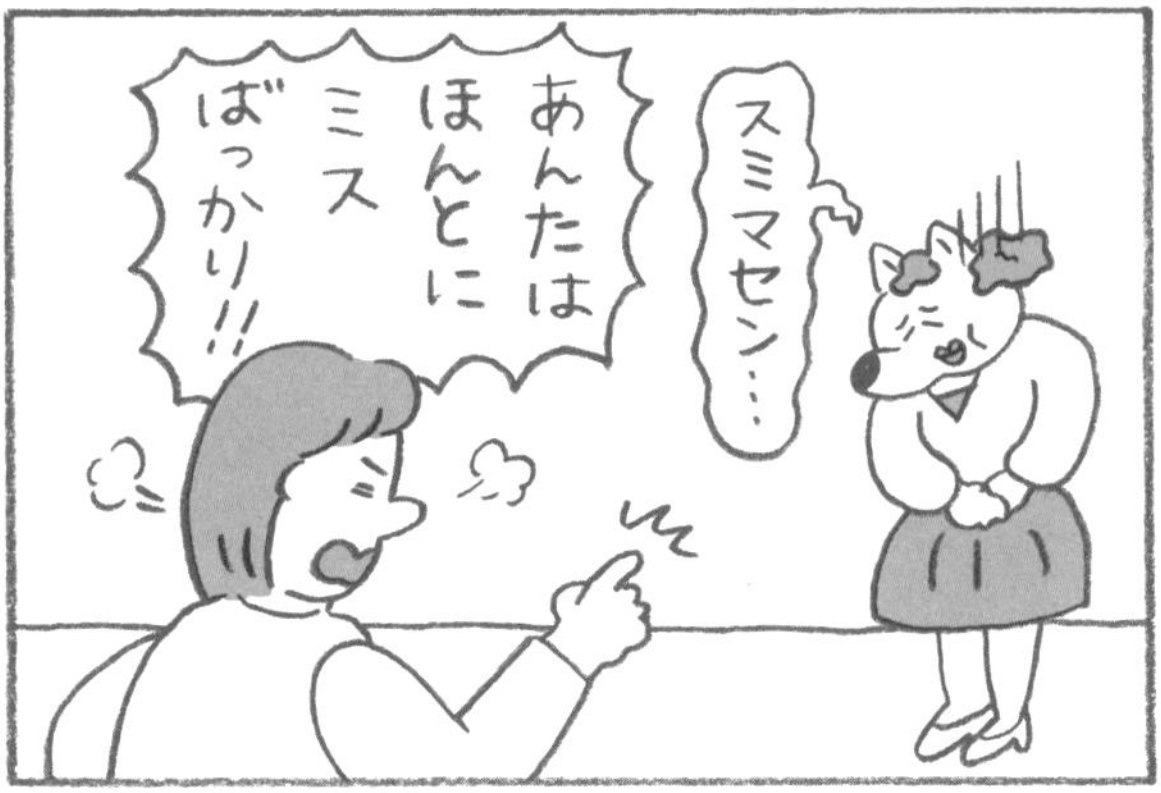

融通が利かない性格の人は、こうした症状に陥りやすいといえます。なぜならば、「こういうふうに習ったからこうすべき」「真っすぐに置きたい。5度でもずれていたら気になる」とあらゆることに目がいき、そうでないと許せないと考えがちだからです。そうなると、人よりも当然ストレス源が多くなりますよね。それが肝を弱らせる

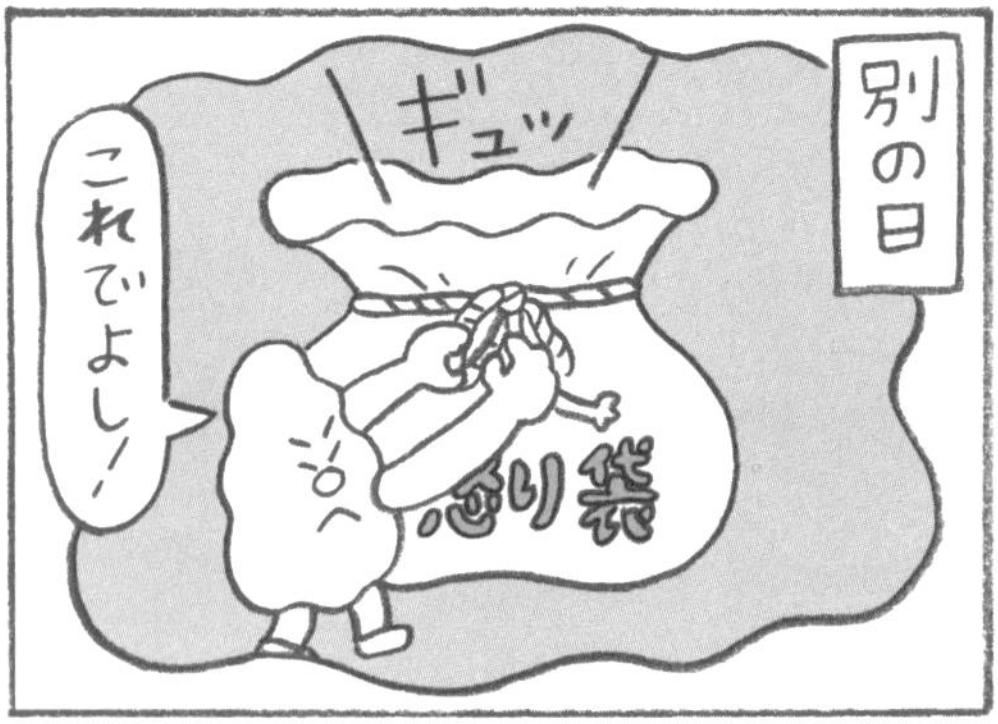

要因になるわけです。

ほかに、目や頭の使いすぎ、食事の不摂生による気の不足も、肝に悪影響を及ぼす要因です。たとえるなら、ポータブルラジオのバッテリー残量が残りわずかになったようなものです。こうしたラジオは、スイッチは入るものの、パワーが足りなくて音が出ませんよね。同じように、気を巡らせるには、エネルギーである気がないと肝は十分に動けず、その役割を果たせません。このように、気の不足は気の巡りの悪さにもつながります。

こころを軽くする方法

肝を元気にするには、早く寝ることが大事です。夜中の1時から

3時は肝が自分の調子を整えるときなので、この時間帯には寝ているようにしてください。また、肝はのびのびとした環境が好きなので、スケジュールを詰め込みすぎないようにしましょう。きついひと言を言いがちな人は、まじめで神経質な傾向があるので、自分を追い込む要因は少しでも減らしてほしいからです。そこで、僕が普段から心がけていることをお伝えするので、ゆるく過ごすためのヒントにしてください。

まず、18時以降は仕事をしない、昼休みは2時間取ると決めています。そして、土日や休日はメールを見ません。意気揚々と書きましたが、実際実行できているかというと、できていませんね…。期限が迫っていたら18時以降も働きますし、昼休みも1時間休んだら残りの1時間は仕事をしています。ただ、こうしたルールを決めないと、もっとキツキツに詰め込んでしまったり、だらだらと仕事をしてしまったりするので、せめてもの抑制にと思っています。

肝が弱ると気が巡りにくくなるので、その対策もとりましょう。それらはP74、195、210で紹介しているので、参考にしてください。

これもおすすめ！

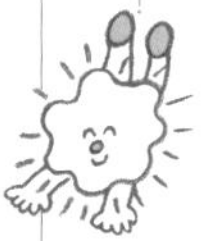

目や頭を使いすぎない⇩P21、182
悲しい映画を見る⇩P10

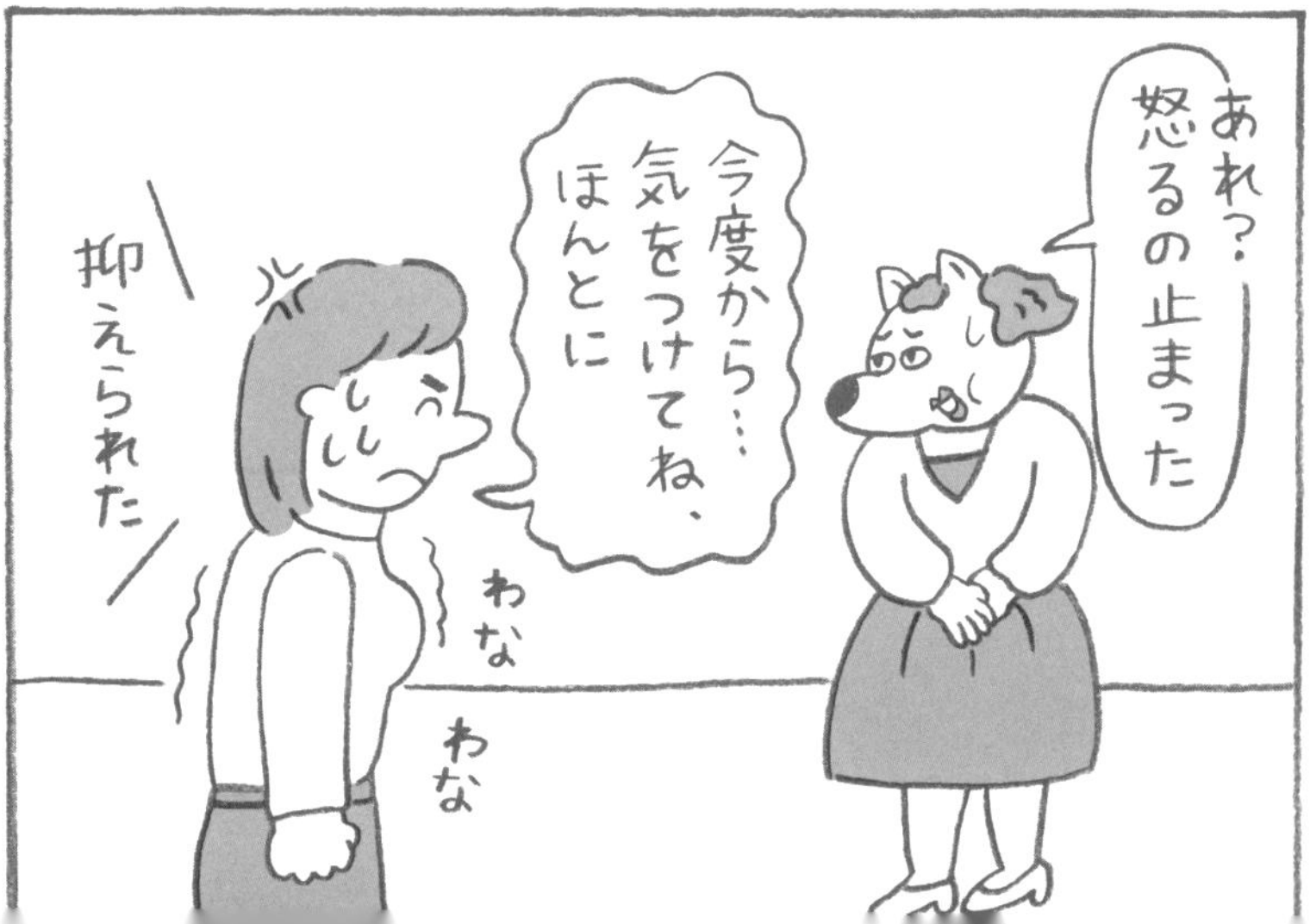
あれっ？怒るの止まった
今度から…気をつけてね、ほんとに
抑えられた
わなわな
わなわな

scene

12

がんばれと言われた

体で起こっていること

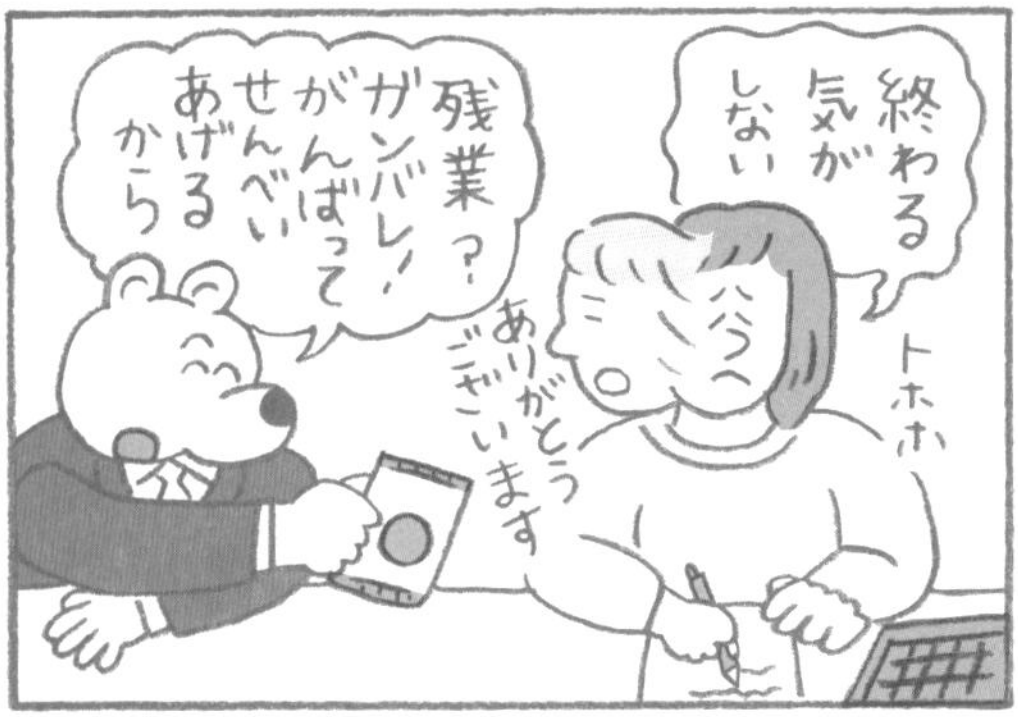
終わる気がしない
残業？ガンバレ！がんばってせんべいあげるから
ありがとうございます
トホホ

「がんばれ！」の言葉が励みになる人と、つらくなる人がいますね。後者に当てはまるなら、すでにがんばっている人なのでしょう。つまり、度を超えてやりすぎている状態です。がんばりすぎてエネルギーが消耗しているから、それ以上がんばるエネルギーがない。ガス欠状態でもう止まってしまう寸前なのに、もっと走れと言われているようなもの。「いや、1回補給しないと無理ですよ…」という状態になっているのだと思います。

　これを中医学では、気（エネルギー）が不足しているとみなします。だから、抵抗する力も、がんばる力もなく、その言葉がきつく感じてしまうのでしょう。

　気が不足する原因は、働きすぎ、動きすぎによる過労が一番に挙げられます。または、気のつかいすぎかもしれません。このどちらかで、気はどんどん減っていきます。

　ところで、昨今「がんばれ！」の言葉が悪者扱いされることが多く、NGワードにされがちですよね。それは、すでにがんばっている人に対して発せられることが多いからでしょう。この言葉自体が悪いわけではありません。でも、すごく投げやりな言葉だなとは思います。「（あとはお前が）がんばれ！」という言葉にもなりますし、「もっと無理しろ」という意味にもなり得ます。言う側にこうした気持ちはないかもしれませんが、掘り下げてみると、「変われ」「もっとやれ」「足りない」という気持ちが含まれていたりもするわけですよね。一見、オブラートに包まれて優しい言葉に思えますが、実はそうでもない。こういうところを敏感な人は感じ取るのではないかなと思っています。

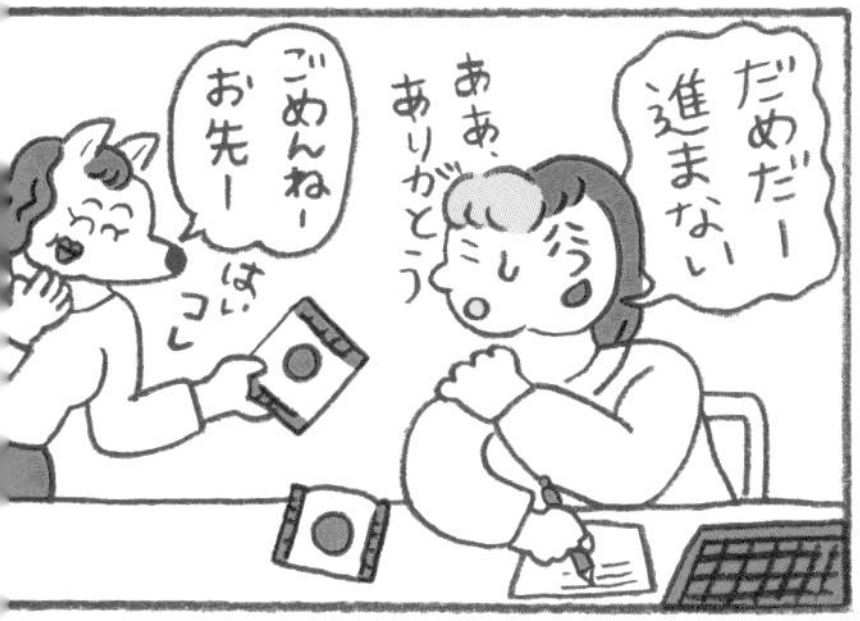
だめだー
進まない
ああ、
ありがとう
ごめんねー
お先ー
はい
コレ

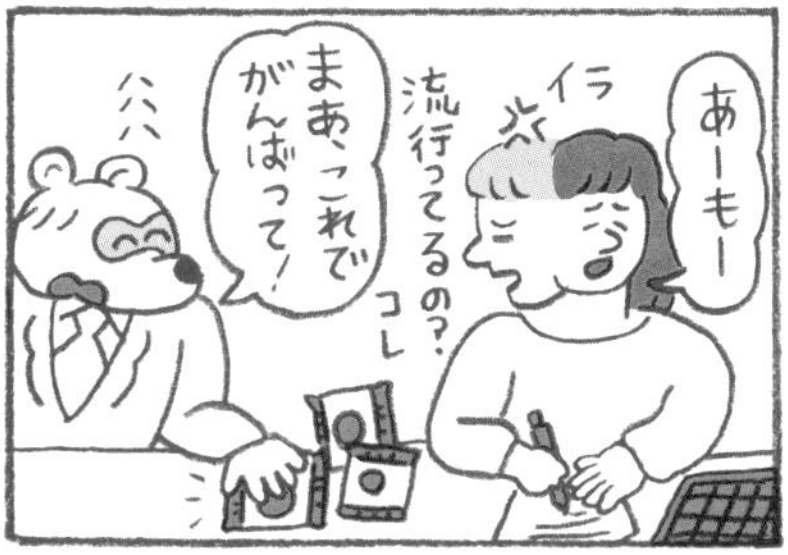
あーもー
イラ
流行ってるの？
コレ
まあ、これで
がんばって！
ハハハ

こころを軽くする方法

まずは、しっかり休んでください。気不足への対策はほかにもありますが、**第一優先はエネルギーの消耗を減らすこと、つまり休むことです。**

そうはいっても、休めないから過労になっているわけで、どう休むかが難しいところでしょう。たとえば育児なんてその最たるものですね。泣いている子どもは待ってはくれませんし、その間に食事の支度をしなくてはいけないし…と休む時間を見つけることさえできないかもしれません。それでも休むためには、配偶者と話し合って家事をすべて見える化し、分担すること。洗濯ひとつ取っても、洗って、干して、たたんで、しまうという行為が発生しますし、料理なら、献立を考え、買いものに行き、冷蔵庫に入れ、調理し、洗いものをして、食器をしまうというように多くの行動が伴います。それを細かく書いて分業するわけです。１人に与えられている時間は１日24時間しかないのですから、どの時間に何をやるのかのスケジュールを立ててください。ありがちなのが、日中外に働きに出ている人は、夜に子どもが泣き叫ぼうと手を貸さないパターン。これだと、家にいる人は寝なくていいということになり、それはおかしいですよね。どちらかが世話をしなくてはいけませんが、その仕事はいつも家で育児や家事をしている人でなくてもいいはずです。それこそ、エネルギーの消耗をどちらがどのくらい負担するのかを相談して決めてください。当事者だけでなく、第三者の力を借りるのも一案です。行政機関に相談に行くのだっていいですし、経済的に余裕があるのならベビーシッターにお願いするのも手です。ときにはどちらかの親を頼って1〜2時間寝るのもいいと思います。みんな誰もが誰かに迷惑をかけているのだから、かけ合いでいいのです。あなたは元気なときに助けてあげればいいだけ。そういう関係が構築できたらいいですよね。

ここでは育児に特化してアドバイスをしましたが、どんなこともこれと同じように考えて、休むためにはどうすればいいのかを探ってください。

これもおすすめ！

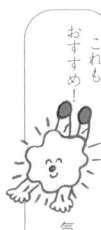

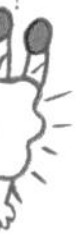

気の消耗を防ぐ⇩P68

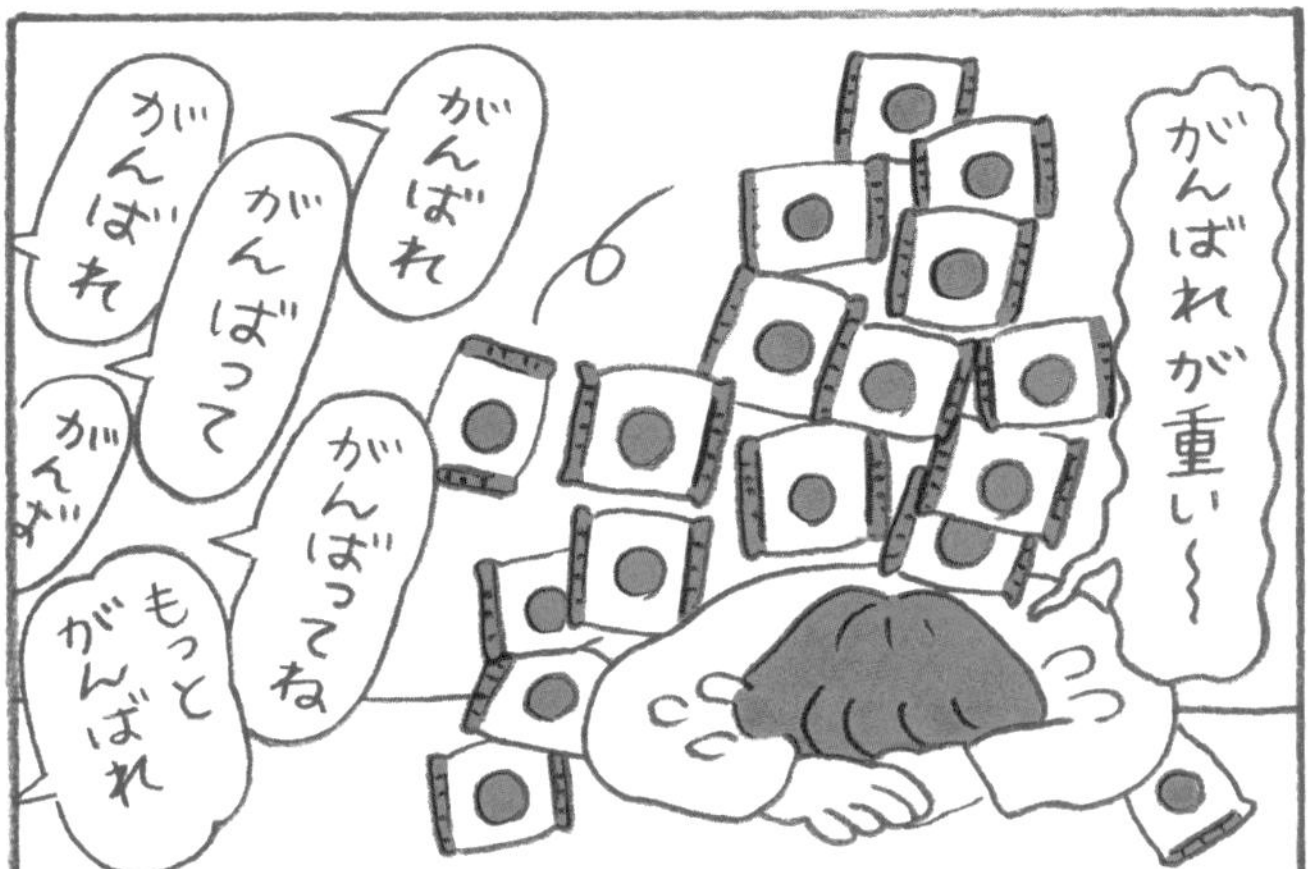

がんばれが重い〜〜
がんばれ
がんばって
がんばれ
がんばってね
もっとがんばれ

scene 13

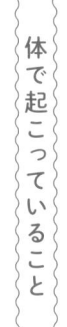

昔はもっと大変だったと言われた

体で起こっていること

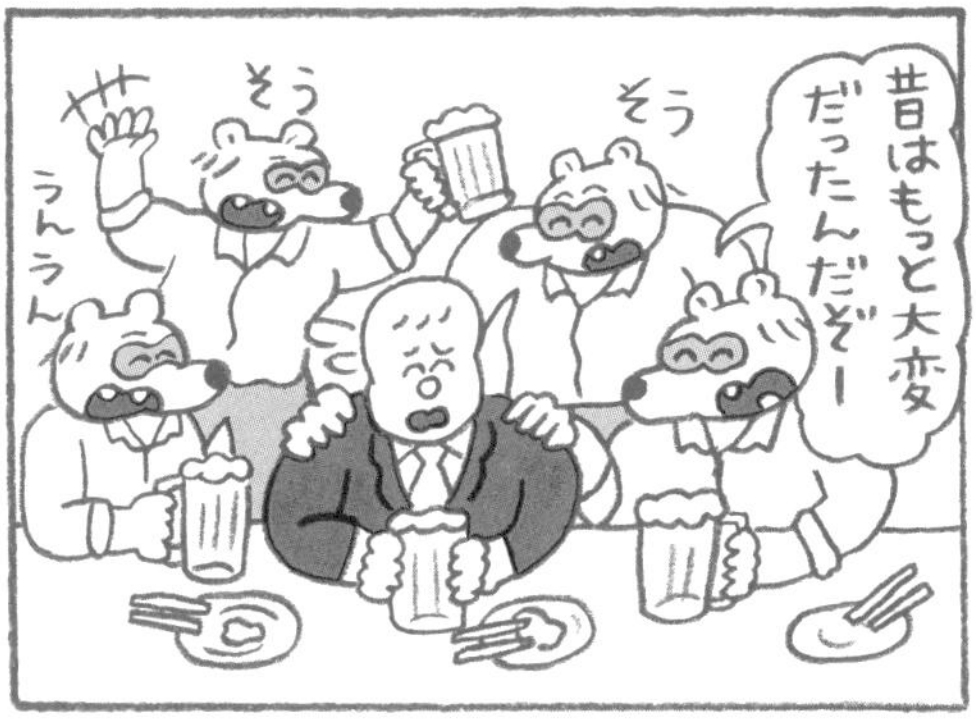

仕事なら、たとえばこんなシーン。「24時間働いてるのが当たり前。仕事が残っていても取引先や上司と酒を飲んで、仕事の話をして。朝そのまま出勤するなんてこと普通だった。今は楽だよね。定時で帰れるし、飲み会も行かなくていいしね」。家事なら、たとえばこんなシーン。「私のときは布おむつだったから大変だったわ。汚れたら洗濯しなくちゃいけないし。今は機能的な紙おむつがあって楽でいいわよね」。こうした昔と比較した発言や場面、すごくよく聞く話です。こうした言葉を発する人も、今の時代に生まれていたら楽なほうを選択するでしょうから、まったくお門違いな発言だなと僕なんかは思いますね。ただ、こうした言葉を時代錯誤で片付けられればいいのですが、「私がだめなんだ」「私の能力が足りないから」という思考回路になって落ち込んでしまう人もいます。つまり、冒頭に挙げたような外部からのヤジをはね返す力がなく、自分の中に吸収してしまい、苦しくなっている状態です。中医学では、気また

は血《けつ》が不足していると判断します。エネルギーが足りていないから、こうした言葉につぶされてしまうわけです。

　不足の原因は、消耗によるところが大きいでしょう。なぜならば、「昔はもっと大変だった」という言葉は、何かを成し遂げたことに対して、または行動の途中で投げかけられるものです。ですから、あなたはその前に、頭を使い、目を使い、気もつかって、走り回ったことでしょう。体をたくさん動かしたなら気が不足しているし、頭や目をたくさん使って考えたのなら血が不足しています。両方不足した併発パターンもあります。気と血の不足で見られるおもな症状は以下の通りです。

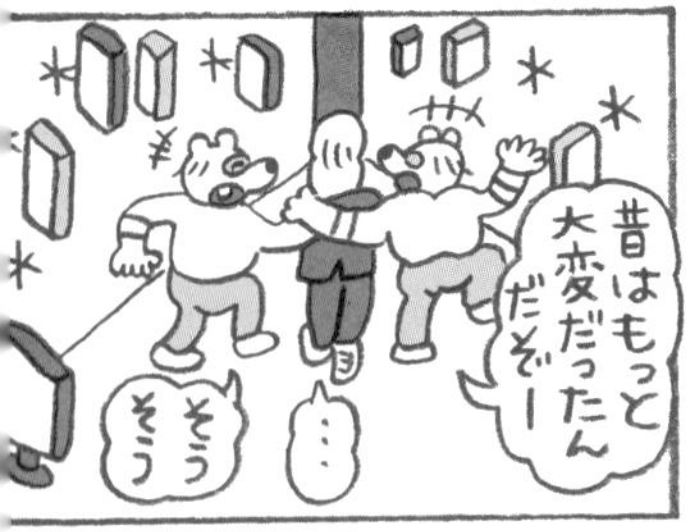
昔はもっと大変だったんだぞー
…
そうそう

［気が不足すると見られる症状］

□元気がない
□気力がない
□疲れやすい
□動くのがおっくう
□口数が少ない

［血が不足すると見られる症状］

□動悸がする
□焦りや不安、悲しい気持ちになりやすい
□頭がふらつく
□寝つきが悪いか、眠りが浅い
□思考力の低下
□目が疲れる

　実は、前項の「がんばれと言われた」（P128）、ここで取り上げている「昔はもっと大変だったと言われた」、そして「嫌なニュースを見た」（P153）のシーンで不調になる人は、みんな同じタイプ。気が不足する気虚《ききょ》パターンといえます。ですから、ほかの項目も参考にしてください。

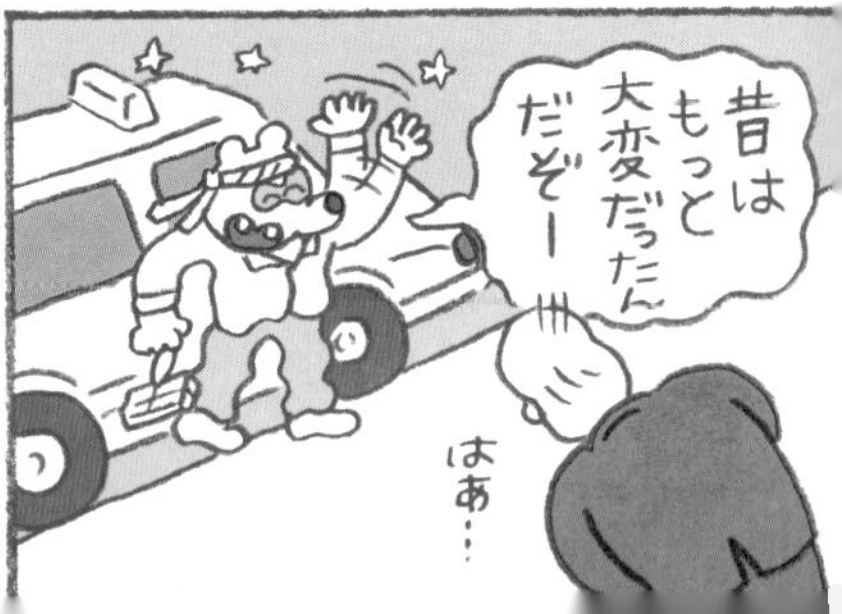
昔はもっと大変だったんだぞー
はあ…

こころを軽くする方法

　気と血の不足、どちらであっても有効なのは、早く寝ることです。

23時までに寝るのが理想ですが、せめて日付が変わる前には寝てください。そして、米や肉など、気血の原料になる食べもの（P222、223）をとることも大事です。回復には「食べて寝る！」、これが一番です。

けれど、元気がなくて、落ち込んで、食欲不振になっている人もいるでしょう。その場合は、睡眠のほうを優先してください。実際、僕の相談者の中にもいます。そういう人には、「帰ってきたら、すぐにお風呂に入ってください」と伝えます。夕食を先にすると眠たくなって入るのがどんどんおっくうになるので、いつでも寝られる状態にしておくのが目的です。

もし食欲がないのなら、入浴後そのまま寝てしまってもかまいませんが、何かを少し口にすると眠りやすくなるので、食べるほうがベターです。食べられるならおにぎりが手軽ですし、米は気を作る原料となるのでおすすめです。コンビニのおにぎりを買ってきて、ひと口食べて寝てください。余裕があればゆで卵を作ったり、豆腐を電子レンジで加熱したりして食べるといいですね。でも、食べものを消化するのにもエネルギーを使いますから、まずは睡眠でエネルギーを少しでも戻してあげて、食べものによる補給はそのあとで行いましょう。

これもおすすめ！
気の消耗を防ぐ⇩P68

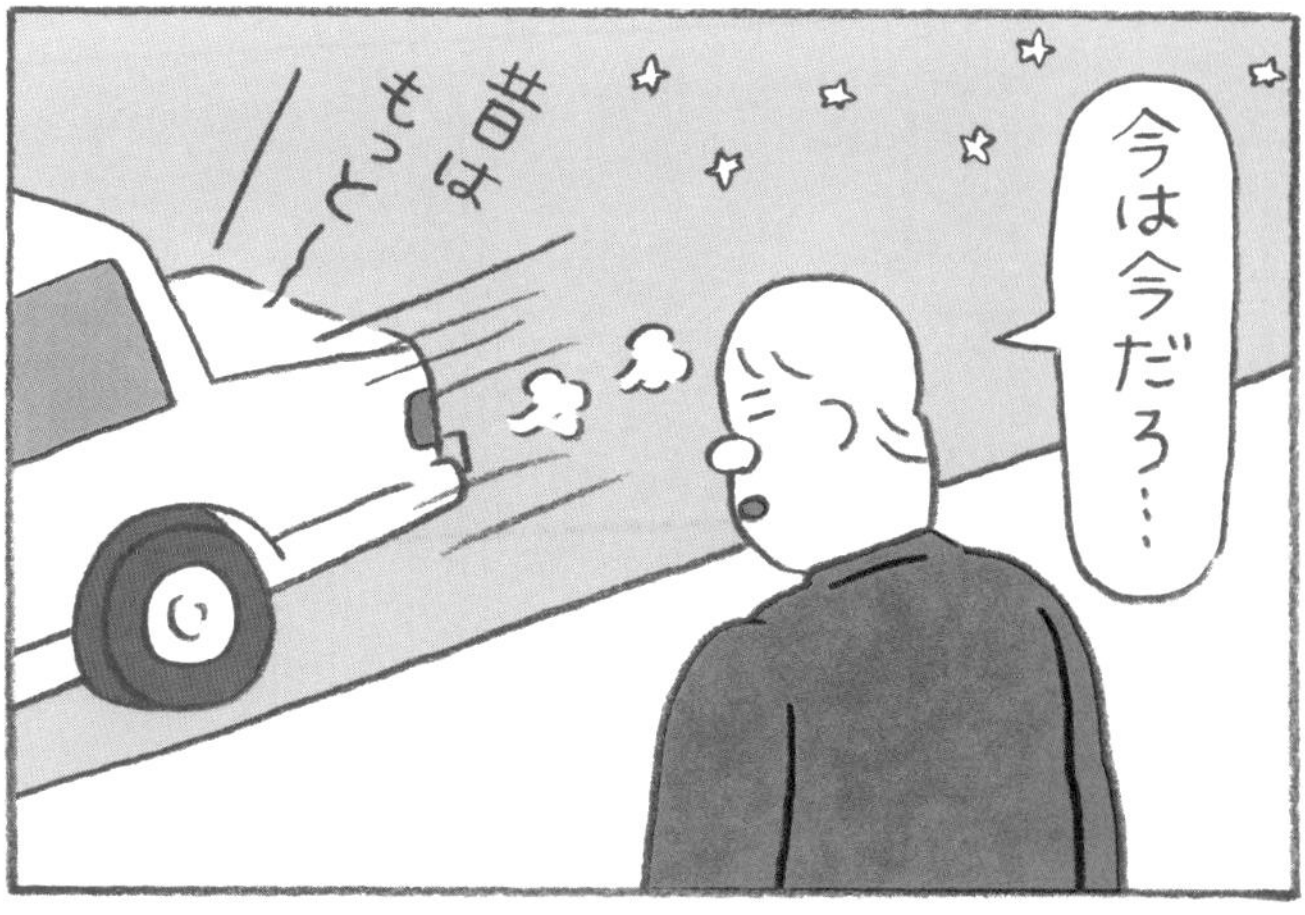

scene
14

壁にぶち当たった

体で起こっていること

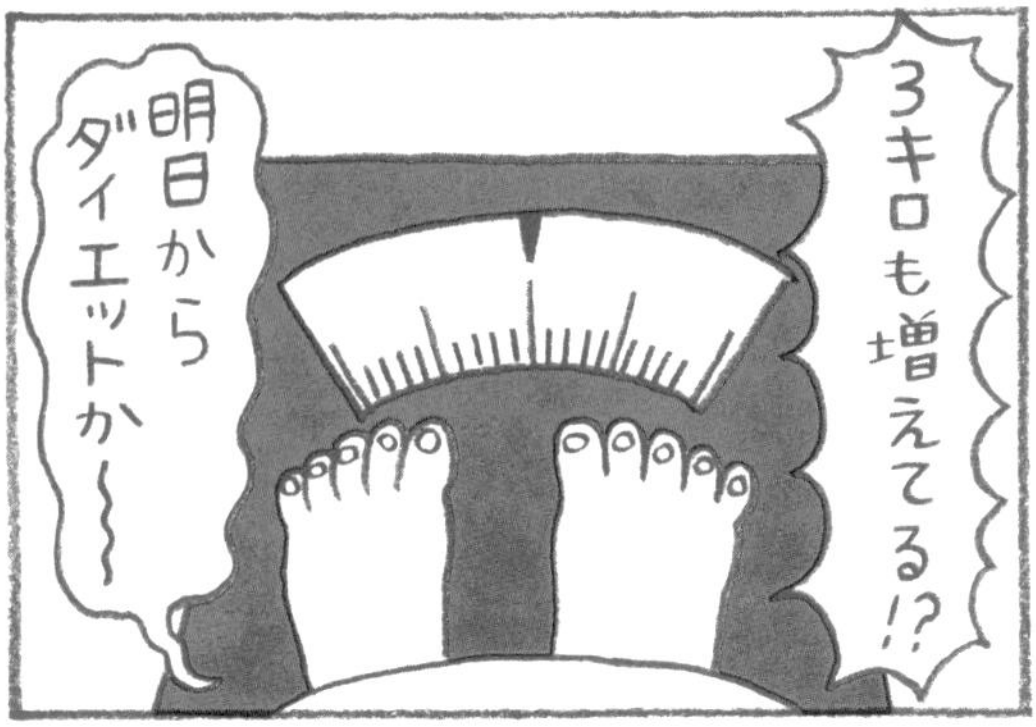

壁にぶち当たって、あなたは今、どんな状態ですか。

A「どうしよう」「なぜできないんだ」と鬱々《うつうつ》と考えている。または気力がまったくわかない。

B「私には能力がない」「もうだめだ」と悲しくなっている。

Aに当てはまった人は脾《ひ》、Bに該当した人は肺が弱っているのかもしれません。脾はずっとそのことばかりを考えて思い悩むと弱り、肺は悲しみの感情に影響されて弱るからです。脾や肺が弱ると、エネルギーである「気」の生産能力が落ち、不足してしまいます。気がなくて力もない、字のごとく無気力状態になります。壁にぶち当たってもそれを糧として「なにくそ！」と立ち向かえる人もいますよね。それができないというのは、乗り越えようとする力さえない状態と考えるわけです。

脾や肺を弱らせる思い悩みや悲しみの感情の元凶は、精神的なストレスが大きいです。ただし、脾の場合、ストレスが直接弱りの原因になる場合と、ストレスによって肝が弱り、その影響が脾に及んで間接的に弱る場合があります。肝はストレスの盾となって私たちを守ってくれていて、それぞれの臓がスムーズに動けるようにエネルギーや栄養を供給する役割があります。ですから、その肝がストレス過多で弱ると、脾にもエネルギーが届かなくなり、働けなくなるというわけです。

　おもな原因はストレスですが、ほかにも脾や肺を弱らせる要因はあります。壁にぶち当たってAやBの感情になっている人は、ストレスに加えて、次のような状況についても確認してみてください。

【脾が弱る要因】

□暴飲暴食
□油っこいもの、味の濃いもの、生もの、冷たいものをよく食べる

【肺が弱る要因】

□乾燥
□季節が秋
□マスクで呼吸がしにくい
□暴飲暴食

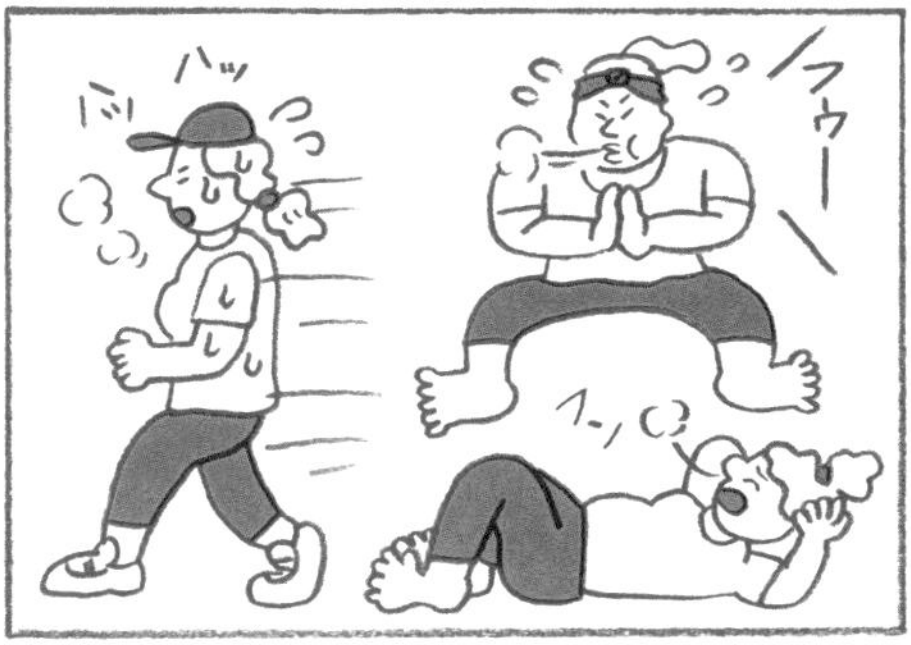

こころを軽くする方法

　この悩みに対して、最初にお伝えしておきたいのは、「壁を正面から乗り越えようとしなくていい。避けたっていい」ということです。うしろを向いたら歩きやすい平らな道があるかもしれないし、横を向いたらわき道が見つかるかもしれません。だから角度を変えて見てみるのはとても大事です。別の言い方をしましょう。さいころを振って出た目は、上から見た数字を読みますが、それを横から見たらどうでしょう？　違う数字ですよね。たとえ1が出ても、側面を見たら3かもしれません。この話は、角度が違えばまったく違うものに見えてくるというわかりやすい例です。こうして考えると、今あなたが見ている壁は果たして本当に壁なのかというところも含めて、角度を変えて見るのは大事な

ことです。壁を登らなくてもいいんだと思えるはずですし、自分に合う道を探してふらふらすればいいですし、壁のことはいったん忘れてしまってもいいんです。そうこうしているうちに、新しい解決策が見えてくるでしょう。このことを忘れないでほしいです。では、もう少し具体的な方法をお伝えしていくことにいたしましょう。

脾を元気にするには、脾に負担をかけない生活を送ること。脾は消化吸収を担う場所なので、食事からのアプローチは大事です。まずは、脾の負担になっているものを減らしてください。そうすれば、だんだんと回復していくはずです。そのうえで、脾を元気にする食べもの（左ページ参照）をとりましょ

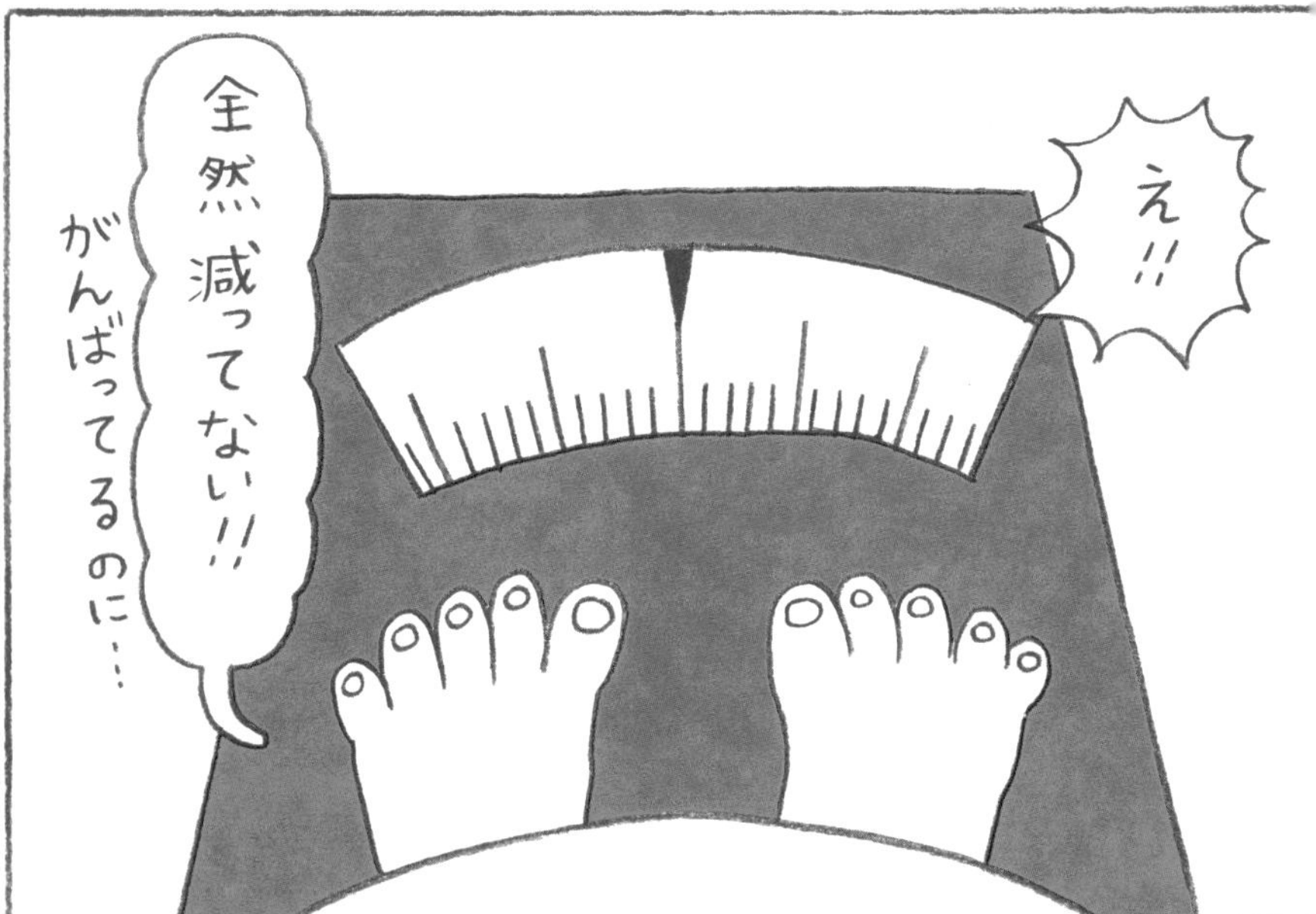

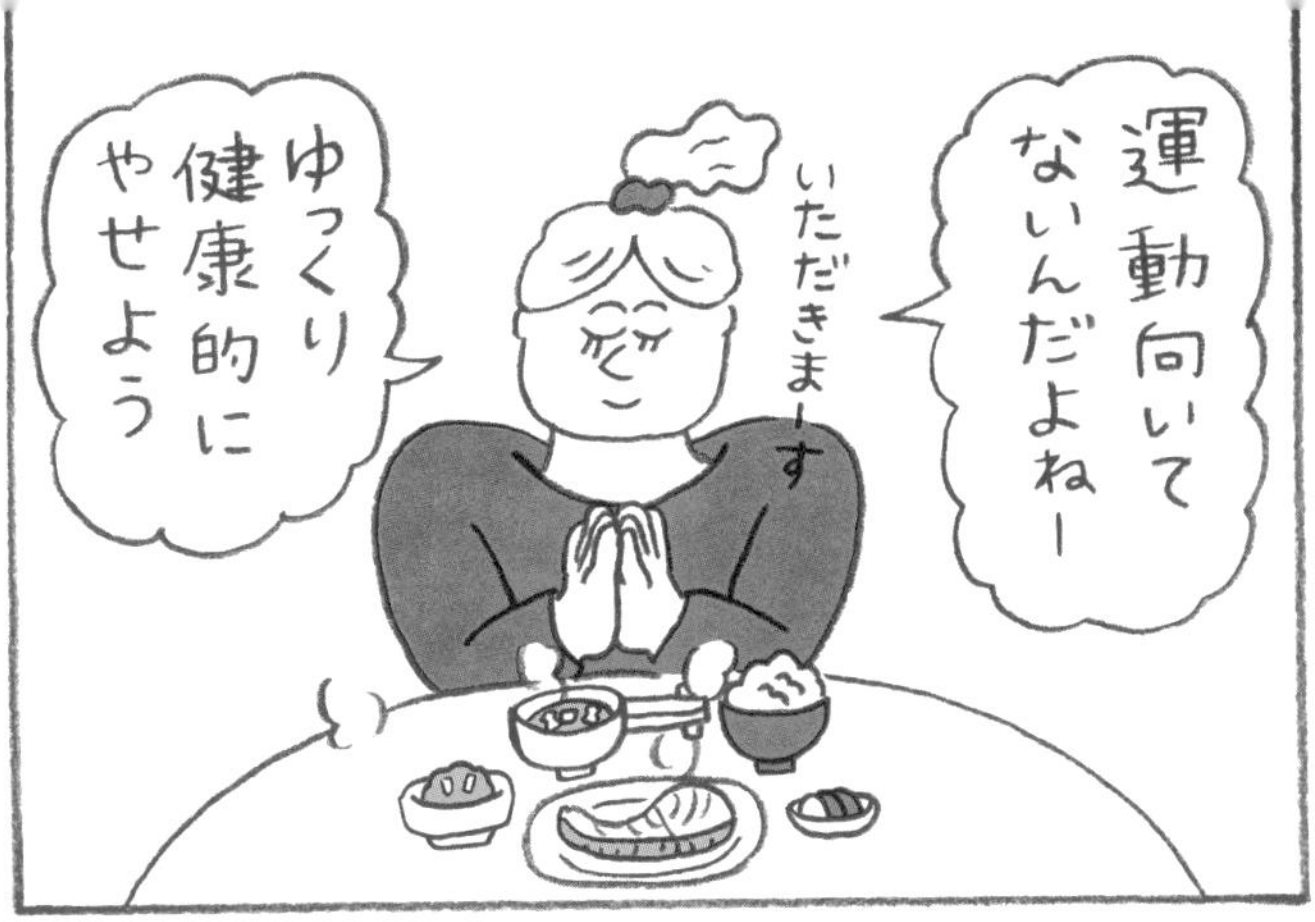
運動向いてないんだよねー
いただきまーす
ゆっくり健康的にやせよう

これもおすすめ！

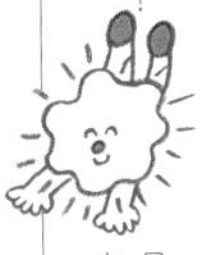

暴飲暴食をやめる⇩P57、207
少し辛みのある食材をとる⇩P97

う。また、脾は手足とつながっていると考えるので、手足をバタバタ動かしたり、肩を回しながら歩いたりするのもおすすめです。脾に刺激を与えて活発に動くように促すのが目的です。

［脾を元気にする食べもの］

- 米、豆類（大豆、黒豆、いんげん豆、ひよこ豆、枝豆など）
- あじ、いわし、鯛、ぶり、牛肉、卵
- いも類（さつまいも、じゃがいもなど）、きのこ、小松菜、にんじん、にんにく、ねぎ、白菜、やまいも類（長いも、自然薯など）

肺を元気にするには、深呼吸がとても大事。都会でも、朝ならば空気中のごみが夜中に落下して空気がきれいですから、寝起きにカーテンを開けて、しっかり呼吸をしてください。感情面からのアプローチなら、悲しみの感情を抑えるためには、喜びの感情が有効です。バラエティ番組を見る、こころ躍る小説を読む、夢中になる漫画を読む、大好きなアイドルの映像を見る、なごむ動物動画を見るなど、楽しくなる、うきうきする、笑えることを取り入れてみてください。わき起こる感情を食べもので弱めるというのはなかなか難しく、やはり感情を消せるのは感情なんですよね。

scene 15

変化に対応できない

体で起こっていること

変化に対応できなくて、あなたは今、次のどちらの状態ですか。

A「そんなに簡単に変われないよ…」と行動する気力がない。

B「なぜ変わらなくてはいけないの！」とイライラしたり、「変化についていけない」と落ち込んだりして、情緒が不安定。

Aに当てはまったあなたは、エネルギー不足状態です。エネルギーは中医学的にいうと「気」なので、気が不足しています。変化が起きると、新たな人間関係で気をつかったり空気を読んだり、いつもよりがんばらなくてはいけない状況となり、気を消耗する場面が多くなります。もともと気が足りない状態で消耗が重なったのか、変化を求められて消耗したのかは、その人の状況によりけりですが、結果はどちらも気の不足。それにより、気が回らない、気力がわかない、話す気も起こらない状態に陥り、対応力が落ちているのでしょう。つまり、変化に対応するだけの余力がないということです。

Bに該当したあなたは、気が詰まって流れにくくなっています。気が滞ると、感情の起伏が激しくなります。つまり、環境の変化に敏感に反応しすぎてしまうということです。それにより精神的に対応が難しくなっているのでしょう。

では、どうして気が不足したり滞ったりしてしまうのでしょうか。まず不足は、働きすぎによる消耗か、脾《ひ》の弱りやいい加減な食事による供給不足です。もう一方の滞る要因は、精神的ストレスが大き

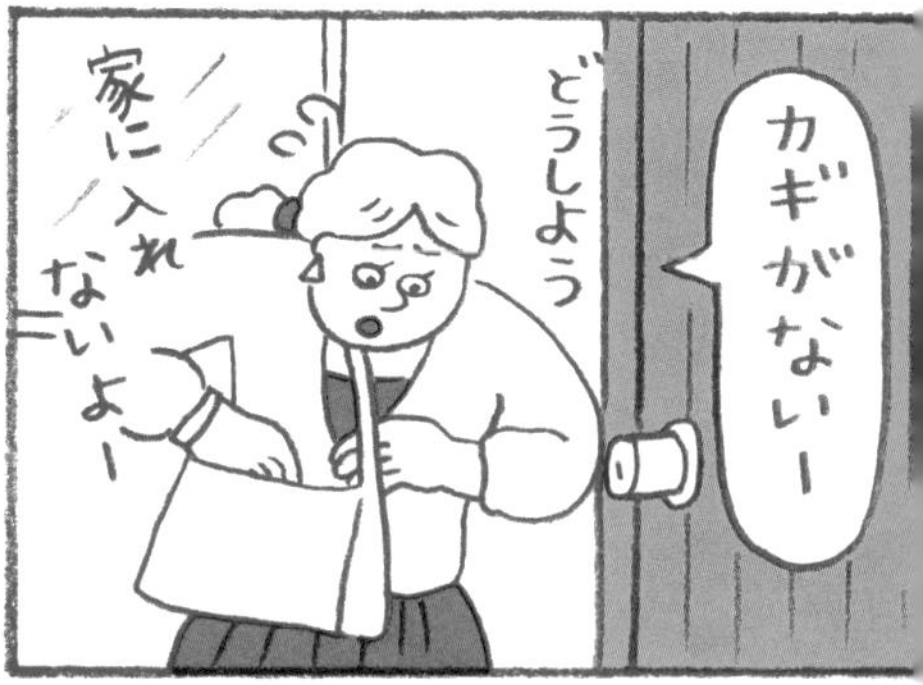

いです。不足や滞りを招きがちな生活スタイルの例を左に挙げます。変化に対応できないのは、こんな生活を送っているせいかもしれません。

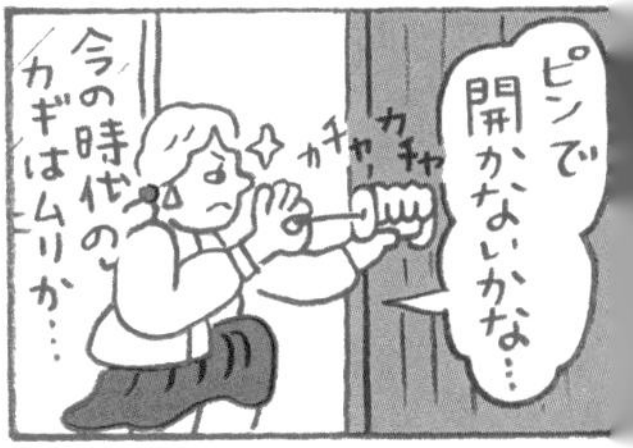
ピンで開かないかな…
カチャ
カチャ
今の時代のカギはムリか…

□深夜帰宅で家では倒れるように眠るだけ
□休日出勤が続いている
□激しいスポーツで毎日ヘトヘト
□家事や育児で毎日忙しすぎて疲労困ぱい
□暴飲暴食が続いている
□甘い・味が濃い・油っぽいものをよく食べる
□刺し身やサラダなど、生ものや冷たいものをよく食べる
□職場に苦手な人がいて言動がいちいちかんに障る
□上司が理不尽に怒る

こころを軽くする方法

変化は、その良し悪しにかかわらず、誰にとってもストレスで、つらいものです。でも、たとえ変化に対応できなくても、「2週間はがんばってみよう」「来月までは続けてみよう」というように短いゴールを設けて、とりあえずやってみるのが大事ではないかと僕は思います。先週は対応できなかったけれど、今週はさらりとこなせたということも実際にありますし。環境が変わるのは、暗闇に入ったようなものです。はじめは何も見えなくて不安になりますが、そのうち目が慣れて見えるようになります。慣れてきたらいろいろ見えてきて、実は好きなものが足もとに転がっていたなんてこともあるかもしれません。「変化に対応できないことを嘆くよりも、変化から見える希望を探す余裕をちょっと持ってみたらどうですか」という視点の変え方のご提案です。

実は、僕自身もこれまで環境の変化を何度も経験しています。その体験からいうと、3か月目まではつらくて仕方なく、5か月目くらいからやっとまわりが見えてきます。前職では薬局に勤めていましたが、5年間くらいで3店舗も

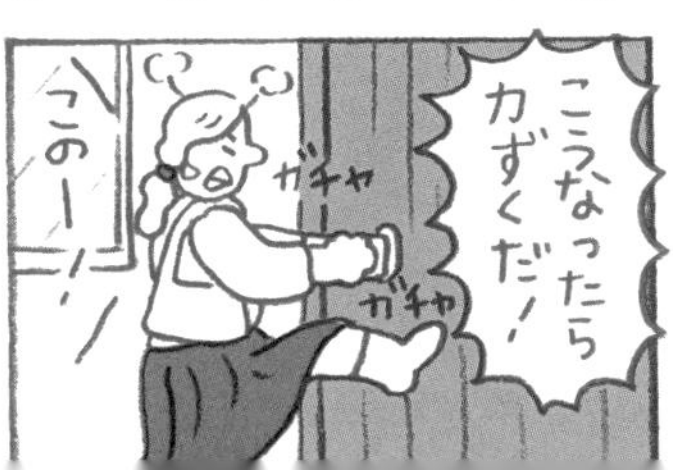
こうなったら力ずくだ!
ガチャ
ガチャ
この〜!!

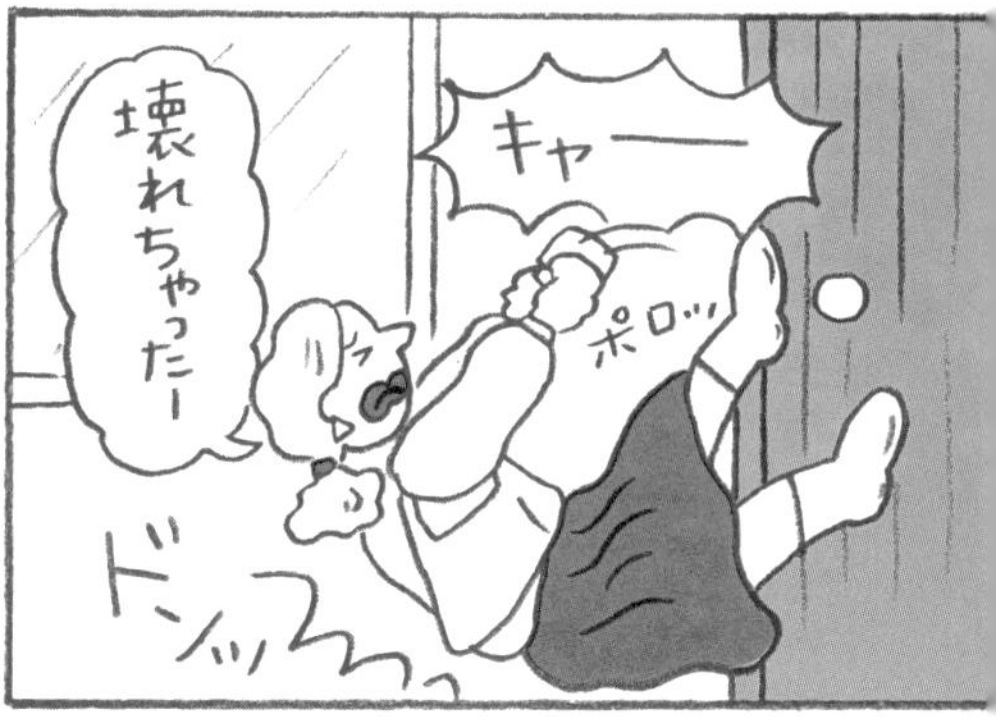

変わったんですね。同じ会社内の同じ薬局で、みんな知っている人間で、業務もあまり変わらないんですが、やはり3か月目くらいまでは本当にしんどかったです。5か月ほど経つと、自分の中で流れができてくるので、すき間時間も生まれ、やっと少し引いてまわりを見る余裕ができましたね。アメリカに行ったときもそうでした。3か月目くらいまでは常に帰りたかったです。でも、5か月目くらいからまわりが見えてきて、街の様子もわかってきて、楽しめる余裕が出てきました。こうした経験から、「5か月は続けてみたらどうですか。それでも嫌ならやめたらいい」とアドバイスをしています。

この挑戦をしつつ、中医学的観点からの対策もとるといいでしょう。まず気が不足している人は、働きすぎ、気のつかいすぎなど消耗の原因を取り除き、できるだけ早く寝て体を休め、脾を元気にする食べもの（P137）をとりましょう。脾を元気にする食材には気を補う作用もあるので、ダブル効果が期待できます。

次に、気が滞っている人は、ストレスのはけ口を見つけること。それには、楽しいことをする時間を1日の中に必ず設けましょう。たとえば新しい環境での仕事が終わって帰宅するのが夜の8時だとすると、そこから趣味の時間を20分でも30分でもいいのでとってください。このタイプの人は、どちらかというと睡眠よりも、没頭して楽しむ時間を優先したほうがいいでしょう。

これもおすすめ！

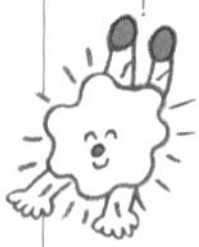

暴飲暴食をやめる⇩P57、207
香りのよいものを取り入れる⇩P74

scene

16

ヒステリックに怒ってしまった

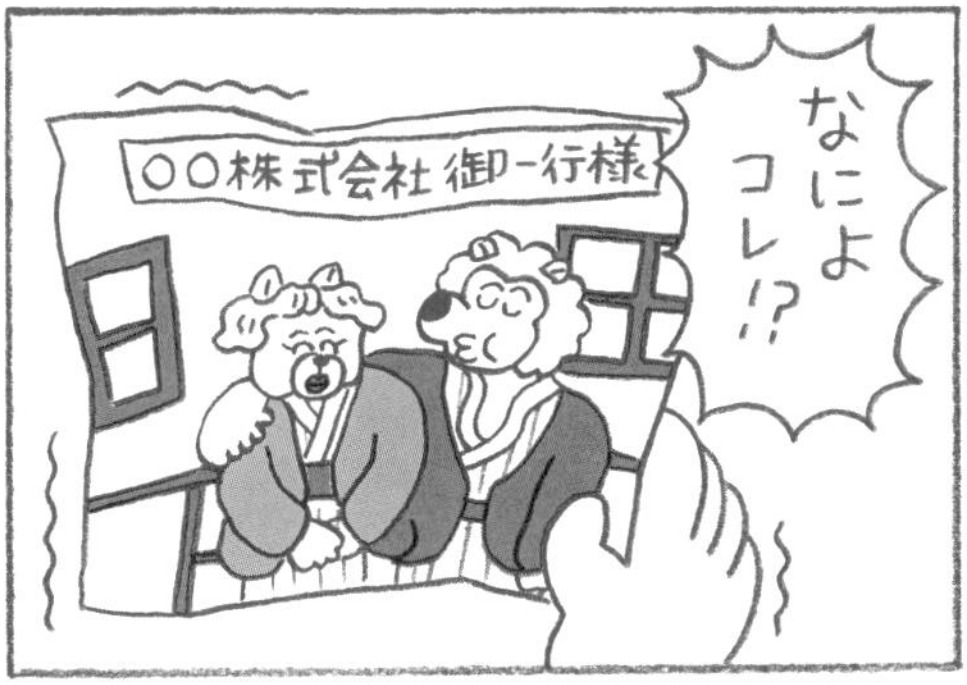

〇〇株式会社 御一行様
なによ コレ!?

体で起こっていること

気（エネルギー）が滞ったことにより熱が生じているか、潤い不足により鎮静できずに熱がこもっているかのどちらかです。いずれにせよ、あなたの体は熱を帯びていて、種火がくすぶっており、すぐに火がつく状態にあります。

どちらも体に熱が発生しているという結果は同じですが、状態は異なります。すなわち、気が滞っている場合は詰まったポンプのようなもので、そこに熱が生じ、火種を持っています。だから、別の火を近づけると一気に燃え上がります。なくていいものがプラスされている状態です。一方、潤い不足の場合はパリパリに乾燥した木のようなもので、少しでも火の気があるとボッ！と一気に燃え上がります。あるべきものがない状態です。あなたがどちらの状態にあ

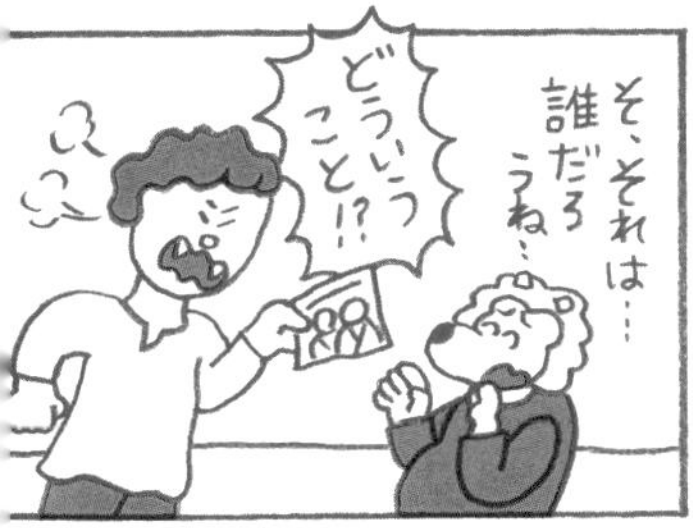

どういうこと!?
そ、それは…誰だろうね…

るのかは、それぞれの典型的な症状と感情で判断しましょう。

【気が滞ると見られる症状】

□鬱々《うつうつ》としている
□緊張感がある
□おなかが張る
□ため息が出る
□気分がころころ変わって不安定

【潤いが不足すると見られる症状】

□寝つきが悪い
□眠りが浅い
□思考力が低下している
□焦りがある
□ほてる

　このどちらかのパターンであることが多いですが、併発している人もいます。そういう人はキレるのが早く、結果が出ないとすぐに怒ります。

　気が滞る原因は、精神的なストレスによる場合が多いです。嫌だなと思っていること、こころが満たされないことが長く続いていると気が滞ります。もうひとつの潤い不足の一番大きな原因は加齢です。ですから、年を重ねた人ほど上記に多くチェックがつくかもしれません。ほかにも、睡眠不足やいい加減な食事、大量の発汗なども潤い不足の要因です。

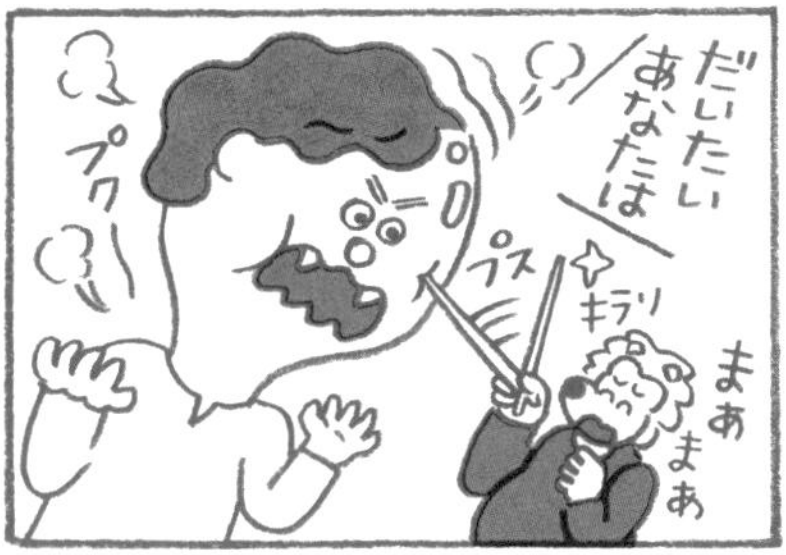

　ところで、ヒステリックに怒ったあとは、必ずといっていいほど後悔をしませんか。実は中医学的に見ると、これは当たり前のこと。陽の気が強くなってヒステリックに怒ると、体はできるだけフラットな状態に戻そうとして陰の気が強まり、それが後悔という感情になるわけです。だから、ヒステリックになればなるほど後悔も強くなります。言ってみればこころの正常な反応なわけで、バランスを取ろうとしているのです。

こころを軽くする方法

　気の流れが滞っている人は、ぶらぶらと散歩をしましょう。「公園を3周しよう」「5千歩は歩くぞ！」などと目標を立てると、それがストレスとなって気の滞りを悪化させてしまうので、目的なくだらだらと歩くのがおすすめです。気を巡らせるためには香りも有効なので、ハーブティーを飲んだり柑橘類を食べたりするのもいいでしょう。あなたが楽しいと思う時間を設けることも忘れずに。

　ちなみに、きっちりしていてきまじめ、ものごとを杓子定規に考えがちな性格の人は気が滞りやすいです。なぜなら、洗濯ものはこうたたまないと許せないなど、まわりの人から見たらどうでもいいことも気になり、ストレスを感じやすいからです。それは性格だから、気にするなといってもきっと無理ですよね。だからといって、自分の思い通りに他人を変えるのだって無理です。だったらどちらも変えようとするのではなく、性格なのだから仕方ないと受け入れ、別の気を巡らせる対策をとったほうがずっと得策です。

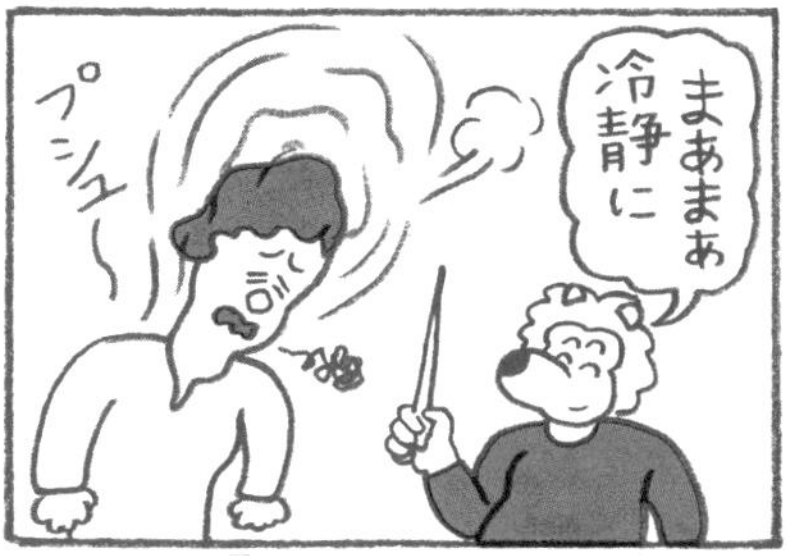

　潤いが足りていない人は、これ以上潤いを消耗しないようにすることと、潤いを補うことの両面からアプローチをしましょう。それには、激しい運動、長風呂、辛いものは避けて、潤いを生む食材を食べてください。手っ取り早くておすすめなのは、ヨーグルト。ただし、冷たい食べものは脾《ひ》の負担になるので、室温に戻すのがベストです。あとは、豆腐、卵、牛乳、いかなども潤い補給食材です（P223）。また、潤いは夜に作られるので5分でも10分でも早く寝ることも大事です。

これもおすすめ！

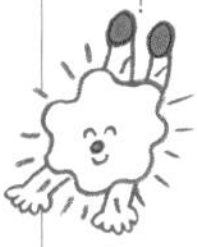

ストレッチをする⇩P195
香りのよいものを取り入れる⇩P74

scene 17

コミュニケーションがうまくとれない

体で起こっていること

コミュニケーションがとれないのは、あなたに聞く力が不足しているのかもしれません。つまり、相手の話を聞けないほど自分がしゃべりたい状態にあると考えられます。これを中医学では気（エネルギー）が滞っている「気滞《きたい》」とみなします。気が詰まっているから発散させたくて、自分ばかりが話をして相手の話を聞けなくなり、相互コミュニケーションが崩壊してしまっているわけです。育児中で大人と話す機会の少ない人や、

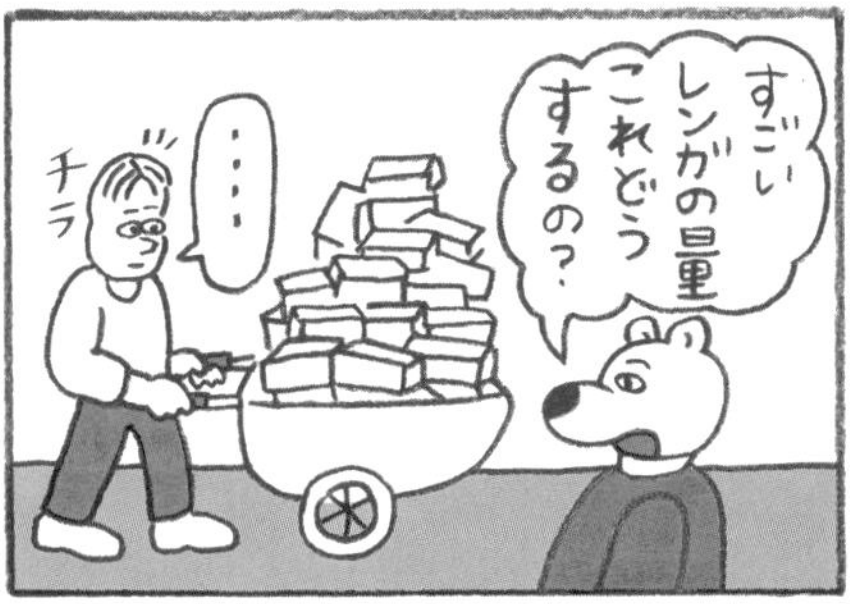

すごい
レンガの量
これどうするの？
・・・・
チラ

コロナ禍で人と話す機会が減っている人など、この状態に当てはまる人も少なくないでしょう。久しぶりに会った友人にノンストップでしゃべり続けて反省するなんてことが、あるのではないでしょうか。気が滞ってしまう原因は、精神的なストレスが大きいです。緊張が続いているなど、感情が抑圧される環境にいませんか。または、怒りや悲しみ、思いなどの感情が強まる機会が多くありませんか。こうしたことで、気は滞りやすいです。

　ここまで読んで、どうも自分には当てはまらないと感じた人もいるでしょう。そうした人は、気不足かもしれません。話をすることにも、聞くことにもエネルギーを

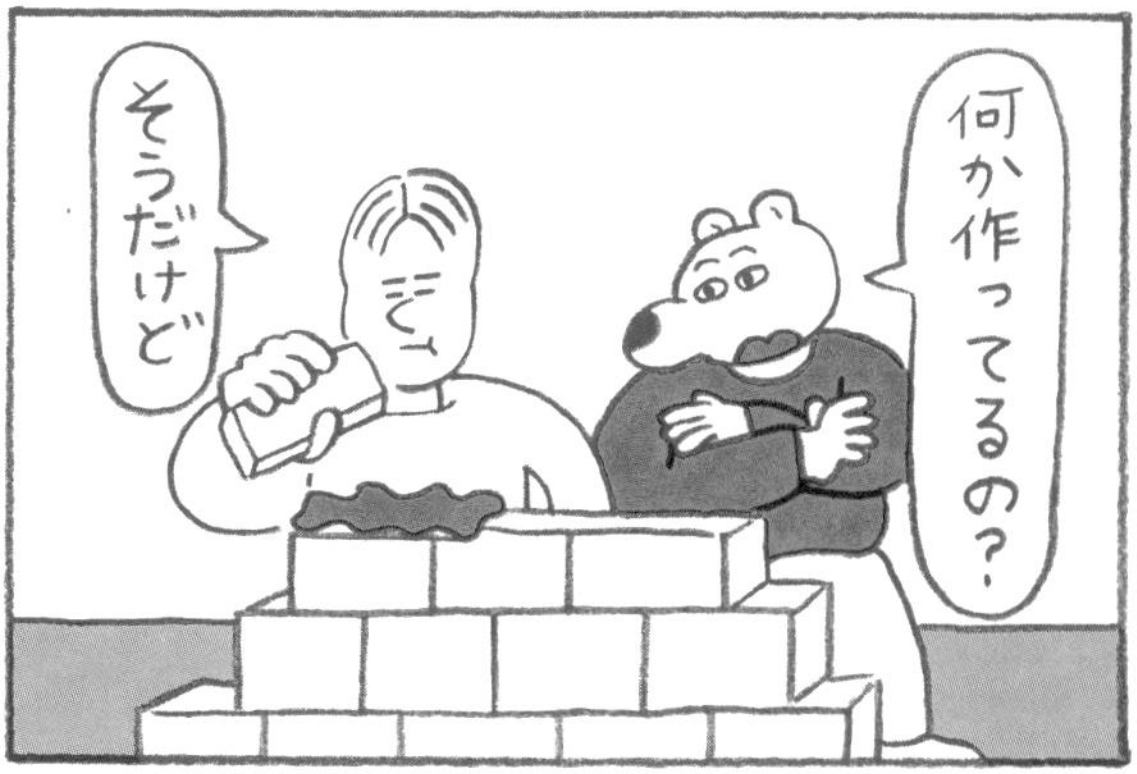

使うので、それが足りない状態です。これを中医学では「気虚《ききょ》」といいます。声が小さかったり、気力がなくて話したくも聞きたくもないと思っていたりするのなら、気が不足している可能性が高いです。コミュニケーションをとるための声や元気といった「道具」がないようなもので、それゆえにうまくコミュニケーションがとれないのでしょう。これは、P88とも通じるところがあるので、そちらも併せて読んでください。

こころを軽くする方法

気滞のおもな原因はストレスなので、まずはそれをできるだけ減らすこと。そのうえで、自分が楽しめる時間を作る、少し汗をかくような運動をする、のびのびとストレッチするなど、気を巡らせる行動をとりましょう。要は、しゃべること以外で発散できる場を設けてほしいのです。また、泣ける映画を見るのも効果的です。泣くという感情は、気を巡らせる役割を担っている肝の緊張を解くことができるからです。肝の緊張がほぐれれば、気も巡りやすくなります。さらに、歌ったり、笑ったりするのもおすすめ。声を出すことは気を巡らせることにつながりますし、笑うことで気がそれるので、それが気を動かすきっかけになります。

気虚の人は、気を補う対策をとりましょう。詳しくはP68やP89をご覧ください。

こうした対策をとったうえで、聞き上手になることも重要だと僕は考えています。コミュニケーションをとること＝うまく話すことと思っている人が多いでしょうが、実は、それよりも、いかにうまく聞けるかのほうが大事です。コミュニケーションとは、考えや感情を「互いに伝達し合う」ことですから、円滑にするためには、どれだけ相手にしゃべらせるかに力を注ぐほうが重要なのです。誰もがしゃべりたがりだから、聞いてくれる人がいるだけでコミュニケーションがスムーズになります。実際、満足したと感じるのは、たいてい自分が十分にしゃべったときでしょう？　言い方を変えれば、聞いてもらったときであり、それを相手にしてあげるわけです。考えてみると、私たちは、幼い頃から「『ママ』って言ってごらん」「昨日は何をしていたの？」と話しかけられ、話すことを学ぶ機会は多いです。しかし、聞き方を教わることはほとんどありません。聞くことこそ技術が必要なのに。

聞き上手になるには、「ちゃんと聞いてくれているな」と相手に思わせることが大事です。それには、4つのポイントがあります。

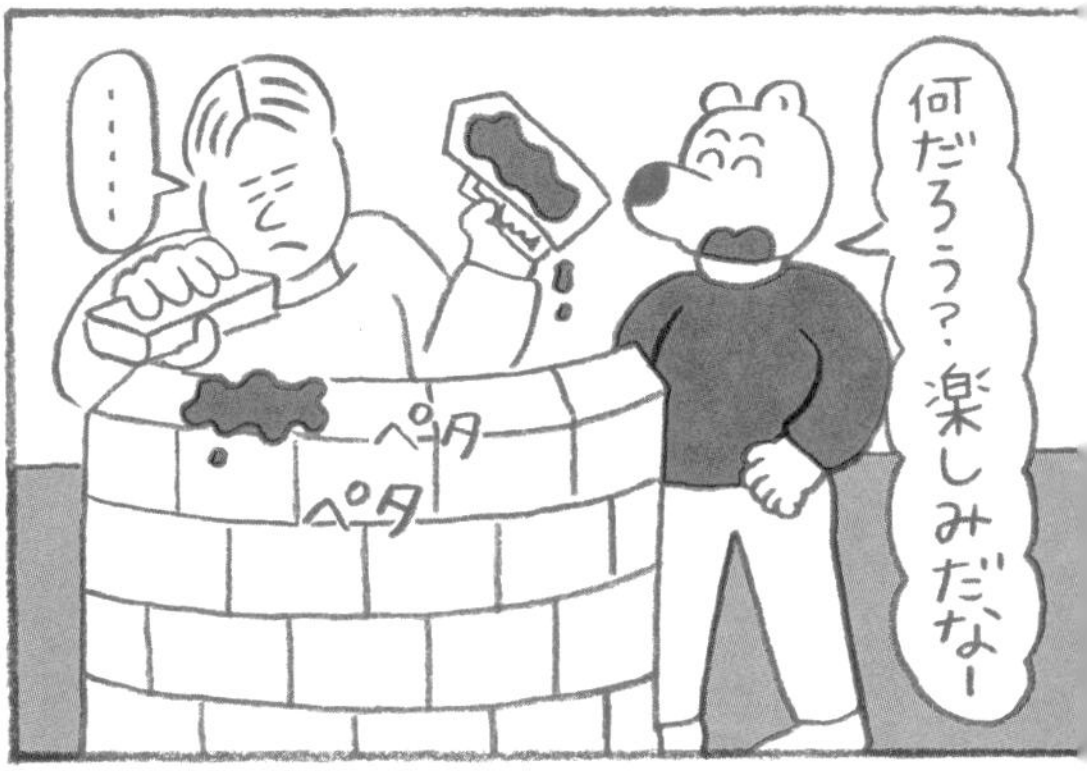

1 相手の目を見る。相手に体を向ける。

2「それで、それで」「なるほど」「それからどうしたの」など、相手の言葉に対してのうなずきや、話を促す言葉を返す。

3「そうだったんだ。大変だったね」と相手の話を否定せずに受け入れる。

4「なんでそれをしなかったの？」と問題点を指摘したり、解決策を提示したりしない。

これらは、誰しもに自然に備わっているスキルではないので、テクニックとして知っておいてもいいでしょう。たいていの人は、話を聞いてるときは次に何をしゃべろうかと考えていて、聞いていません。そうではなく、想像力を働かせて相手の状況を思い浮かべ、もし自分だったらどんな経験となったかな、どんな感情を抱いただろうと想像し、その人の話にのめり込んでいく。これが「聴く」ということです。

こうして見てくると、コミュニケーションが苦手な人は、僕が思うに、人よりも相手の話を聴いているといえます。しゃべりたがりの人は、人の話は聞いていませんからね。「聴ける」ということは、あなたに備わった才能ですよ。だから、無理に話し上手になろうとせず、今のあなたを生かしていくほうがいいと僕は思っています。

これもおすすめ！

ストレスノートをつける⇩P148

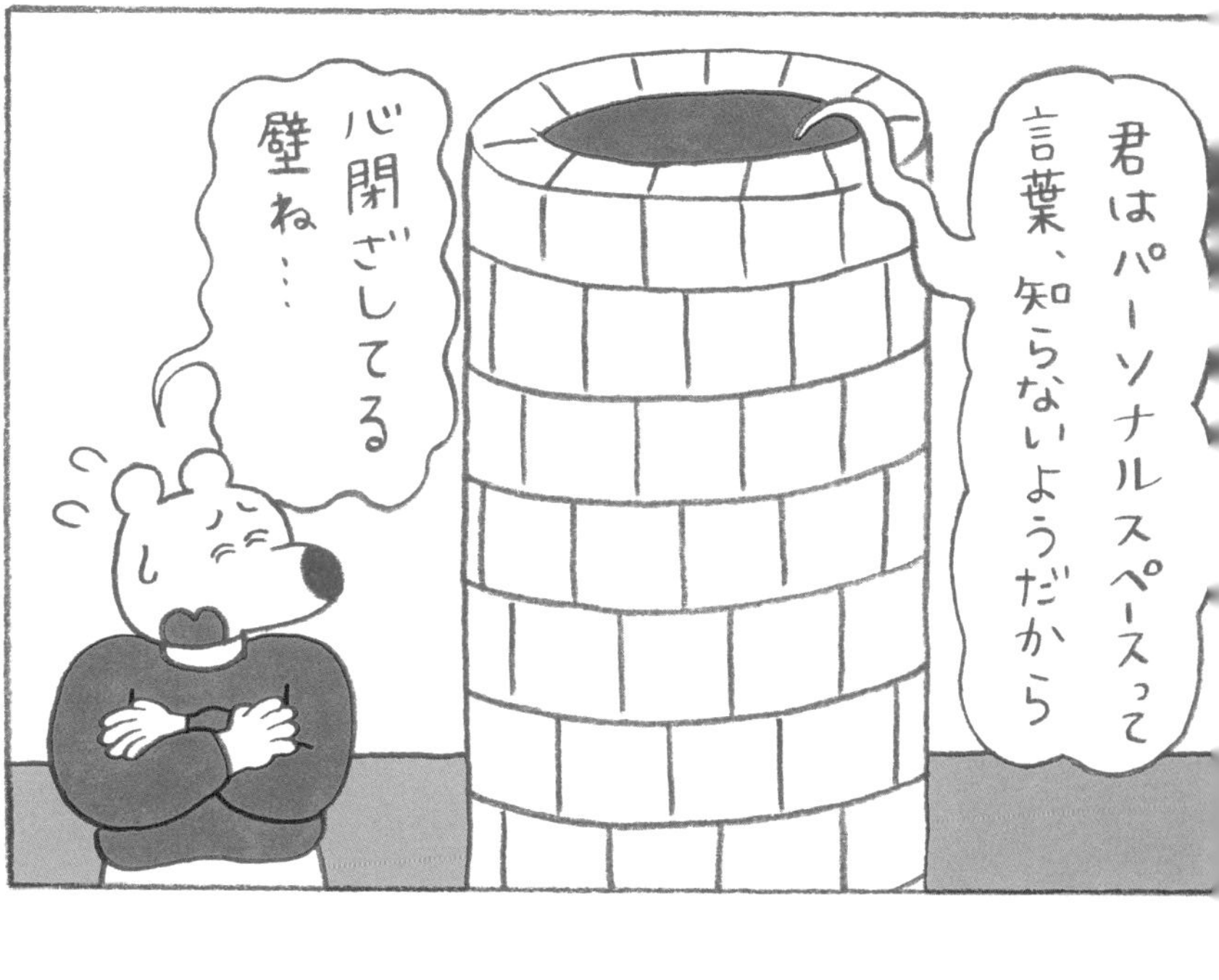
君はパーソナルスペースって言葉、知らないようだから
心閉ざしてる壁ね…

「ストレスノート」をつけよう

ストレスを少しでもやわらげるためには、ストレス源を明確にすることが行動の第一歩です。その方法としておすすめなのが、ストレスノートをつけること。目的は、あなたが受けやすいストレスのパターンを見つけることと、どんな解消行動をとっているか、その効果はどうかを検証すること。そのうえで、よりよいストレス解消法を探ります。何ごとも対策を考えるには現状把握が必要ですが、ストレスも同じです。

ストレス解消法は、ストレスのピーク時には考えられないので、こころが平穏なときに考えてストックしておきましょう。それをひとつでも多く持つことが、ストレス社会を生き抜くうえで、必要なスキルです。

書き方の手順

1 ノートの中央に線を引く

↓

2 左側にストレスを感じていることを箇条書きにする

↓

3 ストレスを5段階で評価する
（1弱い→5強い）

↓

4 右側にストレスに対して行ったことを書く

たとえば、「怒られた」に対して、「暴飲暴食をした」「トイレの壁を蹴った」のように。何かしらは行動をしているはずなので、思い出して書いてください。

2（3）	1	4（5）
怒られた［5］		暴飲暴食をした［3］
10連勤［5］		お酒を飲んだ［2］
隣人がうるさい［5］		壁を蹴った［2］
洗濯ものが乾かない［4］		扇風機を当てた［1］
恋人とけんかした［5］		友達に電話した［2］

←

5 **4**の行動により、どれだけストレスが下がったかを5段階で評価する（1低下度大↓5低下度小）

たとえば、怒られて5だったものが、暴飲暴食をしたことですっきりした。でも食べすぎたことの後悔もあったので、3くらいかなというように。

←

6 よいストレス解消法かをチェックする

ストレス解消法として有効なのは、あくまでも自分も他人も傷つけないことです。壁を蹴ったら自分の足も壁も傷むので、自傷であり他傷でもあります。暴飲暴食をしたら、それはゆるやかな自傷です。友達に愚痴を言うのも短時間ならばいいかもしれませんが、2〜3時間も話していたら友達に対しての他傷です。そうしたことを考えて、自傷にも他傷にもならない効果的な発散方法を探してください。好ましい解消法とは、たとえば次のようなことです。

- ハイキングに行く
- 映画を見る
- カラオケに1人で行って大声で歌う
- プールで泳ぐ

←

7 左右のストレスレベルを見比べる

受けたストレスに対して取った行動でストレスレベルが下がっているのなら、それは解消されたので、効果的な行動とみなします。問題は下がっていない項目で、それがまさにあなたのストレス源です。それについては、別の方法を探りましょう。

ところで、ベストなストレス解消法ではないものの、ストレスレベルが下がっている場合について、僕の考えをお伝えしましょう。たとえば、「仕事が忙しすぎる5」で、「買いものをしまくった1」だったとします。お金をものに換えるのは、確かに発散法のひとつですが、ゆるやかな自傷でもあり、それによりまた稼がなくてはいけません。ストレスを感じているのに、お金のために働かなくてはいけなくて、新たなストレスを生み出しているともいえます。このように、あまり好ましくない行動を取ることを常習化すると、そこから新たな不調を生んでしまいます。やはり、自分も他人も傷つけないことを見つけてほしいですね。

scene 18

いい加減な人にムカついてしまう

体で起こっていること

ずばり、あなたは完璧主義者ですね。責任感が強く、何ごともきちんとしたいタイプでしょう。自分にも厳しい分、他人にもそれを求めてしまい、きちんとしてくれない相手に対して、怒りの感情を覚えるのです。

完璧主義思考は、何らかの外的要因の影響を受けるというよりも、もともとの性格による場合が多いでしょうが、中医学的に考察すると、そうした性格がゆえに陥りやすい症状があります。それは、気（エネルギー）の巡りが悪くなる「気《き》滞《たい》」という状態です。気滞になると、次のような症状が見られます。

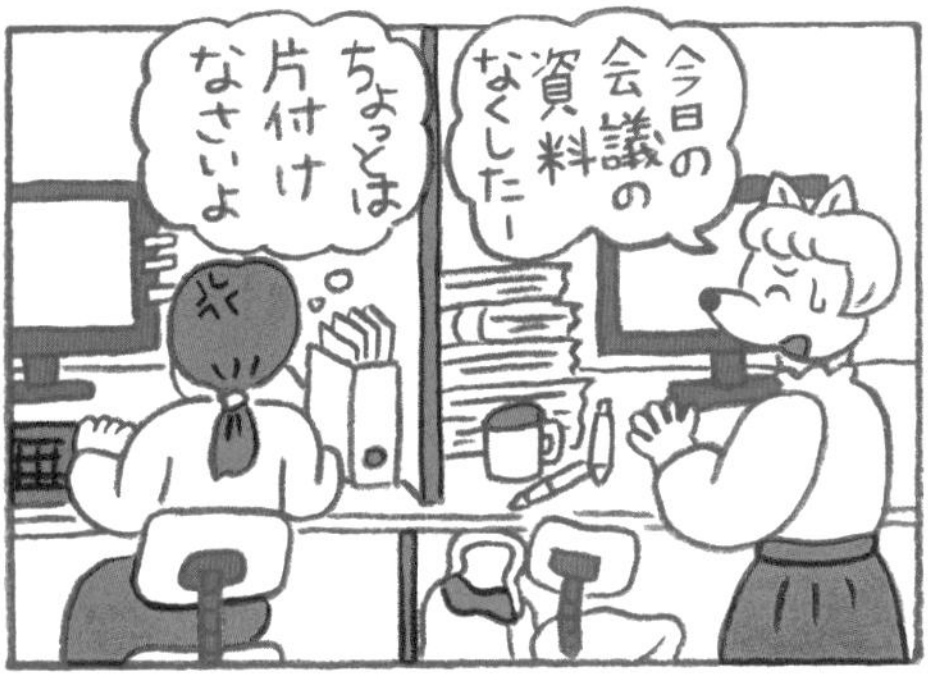
今日の会議の資料なくしたー
ちょっとは片付けなさいよ

□体がこわばりやすい
□おなかが張る
□のどに何かがつかえた感じがする
□胸がつかえる
□ため息が多い
□げっぷがよく出る
□月経前に胸が張る

もし完璧主義者だという自覚があり、右記の症状にも心当たりがあるのなら、肝の弱りが疑われます。気を巡らせる役割を担っているのは肝なので、気滞の症状は肝の弱りのあらわれと中医学ではみなします。

では、なぜ肝が弱るのかというと、大きな要因はストレスです。肝はストレスに対し、一枚岩で私たちの体を守る盾のような役割があるため、あまりにストレスが多いと疲弊してしまいます。完璧主義者はいい加減が許せなくてきっちりしたいわけですから、あれもこれも気になって、そうではない人よりもストレス要因が多いといえます。たとえば、「リモコンはこの順番で、ここに真っすぐに置きたい」と思っていたら、そうでないと許せない。ありとあらゆることがストレスになるので、肝を弱らせるカードを人よりたくさん持っているようなもの。それゆえに、気滞になりやすいのです。気が詰まったところには熱が発生するので、その熱がイライラ、ムカムカにつながるというわけです。

こころを軽くする方法

滞っている気を巡らせるには、よい香りをかぐのが手軽でおすすめです。たとえば、レモンとミントを混ぜた緑茶なんかいかがでしょう。レモンは香りがいいですし、その酸味は肝の気を巡らせる働きに作用します。ミントには冷ます力があるので、イライラをしずめ、発散の効果も期待できます。緑茶にはそわそわした気持ちを落ち着かせる効果があるので、精神の安定に役立ちます。緑茶をいれてレモンの輪切りを浮かべ、ミントの葉を散らせばできあがりです。ミントの香りは精油成分で飛びやすいので、最後に加えるといいですよ。香りをかぎながら飲んでください。ほかに、柑橘類や香味野菜を食べたり、アロマをたいたりするのも効果的です。たまっているものを出すことですっきりするの

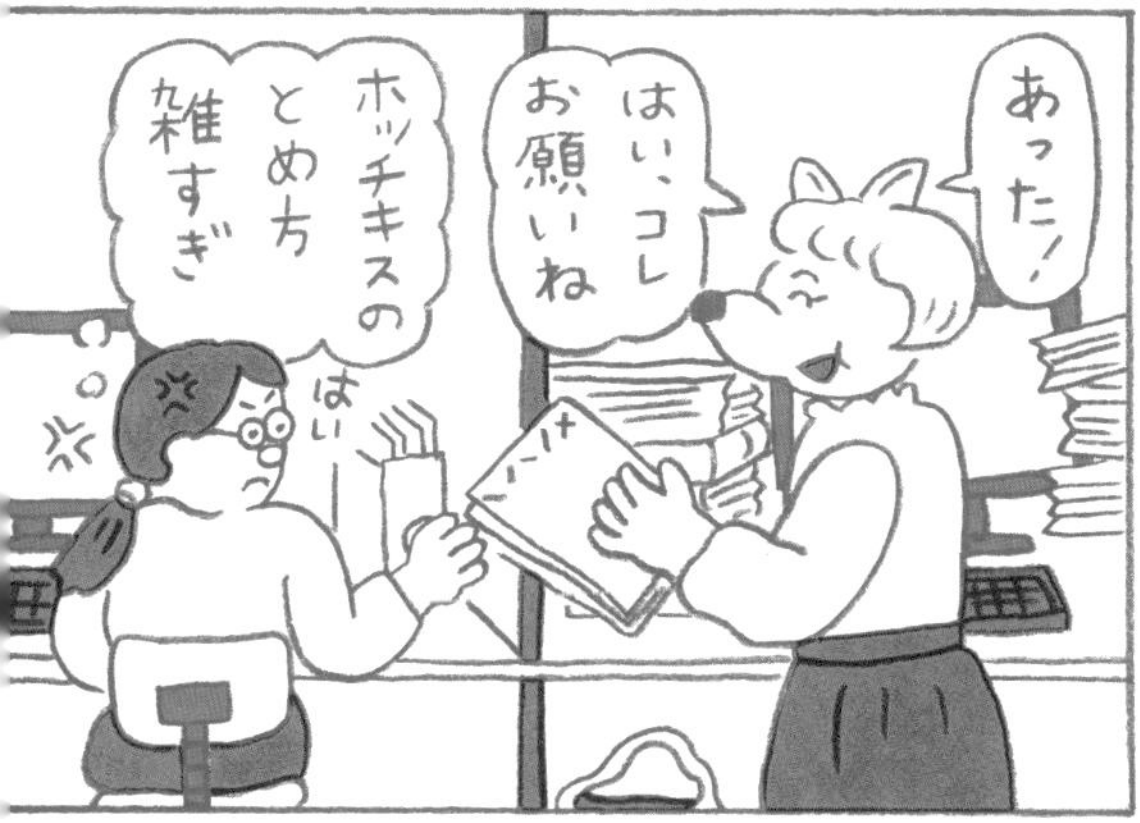
あった!
はい、コレお願いね
はい
ホッチキスのとめ方雑すぎ

で、汗をかくような運動もおすすめです。

僕のところに相談に来る人の中

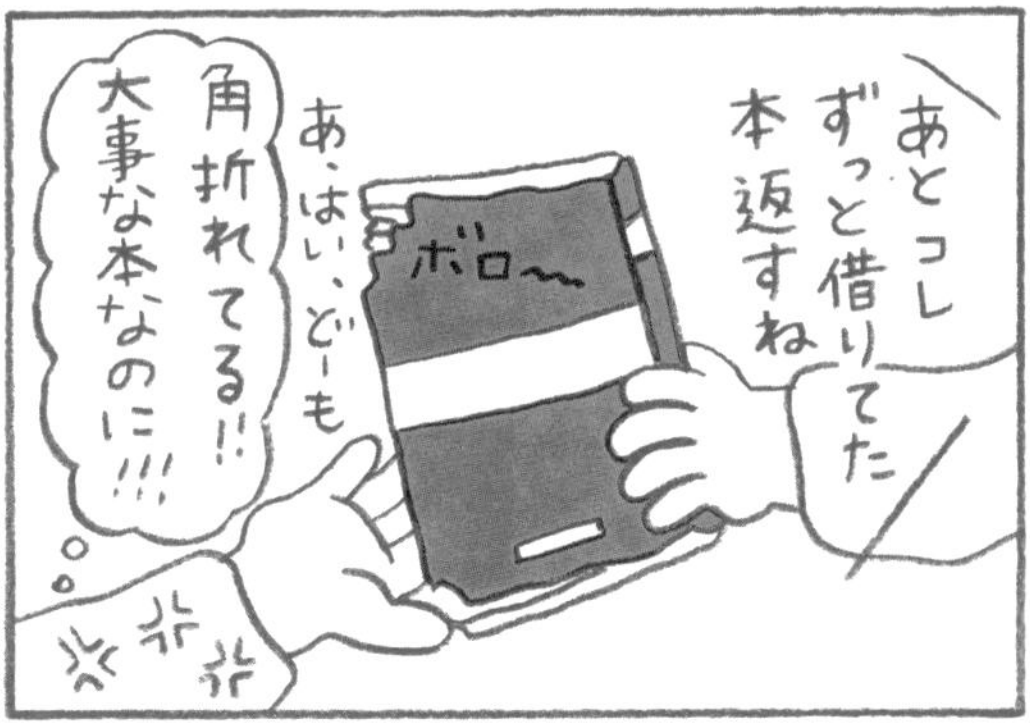
あとコレ ずっと借りてた 本返すね
ボロ〜
あ、はい、どーも
角折れてる!! 大事な本なのに!!!

にも完璧主義者はいます。そうした人には「適当でいい。100%でなくても生きていける」と伝えます。この言葉の裏には、適当を覚えてほしいという僕の思いがあるのですが、そうはいってもそれができないから完璧主義者であり、自らの行動や思考により疲弊してしまうわけですよね。そこで、怒りの感情がわいたり、何かが気になってイラッとしたりしたら、別のことをしてみるのも手です。人間はひとつのことにしか集中できないからです。そうするとスイッチを変えられるかもしれません。

これもおすすめ!

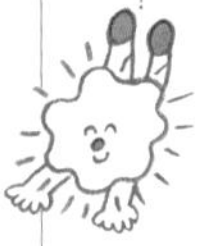

楽しいと思える時間を作る⇩P75
自然の中に身を置く⇩P78
早く寝る⇩P63

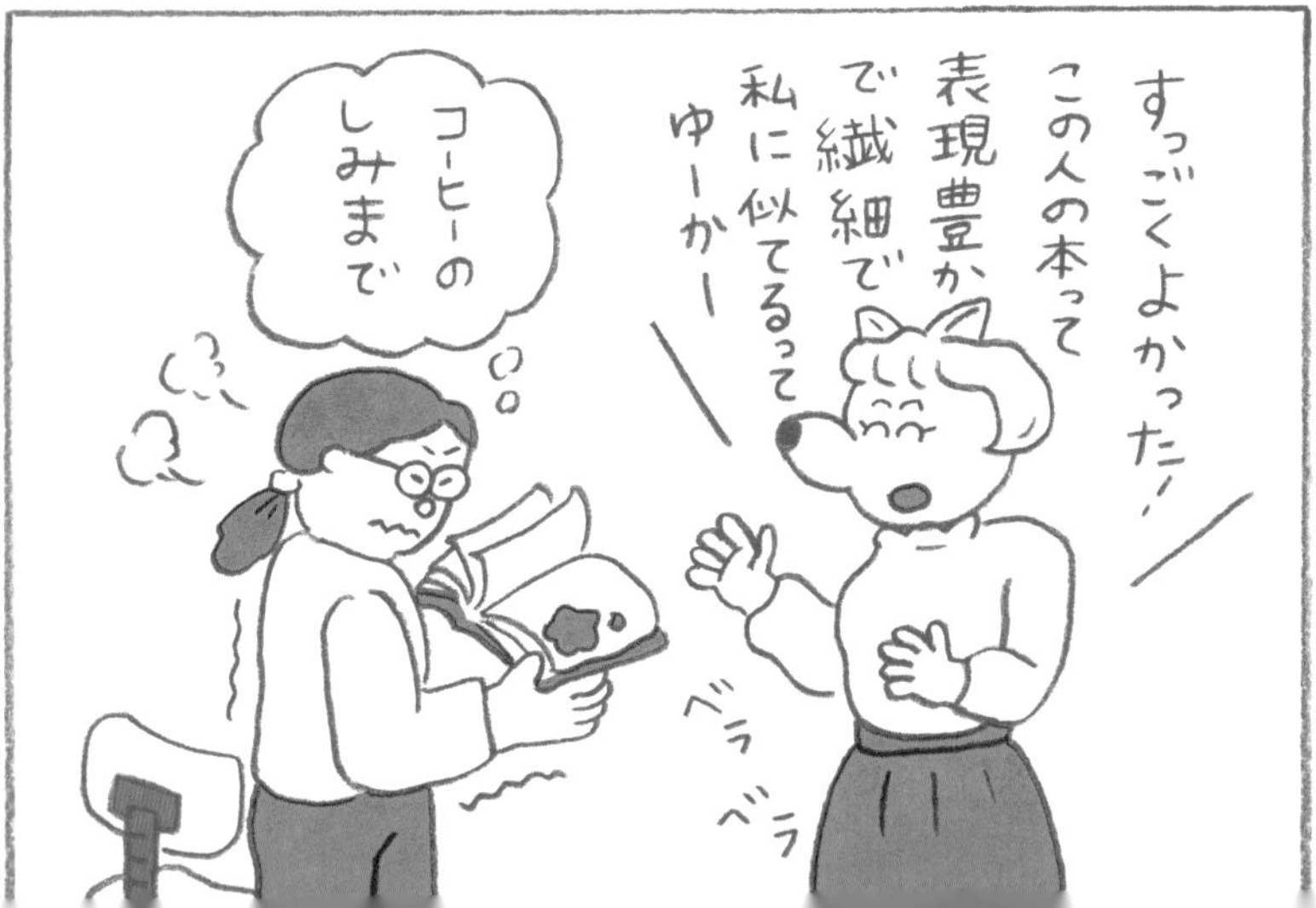
すっごくよかった! この人の本って表現豊かで繊細で私に似てるってゆーかー
コーヒーのしみまで
ペラ ペラ

scene 19

嫌なニュースを見た

体で起こっていること

悲しい、つらい、恐ろしい事件やできごとのニュースが伝えられない日はありませんね。これらに影響されて、気持ちが不安定になる人も少なくないでしょう。これを中医学的に見ると、エネルギーが不足しているために、外からの刺激をはね返す力や守る力がないとみなします。外からの刺激を中医学では外邪《がいじゃ》といいますが、エネルギーの不足は、この外邪につけ込まれるすき間を作ってしまったようなもの。エネルギーを中医学では「気」と捉えるので、つまり気不足です。

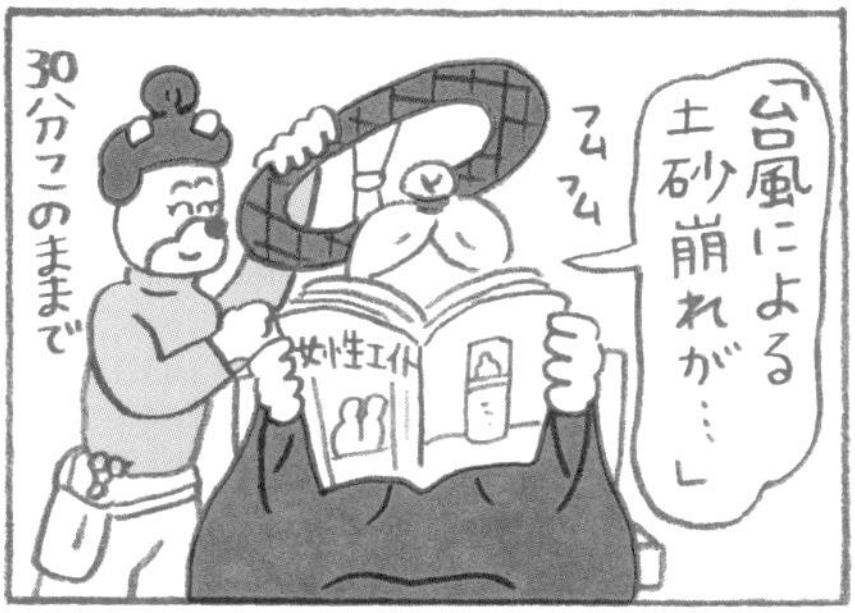
「台風による土砂崩れが…」
ムム ムム
30分カこのままで
女性エイト

なぜ気が不足するのかというと、消耗したか供給できていないかのどちらかです。気を生み出しているのは脾《ひ》と肺なので、これらを疲弊させる次のような行動をとってはいませんか。

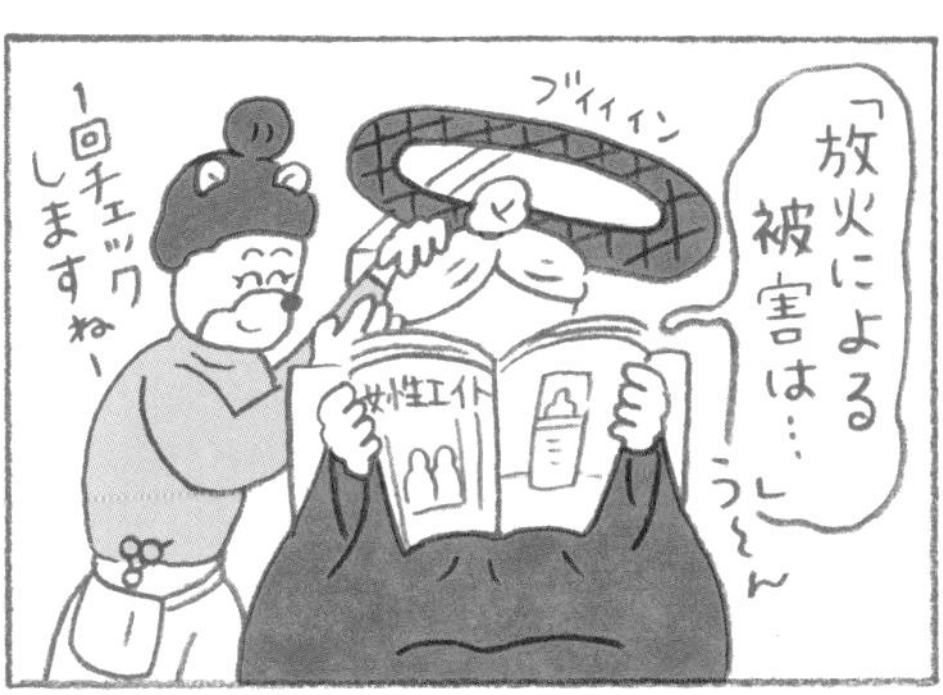
「放火による被害は…」
ブィィィン
1回チェックしますねー
う〜ん
女性エイト

【気の消耗の要因】

□気を張ることが多い

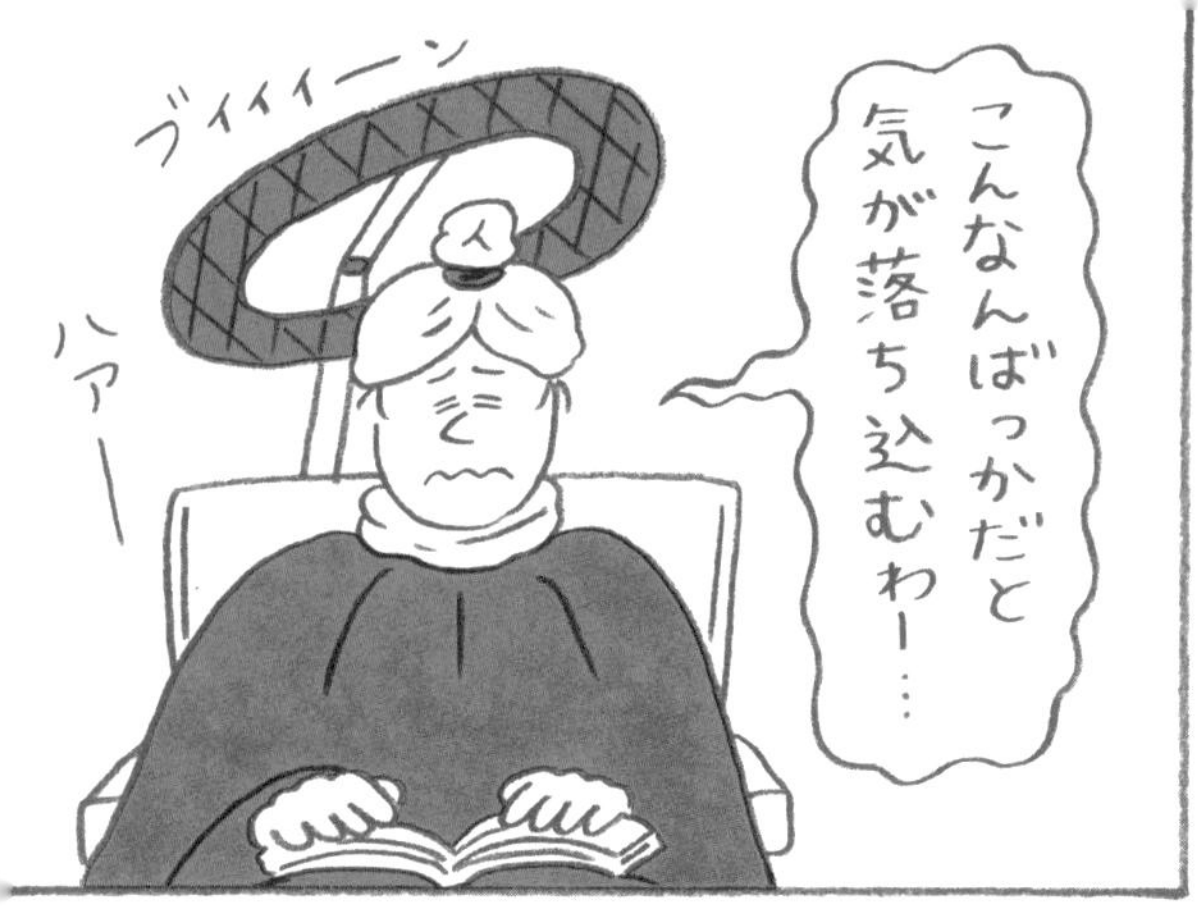
ブィイイーン
こんなんばっかだと気が落ち込むわー…
ハアー

□気をつかいすぎる
□働きすぎ
□ずっと休んでいない
【気の供給力低下の要因】
□食事がおろそか
□思い悩むことが多い
□呼吸が浅い
□空気の悪い環境にいる

こころを軽くする方法

「嫌なニュースは見ないで！ 今すぐテレビを消して！」。これが、まず僕が伝えたいことです。テレビだけでなく、SNS、インターネット、ニュースアプリなど、あらゆるものが発する情報を避けてほしいです。それには自己防衛しかありません。思考を止めることはできないので、避けるしかないのです。見たくない、聞きたくない情報をあげる人のフォローは外しましょう。ニュースアプリは見ないようにしましょう。起きぬけや帰宅直後にテレビをつけることが習慣になっている人は、見たい番組でもないのに、だらだらと流す行為はやめましょう。僕の相談者の中にもこういう人がいますが、「消していいんですよ」と伝えると、びっくりされることもあります。あまりにも習慣化していて、消すという選択肢に気がつかないのでしょう。

政治や事件に対して興味を持つことや、天災時に自分が何かをしなくてはと思うことはとても大事ですが、それはあくまでもあなたの安全が確保されていることが大前提です。救急救命や応急救護の講習でも、はじめに言われるのは身の安全の確保。二次災害を防ぐために自分の安全を確保し、そのうえで人を助けることを指導されます。これと同じで、嫌なニュースが受け入れられない状態なら、今は見ないと割り切ったほうがいい。こころも体も元気になった時点で受け取ればいいし、それもできないなら拒否したっていい。それを、リアルタイムで見ておかなくては、知っておかなくてはと、無理をするのはナンセンスです。人はそれぞれ器の深さが違います。自分の容量を考えずに入れてしまうと、あふれてしまって大変なことになってしまいます。浅い人も深い人もいるのだから、見なくていい、聞かなくていい、無理に情報収集をしなくていいんです。あなたの身を守るのが一番大事ですから。

「見るな!」という教えは、僕がアメリカで学生だったとき、政治経済の授業で何度も言われました。「遠くの町で強盗があったからといって、あなたの人生にはまったく関係がない。それを知っている必要があるのか」「余計な情報を入れるな」と。アメリカの場合は番組によって報道の偏りが大きいから、その情報をうのみにして頭が偏らないように、という意図があったんですが、今振り返ると、嫌なニュースに敏感に反応してしまう場合の対応も同じだなと思います。

これもおすすめ!

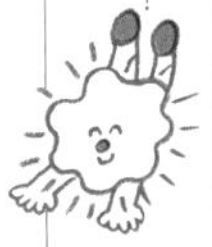

油っこい・甘い・味が濃いものを控える⇩P93
気を補う食べものをとる⇩P222
深呼吸する⇩P90

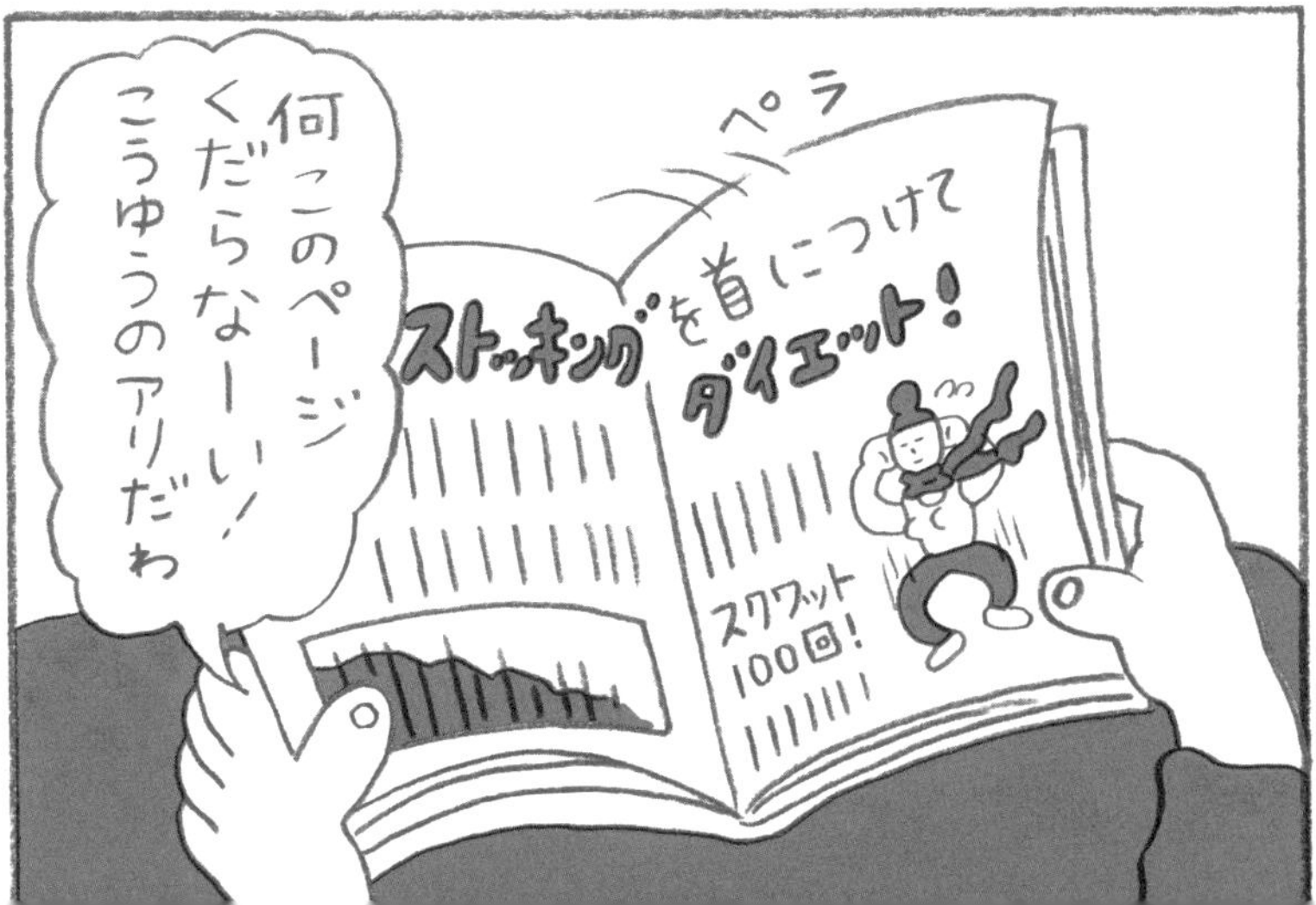
何っこのページ
くだらなーい!
こうゆうのアリだわ
ペラ
ストッキングを首につけてダイエット!
スクワット100回!

scene 20

つらい記憶がよみがえってきた

体で起こっていること

もし、何かのきっかけ、たとえばニュース映像やSNSの投稿などを見てつらい気持ちになったのなら、あなたは今、外からのダメージを受けやすい状態にあるのでしょう。それを中医学では気（エネルギー）が足りないとみなします。気はあなたを外敵から守る布のようなものです。気が足りない状態というのは、何も防御するものがなくて素っ裸。バリアがなくて、へにょへにょです。だから、ちょっとした刺激も痛いし、つらい。

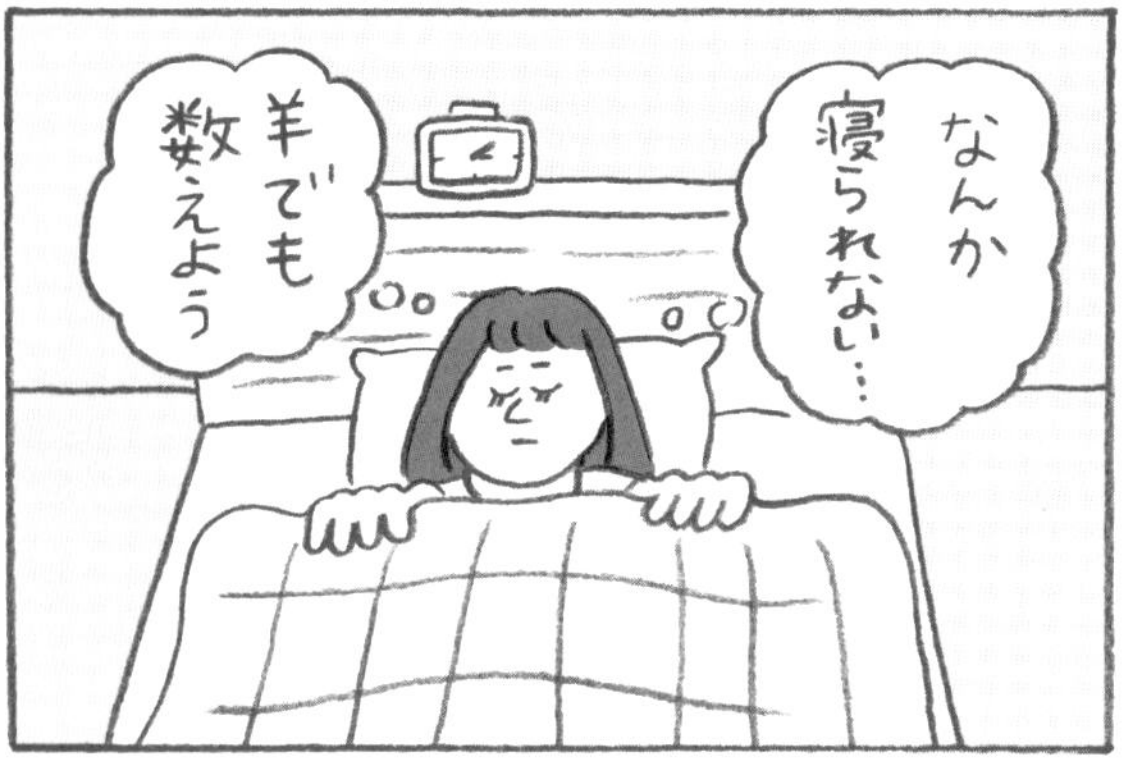

実生活でも、外出するときに上着を1枚羽織っているのと、そのまま出るのでは体感がまったく違いますよね。それと同じです。気がないから元気がなくて、覇気もなく、行動できる気力もありません。気が十分にないので、自分はだめな人間だというように、自己否定につながる場合もあります。

　気はエネルギーなので、使えばなくなりますし、補充が十分でなければ不足します。原因は、働きすぎや動きすぎ、もしくは休息が取れていなさすぎ、食べるものが悪すぎるなどが挙げられます。

もうひとつ、血《けっ》が不足している可能性も考えられます。血が不足すると、不安感が強まるので、ニュース映像などを見て「自分のところでも起きたらどうしよう」「自分の子どもは、親は、大丈夫かな」「ウイルスにやられたらどうしよう」と不安でいっぱいになりがちです。朝はさほど不安は強くないですが、夜になるとドキドキしたり、緊張したりして不安が強まることが多いです。血が消耗する原因は、目と頭をたくさん使った、睡眠不足、食べるものが悪いなど。ほかに、月経や妊娠・出産、授乳中などでも血は不足します。

　冒頭に、つらくなった原因が何かのきっかけならと書きましたが、もし何のきっかけもないのに記憶

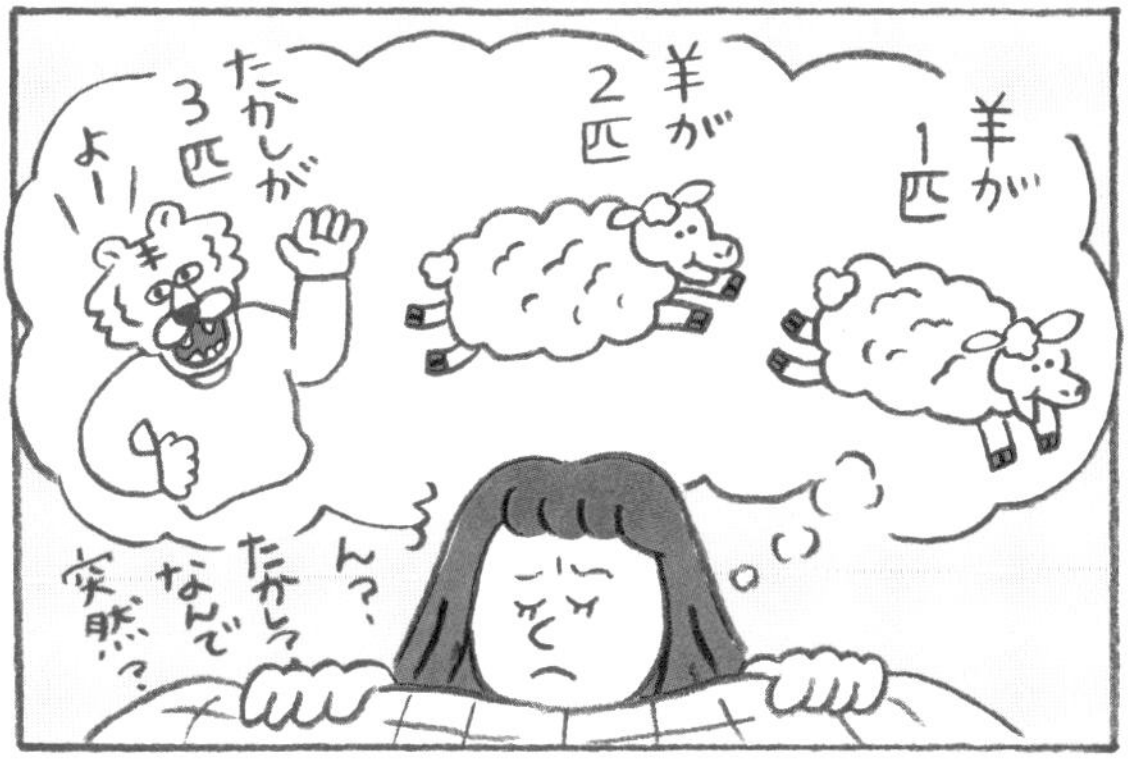
羊が1匹
羊が2匹
たかしが3匹よー
んっ？
たかしってなんで突然？？

がよみがえってきたのなら、ちょっと捉え方が違います。つらい記憶があまりにもきつすぎて受け止められない場合、人間はその記憶をどこかに押しのけておくという防衛本能が作動します。ですから、何のきっかけもなく、ふと思い出されるのなら、その押しのけておく力がゆるまり、少し受け入れる準備ができたとも考えられます。体が「もう思い出しても大丈夫だよ」と伝えていて、いわば受け止められるはじまりともいえるわけです。だから、抗ったり逃げたりすると余計にしんどくなることもあるでしょう。こころは認めてほしい感情なのに、それをなかったことにしてしまうと自分を否定することになり、つらさから抜け出

せずにずっと堂々巡りになってしまいます。「あのとき、やっぱりつらかったんだな…」と、そのまま受け取るようにすると、徐々に

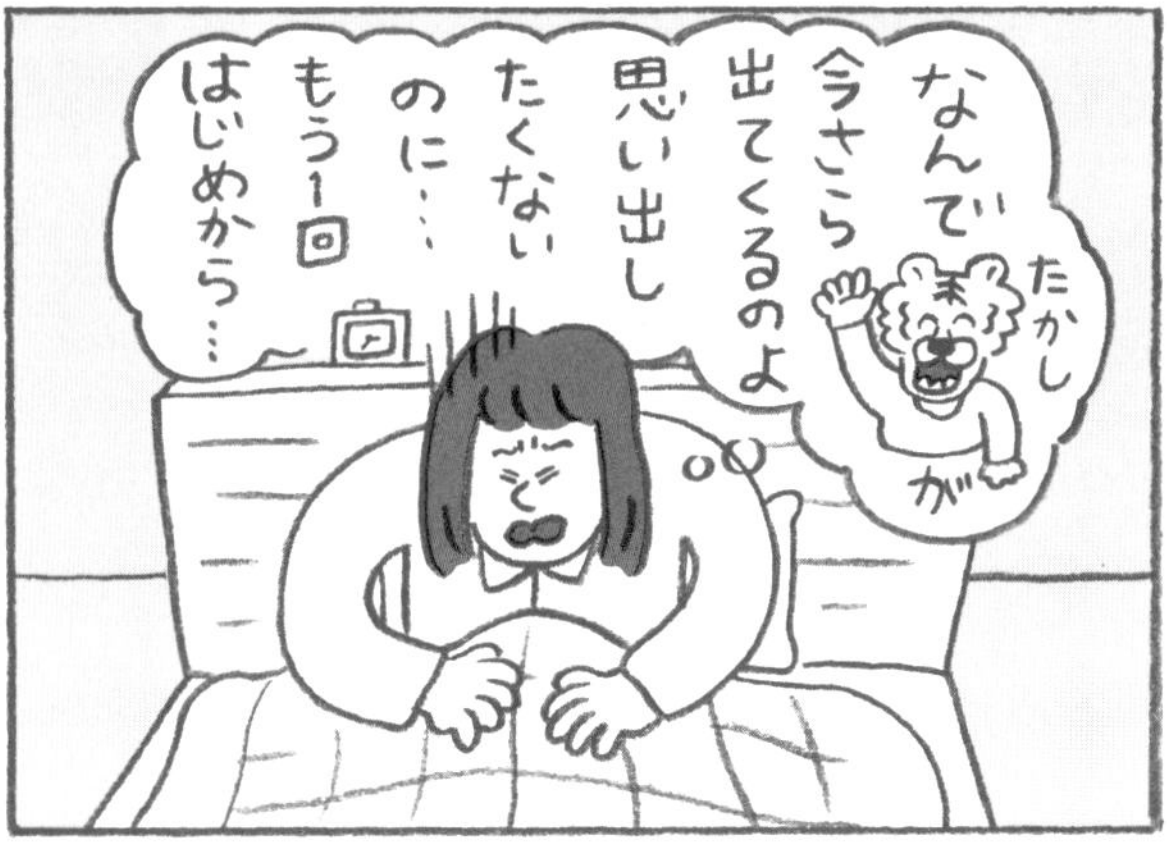
なんで今さら出てくるのよ
思い出したくないのに…
もう1回はじめから…
たかしが

危険なトゲトゲしたものではなく、丸い傷つけないものに変わっていきます。「記憶」というものに変わっていくんですね。

こころを軽くする方法

気または血の不足のどちらにせよ、大事なのはストレス源から離れて休むことと、しっかり寝ることです。この行動で大事なのは、「ストレス源から離れる」の部分です。とにかくトリガーになる刺激から体を遠ざけてください。それには、あらゆる情報を「見ない」「聞かない」のが一番です。まず、テレビは消しましょう。こころが弱っているときは、どんなことでもトリガーになり得ます。たとえば、救急車の映像だったりサイレンの音だったり、なかには子どもが走っている映像さえもトリガーになる人がいるかもしれません。世の中の動きを知っておくことは大事ですが、それができる人とできない人がいるのですから、できないからといって自分を責める必要はまったくありません。

そして、SNSも見すぎないようにしてください。フォローするアカウントを外したり変えたりして、あなたにとって安全なアカウントばかりにしておきましょう。人間関係の都合でフォローが外せない場合でも、投稿を非表示にする機能もありますし、音が出ないように設定することもできます。

こうした行為に対し、引け目を感じたり罪悪感を持ったりする必要は

ありませんよ。優先すべきはあなたのこころを守ることだからです。通常状態になってから知ればいいだけですし、人助けならそれからでも遅くはありません。それまでは、こうした自己防衛によって、トラウマが再燃されないようにするのが大事です。

　それにしても、みなさん、人助けを大きな枠で捉えすぎてはいませんか。席をゆずる、階段でベビーカーを運ぶのを手伝うなんていう小さな親切だって立派な人助けです。忙しい家族のために洗剤を詰め替えたり、洗濯ものを取り込んだりも立派な人助け。まずは隣にいる人、目の前の人の幸せのためにできることをしましょう。そう考えると、できることって案外たくさんあるんですよ。

　もうひとつの着目点は「休む」の部分です。仕事が休めないからと何も手を打たないでいたら、あなた自身がつぶれてしまいます。元気でないと稼いでも仕方ありませんし、担当している仕事にも悪影響が出ます。体が基本なわけですから、まず回復させることを最優先にしてください。仕事を続けつつ、どうしたら休めるのかをあと回しにせず、あなたの体のために考えてあげてください。

これもおすすめ！
気を補う食べものをとる⇩P222
血を補う食べものをとる⇩P223

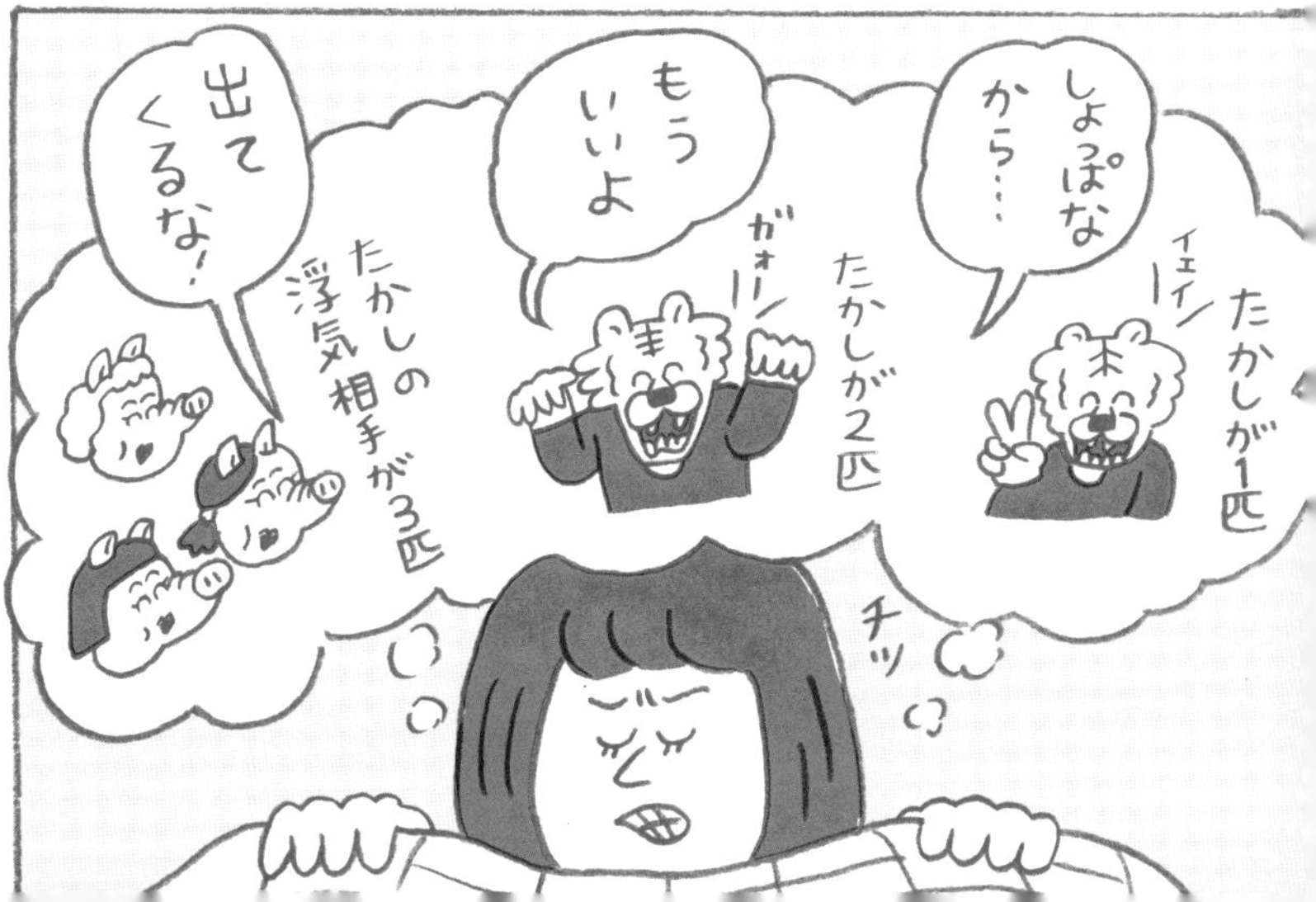
たかしが1匹
イェイ！
しょぼなから…
たかしが2匹
ガオー!!
もういいよ
たかしの浮気相手が3匹
出てくるな！
チッ

scene
21

電車に乗りたくない

体で起こっていること

電車に乗りたくない要因としては、次の3つが考えられます。

ひとつは、電車に乗る気力がなくなっていること。電車だけでなく、起き上がりたくない、人と話をしたくないなど、すべての行動を起こす力がなくなっている状態です。やる「気」も行動する「気」もゼロの、気（エネルギー）不足。それゆえに、電車に乗りたくないのかもしれません。

2つ目は、血《けつ》不足による心《しん》の弱り。正確にいうと、心に宿る神《しん》の弱りです。中医学において、神は精神をコントロールしている中枢であり、血によって養われていると考えます。ですから、血が十分にないと、神が元気でいることができなくなり、不安感が強くなります。たとえば、「みんなが自分を見ている気がする」「おかしな人と思われていないか」と自意識が肥大し、電車を降りてしまうこともあるでしょう。こうした不安感が、電車に乗りたくないという感情につながっていると考えられます。

3つ目は、音やにおいなどの刺激に敏感すぎること。電車に乗るといろいろなにおい、たとえば体臭、香水、柔軟剤、そしてさまざまな音、たとえばイヤホンから漏れる音楽、隣席の人の会話、車内アナウンスにさらされます。こうした刺激を苦痛に感じ、電車に乗りにくくなっているのかもしれません。生まれつき感覚が鋭くてちょっとした刺激でも敏感に感じ取るHSP（Highly Sensitive Person）

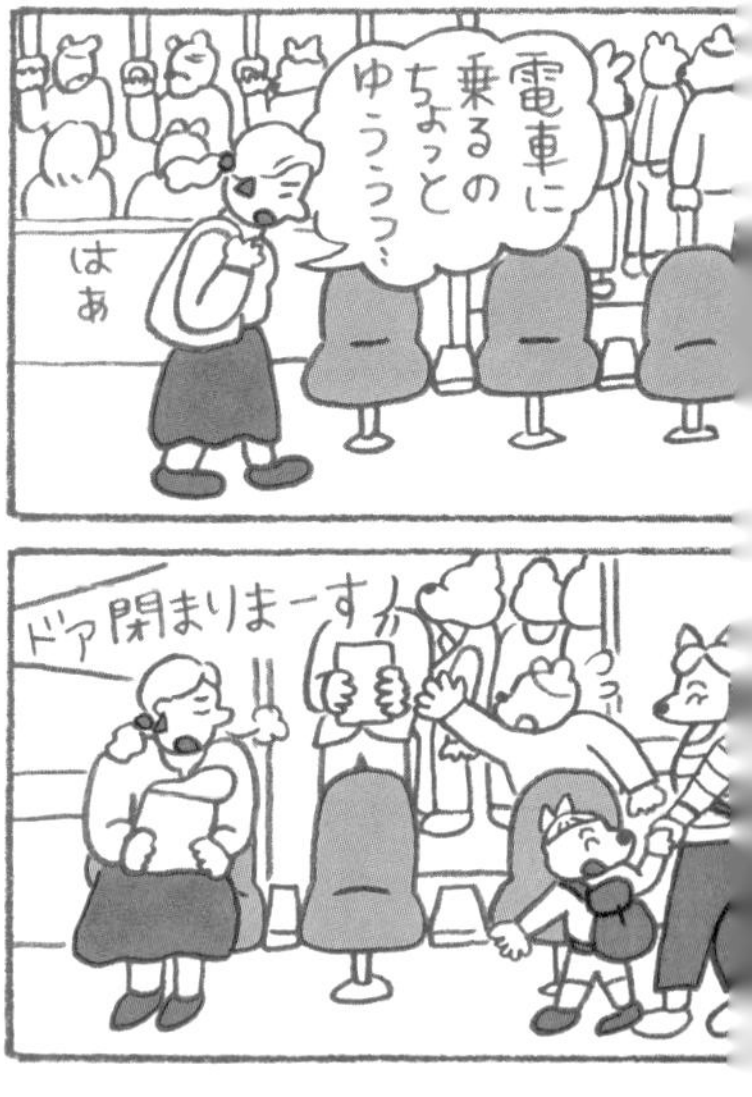
電車に乗るのちょっとゆううつ…
はぁ
ドア閉まりまーす

といわれる人ですが、これを中医学的観点でいうと、陰（潤い）や血（栄養）の不足とみなします。要するに体の中の液体が少ない状態です。すると、鎮静させるものがないので、体は興奮性の熱が勝った状態になります。だから、ちょっとした外的刺激にイライラしたりそわそわしたりして、敏感に反応してしまうのです。

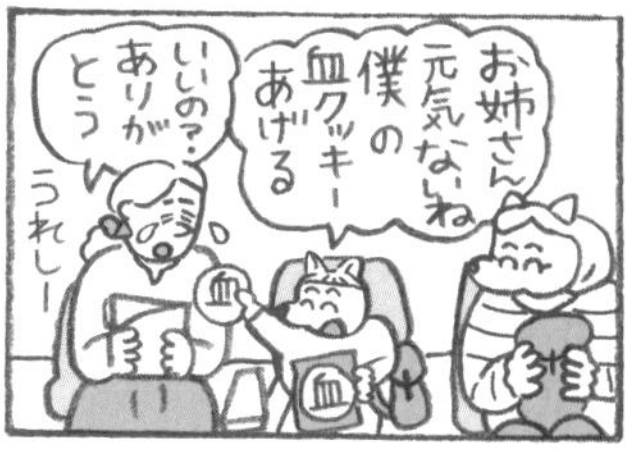
お姉さん元気ないね
僕の血クッキーあげる
いいの？ありがとう
うれしー

こころを軽くする方法

まずすべきは、しっかり眠ることです。これは、気が不足している人にも、潤いが不足している人にも有効です。太陽が沈んで空に月が見えるようになったら寝てほしいです。あとは、潤いが不足しているわけですから、それ以上消耗させないことも大事です。だらだらと汗をかくような行為、たとえば長風呂、岩盤浴、激しい運動などは控えてください。運動するなら、湿度が高いプールでの水泳がおすすめです。

外的刺激に敏感な人は、耳栓などを利用して物理的に遮断する方法を僕はすすめています。音が気になるならば、周囲の雑音だけを消すノイズキャンセリングイヤフォンを試してみるのもいいでしょう。実際、僕の相談者の中にも、風の音が気になってパニックに陥ってしまう人がいるのですが、ヘッドフォンをつけて防御をしています。においが気になる人は、なかなか対策が難しいのですが、車両を移動する、好きな香りを吹きかけたマスクをするなどして物理的に遠ざけてみてください。

これもおすすめ！

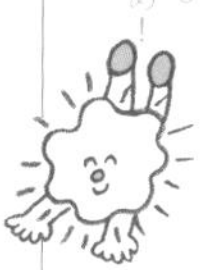

気を補う食べものをとる⇩P222
血を補う食べものをとる⇩P223
深呼吸する⇩P90

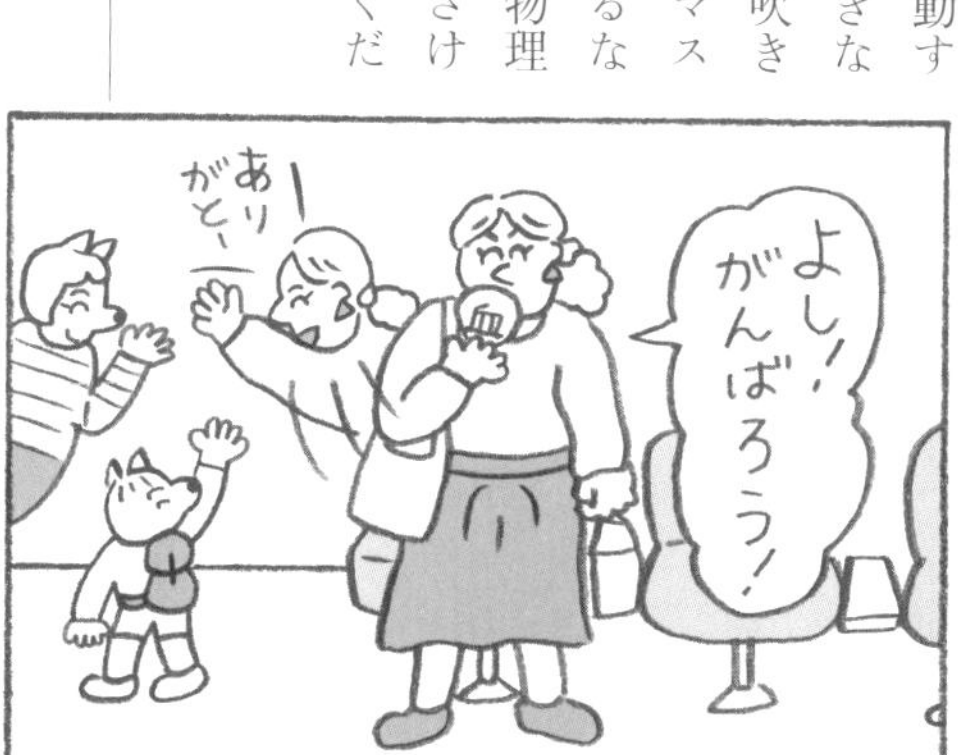
よし！がんばろう！
ありがとー

scene 22

子どもが言うことを聞かない

体で起こっていること

本題にいく前に、子どもは言うことを聞かない生きものであるという点を認識しておきましょう。私たち大人は何十年と生きてきて、その間に世の中のことを学びましたが、子どもはたかだか数年しか経験をしていないわけです。大ベテランの重鎮と、入りたての新人みたいなものです。手の動かし方をやっと覚えたくらいで、どう動かせばペンが握れるのかさえもわからないくらい未熟です。だから、言っている相手の気持ちを考えろといっても、脳がまだそこまで発達していないのだから無理な話です。そう捉えるべきというのが僕の基本的な考えですが、そういったら元も子もないので、「言うことを聞かない」と思ってしまうとき、体やこころはどんな状態にあるのかを、中医学的に見ていくことにしましょう。

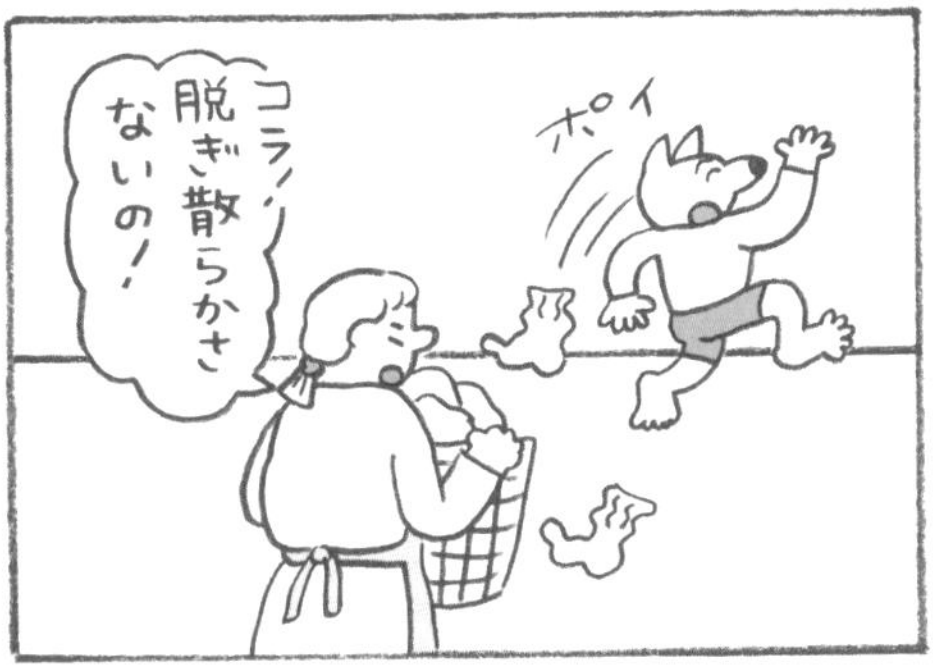

あなたはどんな気持ちですか。どんな行動を起こしましたか。

A カッとして、感情的に怒ってしまった。または手を出してしまった。

B「どうして言うことを聞いてくれないのだろう…」と落ち込んでいる。または育児ができなくなった。

Aならば、気（エネルギー）が滞っている、または潤いが足りないと考えます。同じ状態である「ヒステリックに怒ってしまった」（P141）も併せて読んでください。

Bならば、気が足りないのでしょう。落ち込んでいるだけでなく、育児が嫌になって投げ出してしまったなら、完全に気不足。気とはエネルギーのことなので、Aのように怒る力はなく、子育てをする気力さえもなくなってしまった状態です。

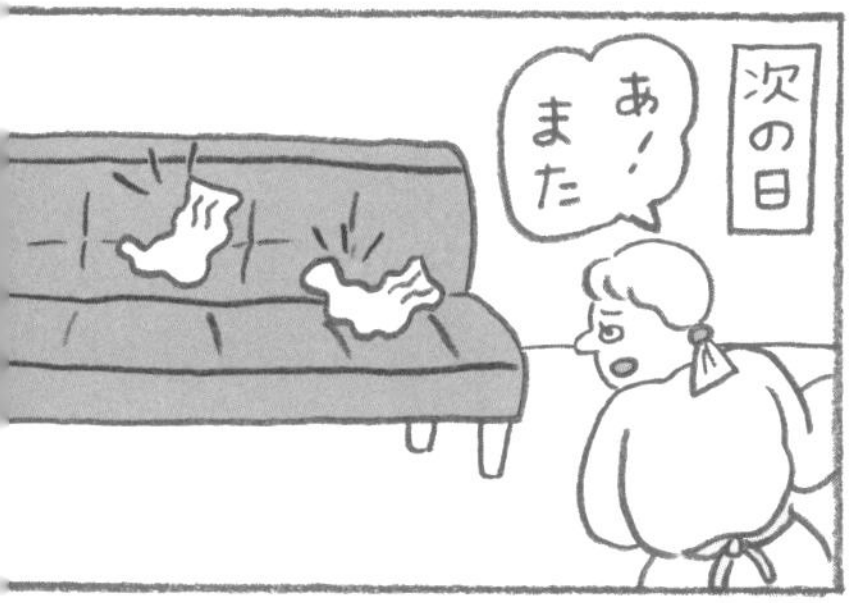

気が滞るおもな原因はストレスです。「何事もきちんとしたい」「きまじめ」「融通が利かない」といった性格も関係します。なぜならば、こうした性格の人はあれもこれも気になってストレスがもともと多く、そこに子育てという思い通りにならない追加のストレスが加わるからです。そして、潤いが不足する一因は睡眠不足です。気が足りなくなる原因は過労やストレスのほか、気の原料となる食べものがとれていないことも挙げられます。

こうして見てくると、子育ては気や潤いの不足、気の詰まりに陥りやすい環境にあるといえるでしょう。自分は出かけるための準備が済んでも子どもは終わっていない、一生懸命作った食事を食べてくれない、眠いのに起きなくてはいけないなど、とにかく四六時中ストレスがわいてくるわけですから。また、睡眠がこま切れだったり、寝かしつけたあとに家事をしたりして、どうしても睡眠不足になります。疲れがたまるのに、休めません。自分より子どもの食事を優先して食事がおろそかになることも少なくないでしょう。だからこそ、常日頃から対策をとって、備えておくことが大事です。

こころを軽くする方法

まずは、ストレス緩和のために、

いっしょに子育てをしている人に悩みを話し、共有することがとても重要です。ひとりで考えていると、どうしても暴走してしまうので、悩みを分けて、少しでもストレスを発散させてほしいのです。これは、A、Bどちらのタイプにも共通です。

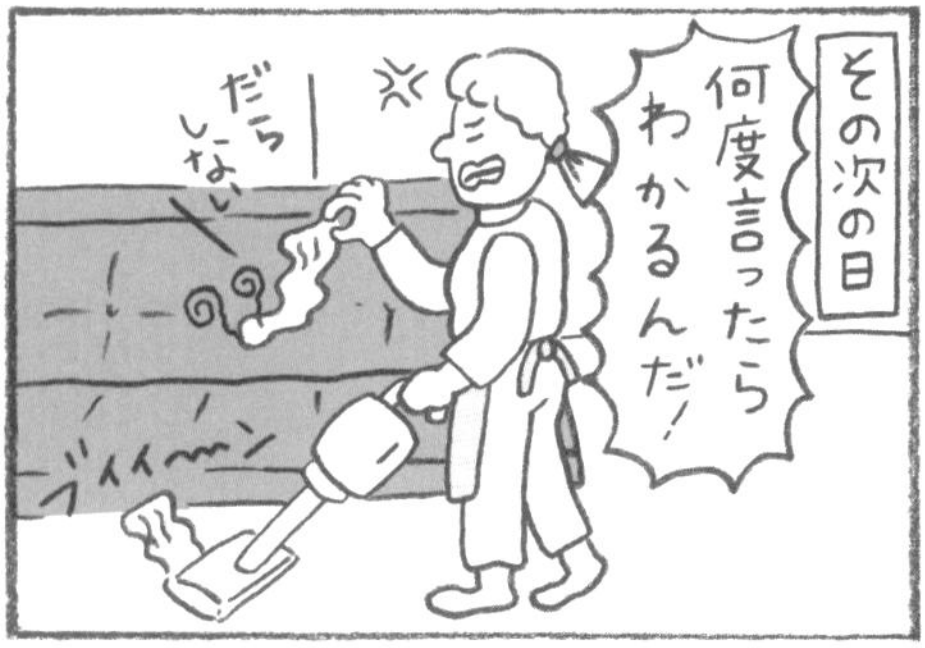
その次の日
何度言ったらわかるんだ!
だらしない
ブィイ〜ン

気が滞っている人は、少しくらい睡眠を削ってでも楽しいと感じる時間を作ってください。好きなアイドルのDVDでも、ネット配信のドラマを見るのでもかまいません。詰まっている気を散らして、巡らせたいからです。ただし、潤いが足りない人は、休むことのほうが優先です。子どもといっしょに夜の9時や10時に寝てしまいましょう。実際、僕の相談者を見ていても、さっさと寝てしまう人は穏やかですね。きっと睡眠中に回復できているのでしょう。

気が不足している人は、しっかり休むことが最優先事項です。たとえば、週末はパートナーに子どもを連れ出してもらって1日寝る、少しの時間でも親に預けて寝るなど。もっともやってはいけないのは、家にいて育児や家事をしている人だけが夜起きて世話をすること。たとえば、1日交替にする、時間を区切るなど、ふたりで話し合って分担してください。子育ての真っただ中にいる僕の話をすると、我が家では夜の担当は僕です。もちろん全然寝られないので、睡眠不足になりましたが、仕事と割り切って乗り切りました。やるしかない、自分の子どもですからね。

次に大事なのが、気を生み出す食べものをとること。そうはいっても食事を作る余裕なんてないでしょうから、すぐに食べられるものをストックしておくのがおすすめです。たとえば、パックごはんなら電子レンジで加熱するだけで食べられます。そこにしらすをかければ、体を元気にする鹹味《かんみ》（塩からい味）もとれます。皮ごと電子レンジで加熱すればすぐに食べられるとうもろこしも便利ですよ。冷凍のかぼちゃや、さば缶などを用意しておくのもいいでしょう。

最後に、中医学的観点からの対策ではありませんが、子育てについて、僕なりの考えをお伝えしておきます。「言うことは聞かないものとして接する」「聞いてくれたらラッキーぐらいに捉える」「いい意味で期待をしない」、こんなふうに考えて僕も子育てをしています。しかし、それでも大声で叱ってしまうようなことはあります。もちろんこうした行為はないほう

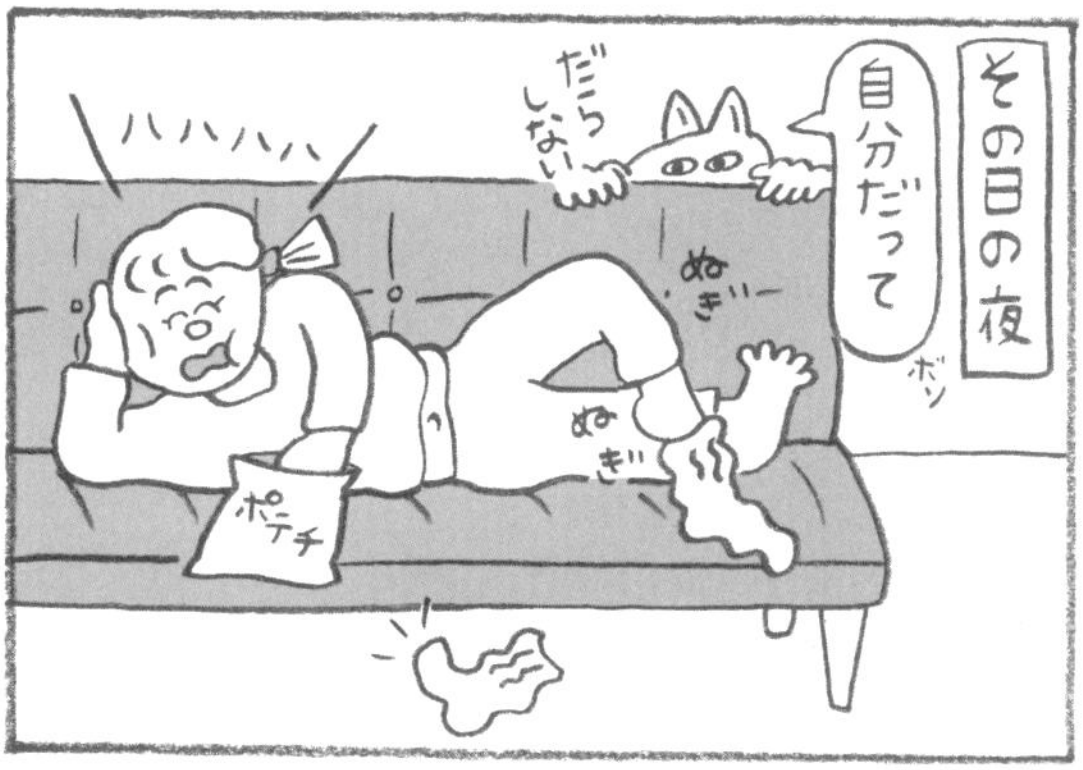

がいいですが、人としてある程度は仕方ないのではないかとも思います。だから、こうした態度をとってしまったあとに「きちんと謝る」、これが肝心だと僕は考えています。もしかしたら子どもが寝たあとに枕元で謝る人はいるかもしれませんね。そうではなく、子どもが起きているときに、きちんと目を見て「さっきはごめんね」と謝ってください。子どもは自らの考えを口にはできませんが、きちんと理解はしています。「理不尽に怒ったなと感じたらとにかく謝る」。これが唯一できることなのではないかと僕は思います。

これもおすすめ！

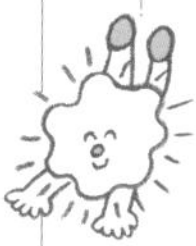

香りのよいものを取り入れる⇩P74
潤いを補う食べものをとる⇩P223
深呼吸する⇩P90

scene

23

高齢の親とぶつかる

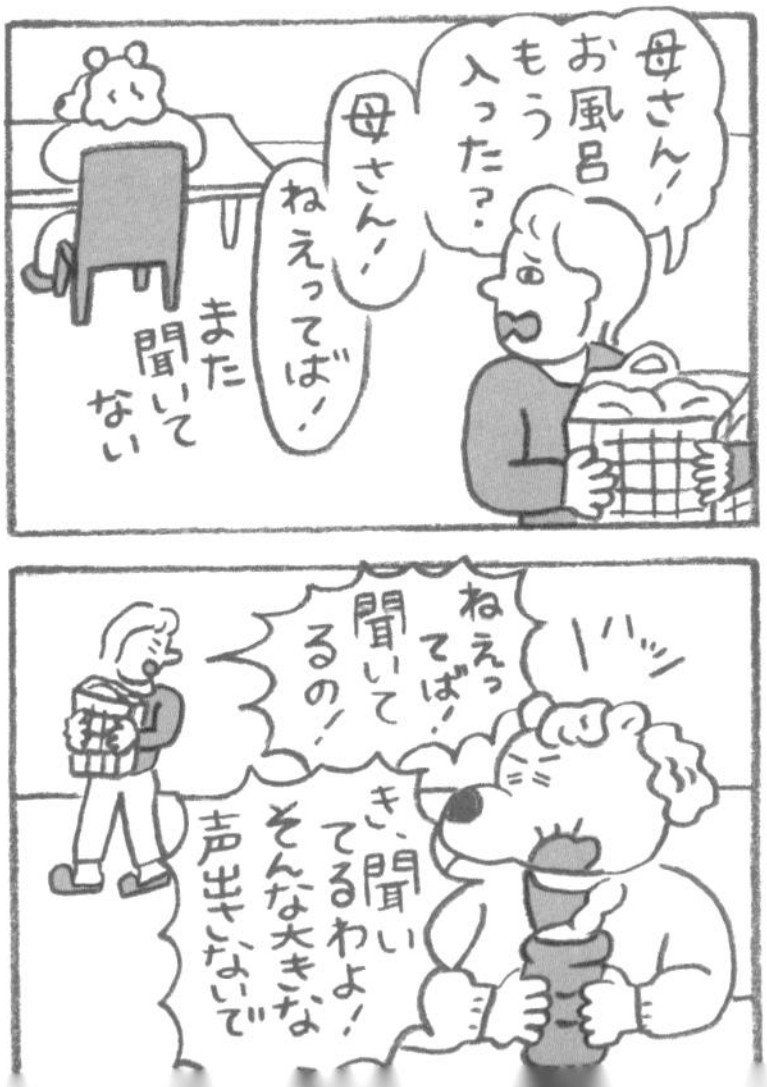
母さん! お風呂もう入った?
母さん!
ねえってば!
また聞いてない
ねえってば! 聞いてるの!
ハッ
き、聞いてるわよ! そんな大きな声出さないで

体で起こっていること

親と衝突したあと、あなたはどんな気持ちになっていますか。

A「どうしてわかってくれないの!」「頑固なんだから!」とイライラしている。

B「傷つけてしまった…」「あんなことを言いたいわけではなかったのに」と落ち込んでいる。

C「見捨てられるかもしれない…」「嫌われたらどうしよう」と不安に思っている。

Aのイライラしている人は、気（エネルギー）が滞っているか、潤いが不足していることが考えられます。どちらも体の中では熱が生じていて、種火が常にあるような状態。だから、親が自分の思い通りにならないというきっかけにより、カーッ!と火が燃え上がり、それがイライラを生んでいるのでしょう。気の滞りか潤い不足かの判別は、Ｐ１４２をご覧ください。

Bの落ち込んでいる人は、気が不足しています。気には私たちの体をさまざまな外敵から守る緩衝材の役割があるので、気が不足すると、それらの影響をもろに受けてしまいます。親とぶつかることとによるストレスも外敵のひとつですから、それをはね返せずに落ち込みやすくなるのです。

Cの不安に思っている人は、血《けつ》が不足しています。私たちの精神をコントロールしているのは五臓の心《しん》に宿る神《しん》であり、神は血でできた祠《ほこら》に住んでいると中医学では考えます。ですから、血の不足

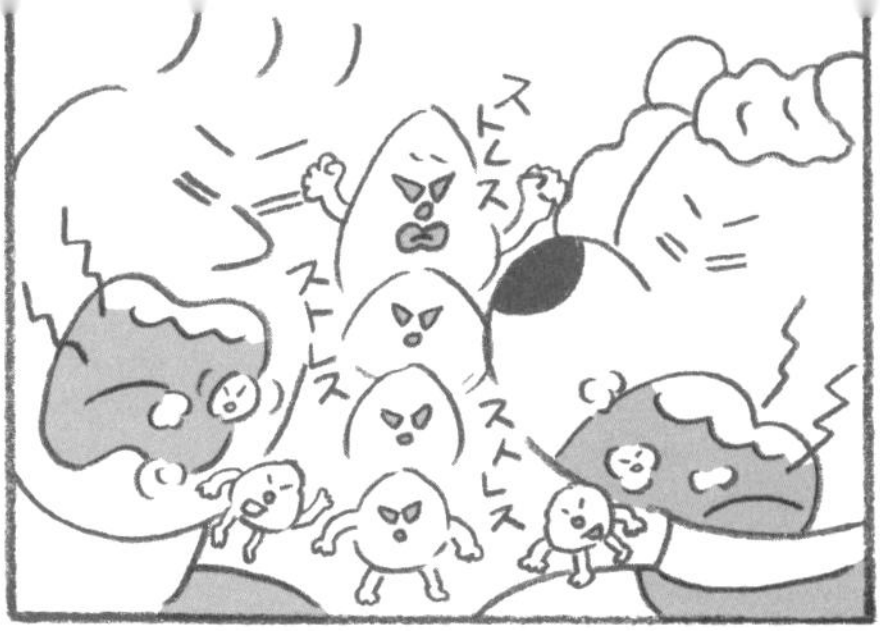

は祠の原料不足であり、祠の柱がボロボロになっているようなもの。それゆえに、ちょっとしたことで不安感が強くなるというわけです。

ちなみに、Cに該当した人は嫌われるのが怖くて、つい自分を抑えて機嫌を取る行動をとってしまいがちです。これは、幼い頃から親の顔色をうかがうような育て方をされてきたという背景も関係しています。

A〜Cの併発パターンも考えられます。すなわち、イライラしたあとに落ち込む人（A→B）や、イライラしたあと不安になる人（A→C）、落ち込んで不安になる人（B→C）です。イライラが続くと気も血も消耗しますし、気が不足すると血も作れなくなるので、実は併発パターンは少なくありません。

では、次にA〜Cに陥る理由を探りましょう。

Aの気が滞る原因は、おもにストレス。思い通りにいかないといった精神的なストレスはもちろんのこと、騒音、暑すぎや寒すぎといった環境要素もストレス源になります。潤いが不足する要因はさまざまですが、睡眠不足もそのひとつです。

Bは働きすぎ、動きすぎ、休まなすぎによる消耗が考えられます。また、生まれつき胃腸が弱い人は、食べたものをエネルギーに変える力が弱いので、気が不足しやすいです。

Cは、睡眠不足が原因のひとつです。または、目や頭を使うと血をたくさん消耗するので、これらの使いすぎも血の不足を招きます。

こうして原因を探っていくと、この悩みを抱えている人は、世代的にA〜Cの状態を引き起こしやすい生活スタイルといえるかもしれません。ちょうど働き盛りでしょうから、仕事が忙しくて休んでいなかったり目や頭を使いすぎたり、家庭では子育ての悩みが尽きないなど、どうしたってA～Cに陥る要因が山積しますから。

こころを軽くする方法

気が滞る、気や潤い、血が不足するという症状に対して、中医学的なアプローチ法はこれまで幾度となくご紹介してきました。具体的な方法は、「これもおすすめ！」のページを参照してください。ここでは、このテーマについて、僕なりの考えをお伝えすることにいたします。

親といえども他人なので、ぶつかるのは当然のこと。だから、ぶつかってもかまいません。親子だから通じ合うと思いがちですが、そんなことはありません。同じ環境下で生活してきたので似ている部分はありますが、考え方も生き方も違う、価値観の異なる他人です。他人といっしょに暮らしたら、自分の思い通りにならない人が近くにいるわけですから、ぶつかるのは当たり前です。たとえ同居していなくても、深い話をするときはぶつかるでしょう。だから、衝突を避けるのではなく、そのあとに何を選択するかが重要だと僕は思っています。自分にとって大事な存在ならばぶつかっても修正して関係を継続すればいいし、親は大事だけれど自分には受け入れられないのならば離れればいいのです。心理学の言葉に「ヤマアラシのジレンマ」というものがあります。ヤマアラシはトゲがあるから、お互いのことを思っていても、近づけば近づくほど相手を傷つけてしまうことを表現した言葉ですが、親子関係も同じです。相手を変えようとするのではなく、近づきすぎず、傷つかない距離を取ればいいのです。

これもおすすめ！
ストレスを発散させる⇩P36、75
睡眠をしっかりとる⇩P54
気血水を補う食べものをとる⇩P222、223

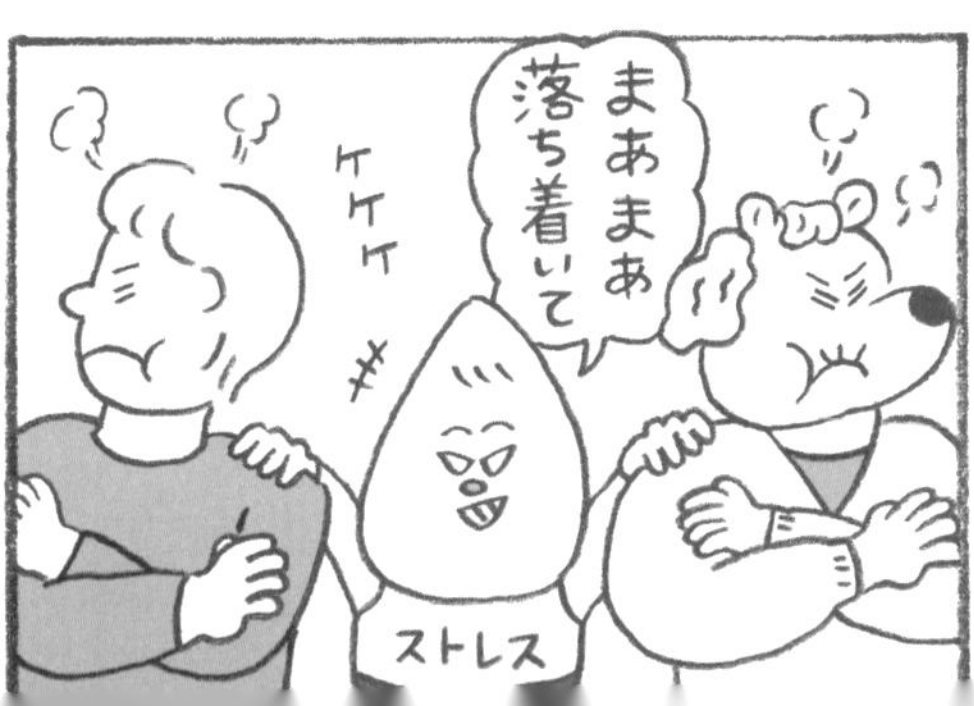

scene 24

子どもの世話になっている

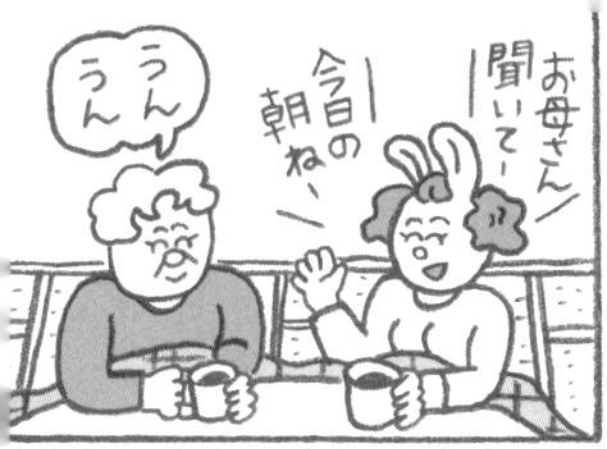

体で起こっていること

子どもにめんどうをみてもらっていて、どんな感情を抱いていますか。イライラでしょうか、悲しみでしょうか、それとも不安感でしょうか。中医学では、五臓にはそれぞれ結びつきの強い感情があり（P221の表1）、五臓の弱りはこころにも影響すると考えます。ですから、加齢に伴って内臓機能が低下していき、いろいろな感情が強まるのは当然のことともいえます。その観点から、このテーマを探っていきます。

肝には、気を体中に巡らせる働きがありますが、年をとって肝が弱ると、この機能も落ちます。「肝運送会社」の車が老朽化して、配送先に届けにくくなっているようなものですね。気とは元気、気力、やる気という言葉があるように、エネルギーのこと。これがうまく巡らなくなるので、当然、若い頃のように活力があって、元気いっぱいというわけにはいかなくなります。また、肝は「怒」とつながっているので、「これくらいひとりでできる！」「私のやり方が正しいに決まってる！」とイライラしやすくなります。

加齢による脾《ひ》の弱りとは、いわば長年稼働してきた「脾工場」が古くなり、そこで生産していた気血が作られにくくなったようなものです。気血が不足すると元気がなくなり、不安感が強まります。感情面でいうと、脾は「思」と関連があります。だから、脾が弱ったことで思いわずらいやすくなり、

「足手まといではないか」「世話になっていて申し訳ない」といったように悶々と考えてしまうのでしょう。

肺の衰えは、気不足を招きます。肺には、呼吸によって空気を取り込み、そこから気を生み出す役割があるからです。たとえるなら、古くなった「風力発電機」のようなもので、プロペラを回して電気に変える力が衰えた状態です。電気と同じように、気は私たちのエネルギー源なので、不足すると動きにくくなり、元気がなくなります。また、肺が司る感情は「悲」なので、肺が弱ることで悲しみが強まりやすくなります。それゆえに、「世話になって情けない」「思うように動けない」と悲しくなっているのかもしれません。

腎は成長と発育、生殖を司り、生命力の源である「精《せい》」を蓄える場所でもあります。ですから、腎が弱ると足腰が弱り、耳が遠くなり、髪が薄くなるなど老化現象に直結します。また、腎は「髄《ずい》」という物質を作る場所でもあり、それが固まったものが脳みそであると中医学では考えます。加齢で腎が弱ると髄が少なくなって脳が弱り、記憶力や思考力が低下します。腎は「恐」を司るので、加齢による腎の弱りで、恐怖心も強まると考えられます。

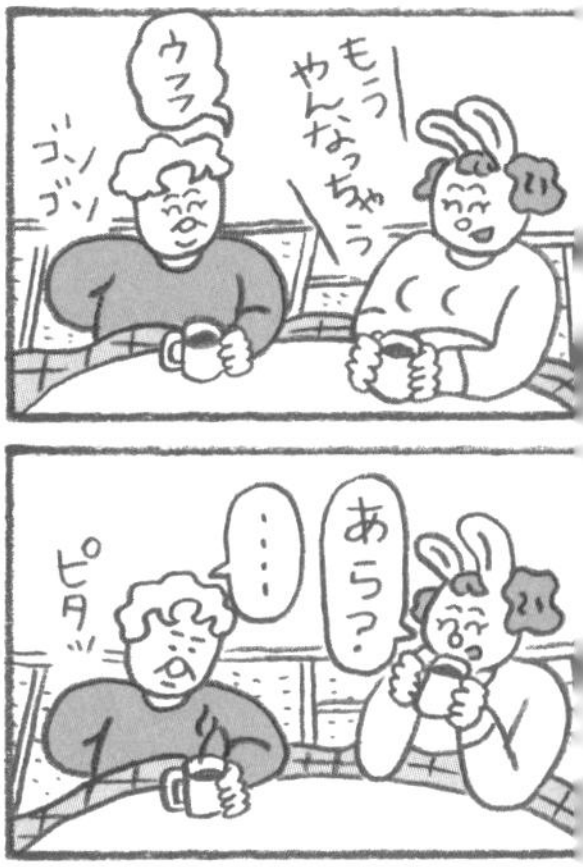
ウフフ
もうやんなっちゃう
あらっ？
・・・・
ピタッ

こころを軽くする方法

肝が弱ると気が滞りやすいので、香りのよいものを活用するなど、気を巡らせるケアをするのがおすすめです。そして、肝を養う食べもの（P203）をとりましょう。肝の負担になるお酒やお菓子はほどほどに。高齢になると誰しもが薬を服用しているでしょうから、それだけで肝は仕事がひとつ増えています。そこにお酒や糖の分解という仕事を増やすと、肝は余計にしんどくなりますからね。

脾を弱らせる油っこい・味が濃い・冷たいものをとりすぎている人は、頻度を減らしましょう。

肺を元気にするには、空気のよいところでの深呼吸がおすすめ。都会でも、朝ならば夜の間にゴミやチリが下に落ちるので、空気はきれいです。だから、早朝に散歩に出て、深呼吸するといいですよ。また、肺は乾燥を嫌うので、潤す力のある梨、白菜、れんこん、豆腐などを食べましょう。

腎の弱りを防ぐには、歩くことが大事。腰に刺激を与えてほしいので、お辞儀をしたり、腰をマッサージしたりするのもいいでしょう。食べものでは、くるみや松の実など、実のものがおすすめです。

最後に、子どもの世話になるということに対しての僕なりの考えをお伝えすることにいたします。

老いは人間にとって当たり前の現象なので、子どもの世話になることに劣等感や引け目を感じる必要はまったくありません。けれど、感じてしまうのでしょうし、感じるなといってもそれは無理なわけで…。とすると、情けなさや悲しさも、全部受け入れるしかないのでしょうね。でも、悲観する必要はありません。自分が生きてきた結果、養ってくれる子どもができたのも事実ですから。卑下せずに感謝の気持ちを日々伝えればいいのです。「足手まといだ…」の気持ちは「ありがとう」に変えましょう。日本人はドアを開けてもらったり、ものを拾ってもらったりしたときに、「ありがとう」の意味で「すみません」をよく使いますよね。あれは、あなたの手をわずらわせて、あなたの時間を使っていただいて「すみません」ということで、要はへりくだっているわけです。それを「ありがとう」に変えましょうという提案です。子どもの世話になって「すみません」よりも、めんどうを見てくれて「ありがとう」のほうが明るくなるでしょう？　その変換を身につけてほしいです。

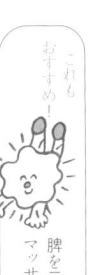

これもおすすめ！

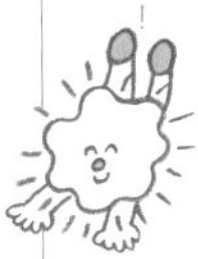

脾を元気にする食べものをとる⇩P137
マッサージをする⇩P75

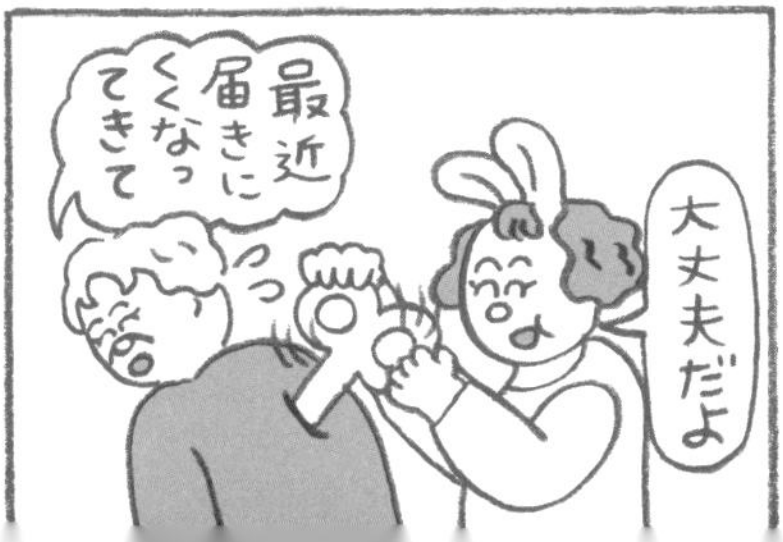

scene 25

家族に見返りを求めてしまう

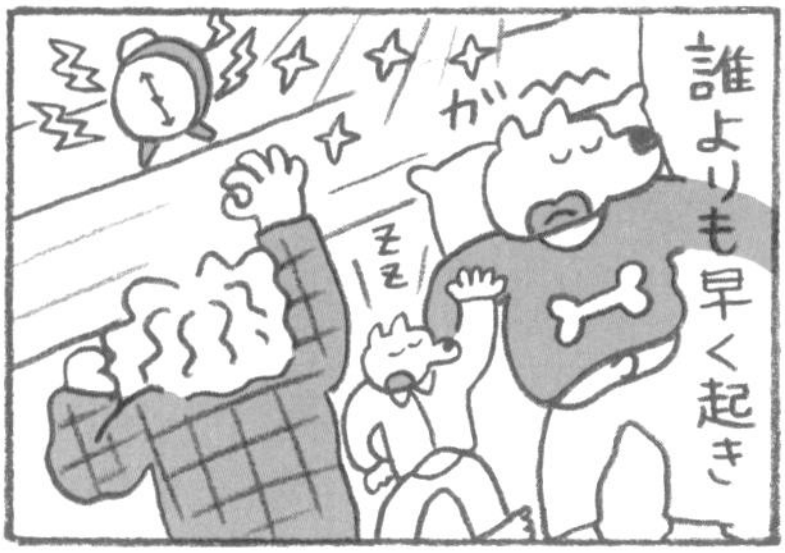

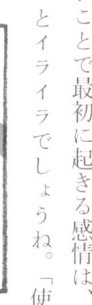

体で起こっていること

思うような見返りが返ってこないことで最初に起きる感情は、きっとイライラでしょうね。「使ったコップをどうしてあなたは放置するの！　私は使ったら洗うわ」「こんなに疲れているのに、なぜわかってくれないの！」といったように、「なんで、なんで！」の感情です。もしかしたら、「こんなに尽くしているのに、あなたはどうして…」と悲しくなったり、「どうして見返りを求めてしまうんだろう」と思い悩んだりすることもあるかもしれません。しかし、それらはきっとイライラのあとで生じる感情でしょうから、ここではイライラすることについて考察することにいたします。

イライラには、肝の弱りが影響しています。肝には血《けつ》をためておく「貯蔵タンク機能」と、血や気（エネルギー）を全身に届ける「運搬の機能」がありますが、肝が弱ると、このどちらも低下します。すると、血不足になり、気をスムーズに巡らせることもできなくなってしまいます。

ここまでの流れを整理すると、肝が弱ると起こる症状は、血の不足、潤い不足、気の滞りです。これらは、イライラを呼ぶ悪トリオです。血が不足すると、不安感が強まります。潤いが不足すると体の中は熱が勝った状態になるので、ちょっとしたことでカッ！としやすくなります。気の滞りは、ポンプが詰まったようなものなので、熱を発生させます。熱はイライラのもとです。見返りを求めてイラ立ちやすくなるのは、こうしたことが関係していると考えられます。

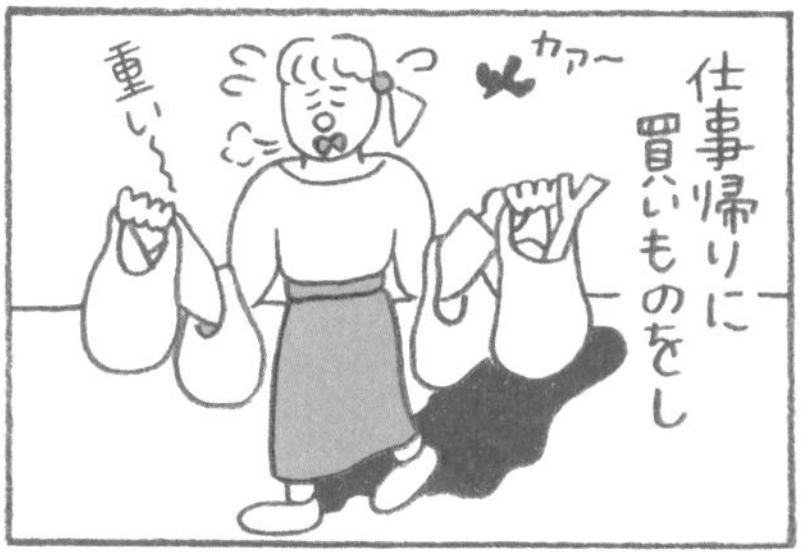
仕事帰りに買いものをし
重い〜
カァ〜

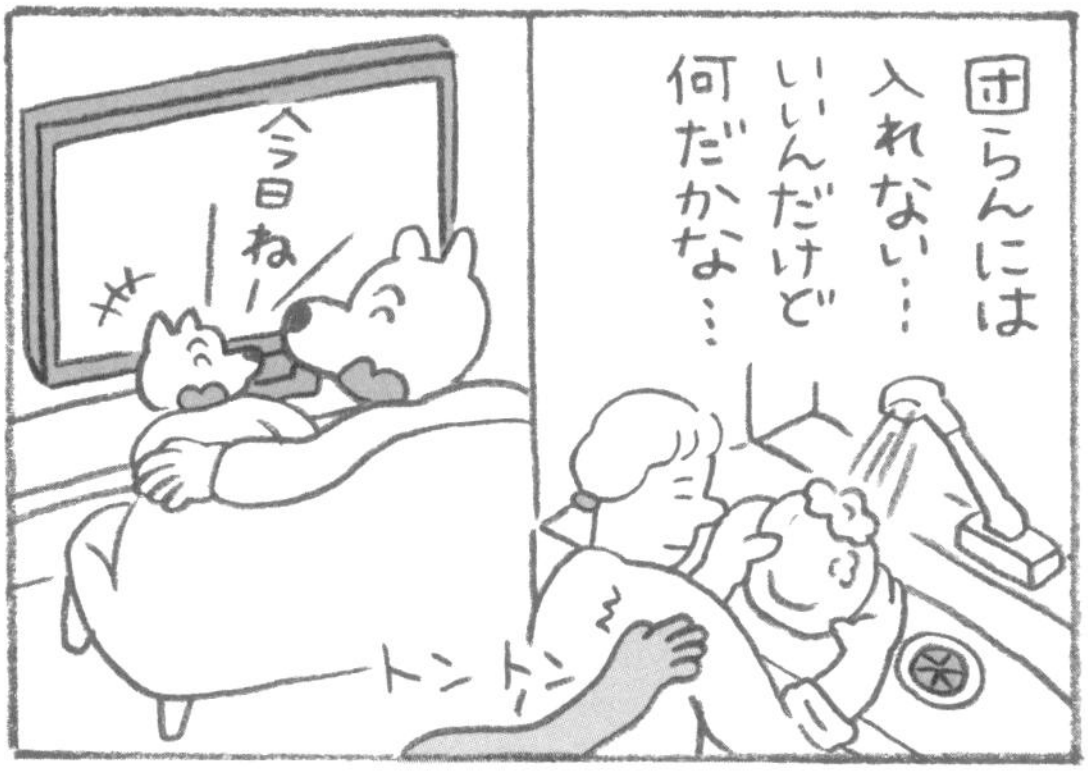
団らんには入れない…いいんだけど何だかな…
今日ね！
トントン

こころを軽くする方法

肝が弱っていることでイライラするわけですから、肝を養って元気にさせましょう。それには、次の3本柱がポイントです。すなわち、①脾《ひ》にやさしい食事をとり、②血や潤いの原料となるものを食べ、③肝を養う食べものをとること。

血や潤いは食べものから生み出されますが、原料となる食べものの消化を担っているのは脾なので、まずは脾のメンテナンスをして万全の状態に整えましょう。それには、脾を弱らせる油っこいもの、味の濃いもの、甘いもの、冷たいものは控えてください。そのうえで、P223で紹介しているような血や潤いのもとになる食べもので補いましょう。同時に、肝を養う働きのあるいちご、干ししいたけ、レバーなど（P203も参照）を食べて肝を元気にしましょう。

このようにして中医学的アプロ

ーチをしつつ、見返りを求めないように、あなた自身が変わることも、お伝えしておきたいことです。けれど、そのためにできることといったらただひとつ。「見返りは求めない」、これに尽きます。なぜならば、見返りを求め出したら気持ちがすさむからです。それならば、見返りは求めないほうが健全でいられます。それに、すべての行動は自分の意志で行っているはずなのに、相手に求めるのは間違っています。たとえ相手から「これやってくれない?」と頼まれてしたことでも、断ることもできたはずなので、あくまでも自分の意志なわけです。人の為と書くと「偽り」という字になりますよね。人のためではなく、自分のためなのですよ。そうはいっても、僕自身も見返りは求めてしまいます。お礼さえないときには、正直腹も立ちます。だから、イライラする気持ちはとてもわかります。そんなときは、「自分が与えたものは忘れるんだった!」とそのたびに思い出し、「与えたものは忘れよう。してもらったことは腹に刻もう」と考えるようにしています。僕自身もなかなかできていませんが、これが穏やかでいられるコツなんだと思います。

これもおすすめ!

ストレスを発散させる⇩P36、75
睡眠をしっかりとる⇩P54
目や頭を使いすぎない⇩P21

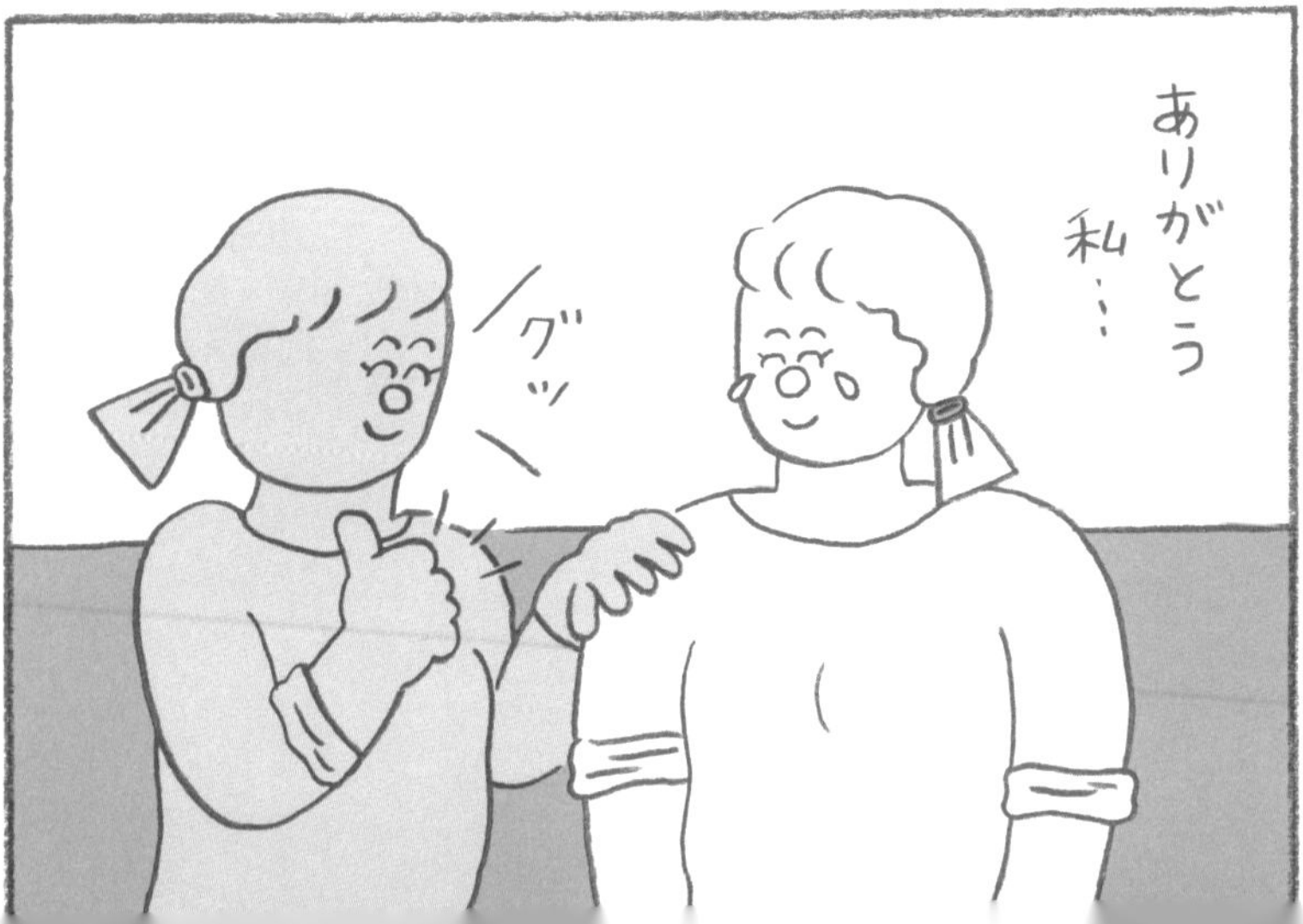

scene 26

対人関係に疲れた

体で起こっていること

あなたには、次のような気質はありませんか。

□相手がどうしてほしいかを常に意識してしまう

□相手が望むようにふるまってしまう

すなわち、「この人は、こうしてほしいんだろうな」と敏感に察知し、自分がどうしたいかは考えるまでもなく、気を回して相手の意向に沿った行動や言動をとる人です。こういう敏感タイプの人は、気（エネルギー）の消耗が激しいので、気が不足しがちです。考えてみれば、鈍感な人はそもそも気がつかないので、気が減ること自体考えにくいですものね。

または、次のような行動を取っていませんか。

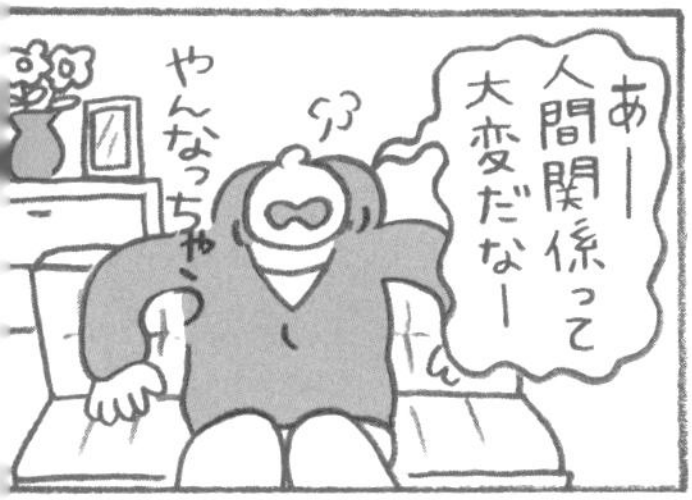
あー人間関係って大変だなー
やんなっちゃう

□働きすぎ、運動しすぎ、動きすぎ

□長い間休んでいない

□食事が乱れている

□睡眠が十分でない

こうした行動は気をたくさん消耗するので、気不足に陥りがちです。敏感タイプには該当しなかった人でも、忙しすぎる生活が続いていると、帰宅後に家族と話すことさえしんどい…なんていう経験があるのではないでしょうか。これがまさに気が不足した状態です。気をつかう気質があるうえに、気

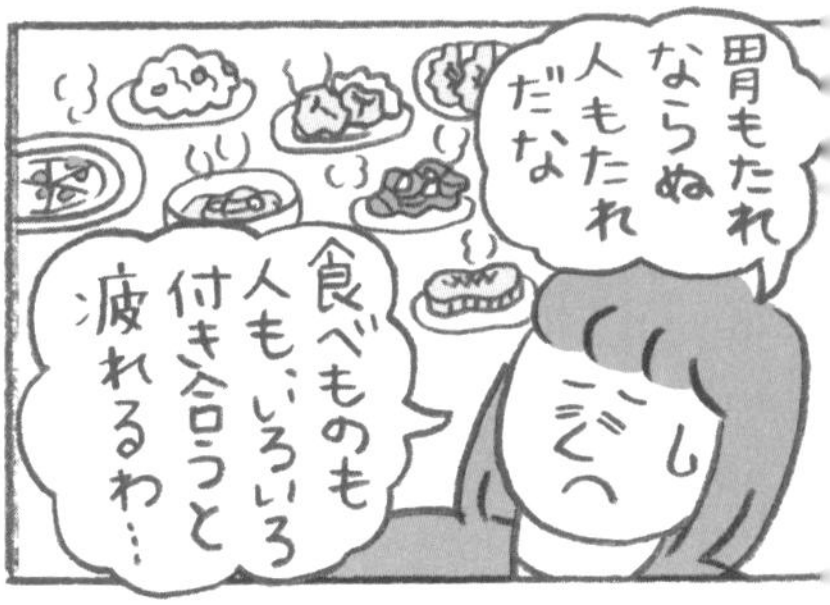
胃もたれならぬ人もたれだな
食べものも人も、いろいろ付き合うと疲れるわ…

を消耗する行動をとっている人もいるかもしれません。そうしたタイプの人は二重苦で、気の在庫は底をつきそうな状態でしょう。

　いずれのタイプにせよ、気が不足しているという結果は同じです。気が不足すると、元気がなくなり、無気力になり、疲れやすくなります。それゆえに、人と会うことを苦痛に感じているのでしょう。人と会うには、相手との会話はもちろんのこと、会う店を決めるにしても、顔を洗って着替えるにしても、待ち合わせ場所まで歩くにしても、多くのエネルギーが必要ですから。

こころを軽くする方法

気が不足している人にもっとも重要なのは、休むことです。体を休めることは、こころを休めることにもつながるので、まずは体を休めましょう。それには早く寝て疲れを取り、気を回復させることが大事です。ゲームでも、休んだり寝たりすると、体力の値であるHP（ヒットポイント）が回復しますよね。気の回復も、それと同じです。

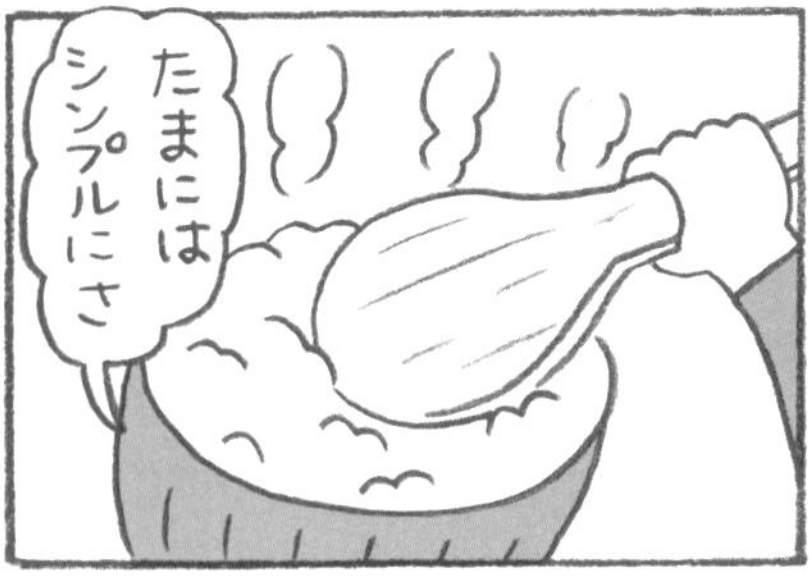
たまにはシンプルにさ

　そして、脾《ひ》が元気に動けるように食事を見直すこと。気は脾の働きによって食べたものから生み出されるからです。暴飲暴食はやめ、消化しやすいものをしっかり噛んで食べてください。おすすめは、米やいもです。手っ取り早いのは、コンビニでシンプルな具のおにぎりを買って食べること。ほかに、焼きいもや干しいも、おかゆも好ましい食べものです。しいたけも気を補う食材なので、しいたけ入りみそ汁なんてすごくいいですね。ちなみに、僕のおすすめは、やまいもをスライスして焼いたもの。ほくほくしてておいしいんですよ。

過労や食事の不摂生ではないのに、人と会いたくないほど疲れている人が、敏感タイプなわけですが、このタイプも気が不足している状態は同じですから、対策もこれまでと同じです。ただし、それに加え、発想の転換が必要です。というのも、敏感な人は相手がしてほしいと思うことを先回りできるわけで、それは優れている部分でもあるからです。実際、そういった能力は、ホテルのフロントなど、サービス業ではとても役立ちますよね。だから、敏感であることをマイナスに捉えすぎず、自分の能力なんだと考えてほしいです。

最後に、僕自身はどうしているかというと、自分が疲れるところには行きません。飲み会でも、自分のタイミングで帰ってしまいます。無理すると疲れるし、気を消耗することがわかっているので。僕のような行動を誰もが取れるわけではないかもしれませんが、人と会いたくないときは会わない、無理してがんばらないという選択肢を自分の中に持っておいてもいいのではないでしょうか。

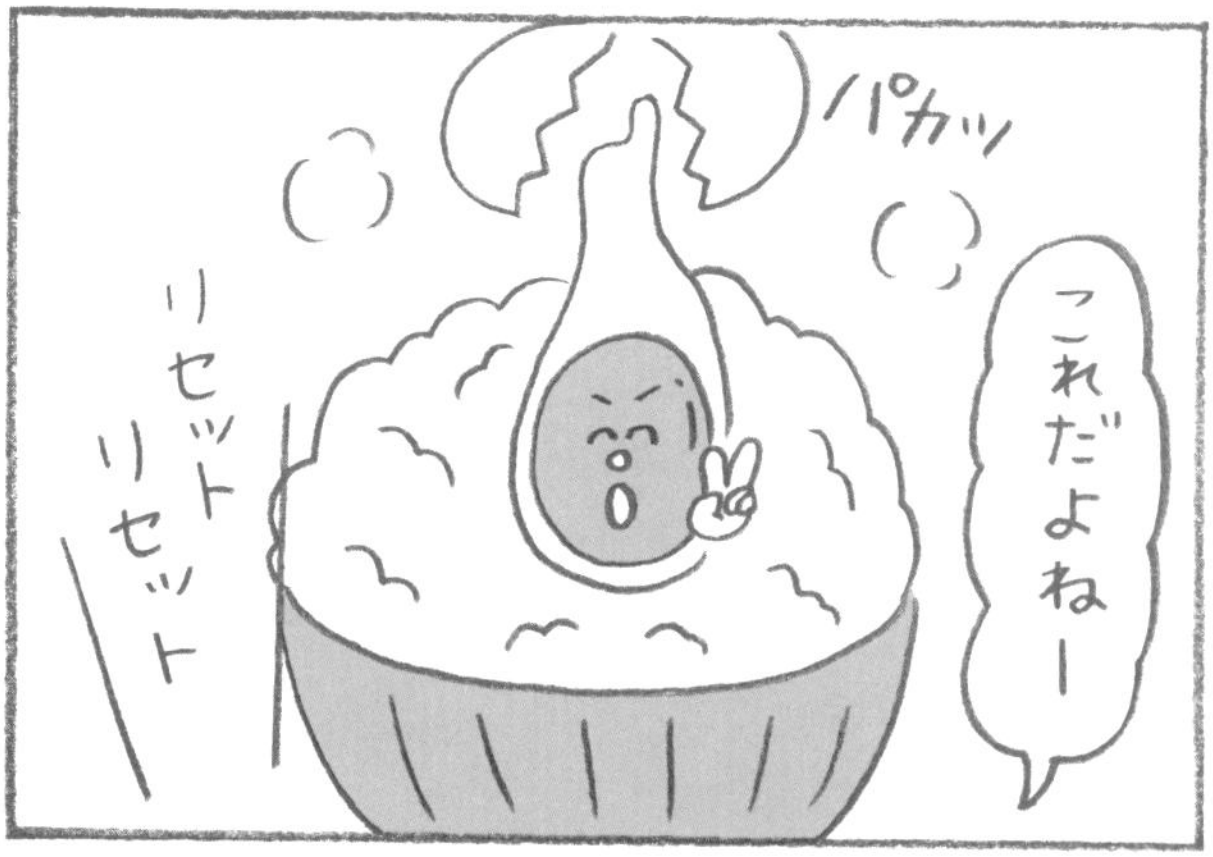

これもおすすめ！
油っこい・甘い・味が濃いものを控える⇩P93
深呼吸する⇩P90

scene 27

無理してまわりにいい顔をしてしまう

体で起こっていること

無理していい顔をしようとすると、疲れますよね。偽って自分を装うわけですから気疲れをするでしょう。休みなく働いていたとしても「大丈夫、元気だよ！」とがんばりすぎるので、肉体的な疲労もあるでしょう。疲れるのは気（エネルギー）を消耗したからですが、それにより気不足になります。すると、元気がない、無気力といった症状があらわれます。

　そして、いい顔をするために「どういう立ち位置にいようか」

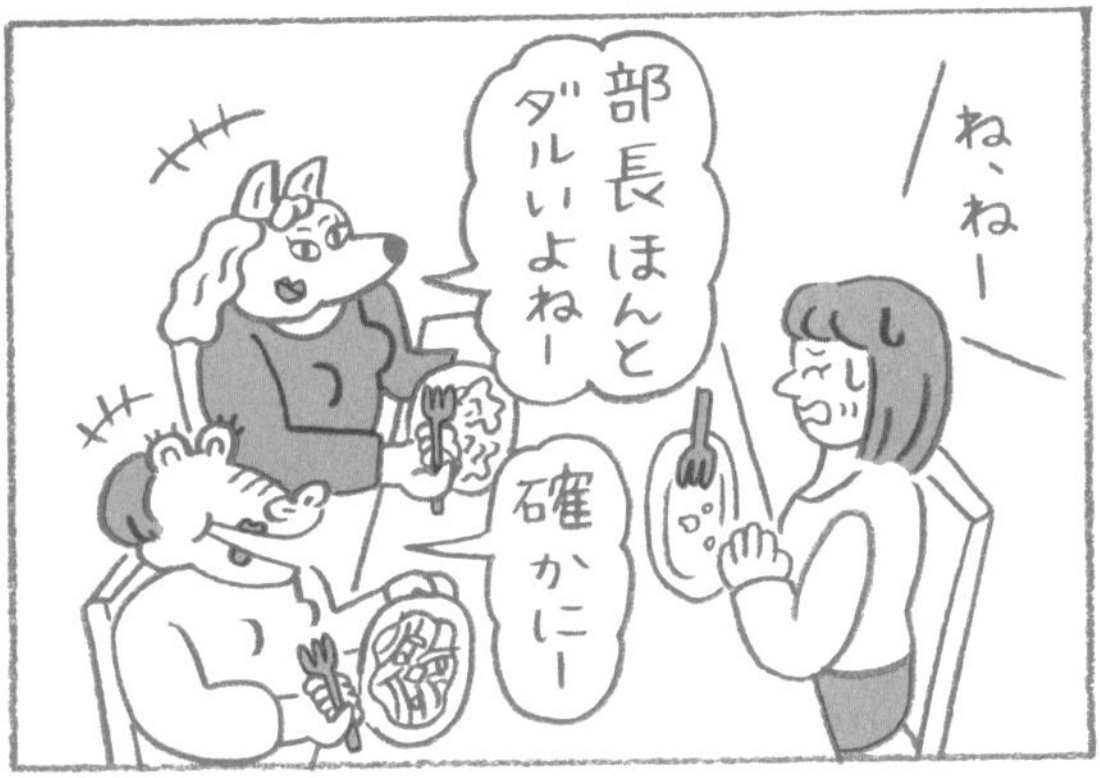

「何をしたらいいか」と思考が盛んになります。頭を使うと血《けつ》を消耗するので、血不足になります。すると、不安感が強くなり、眠れない、睡眠が浅いといった症状があらわれます。

　または、無理していい顔をするために睡眠時間を削ったり、ストレスを多く感じていたりする人もいるでしょう。こうした行動は、潤い不足を招きます。寝ないと潤いを消耗し続けるので、睡眠不足は潤い不足の一番の要因です。そして、過剰なストレスはダイレクトに肝を弱らせ、それが結果的に

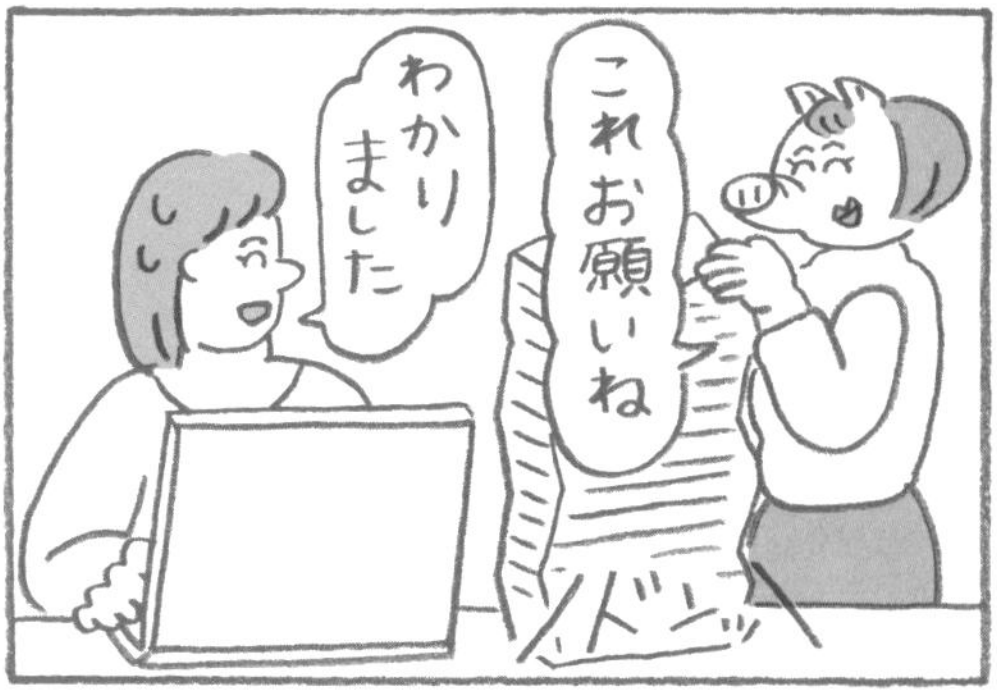
これお願いね
わかりました

潤い不足につながります。どういうことかというと、肝には血を貯蔵する役割がありますが、ストレスを受けて怒りや思いわずらうことが続くと、血のストックが減っていきます。肝に蓄えられている血が足りなくて肝自体にも栄養が届かなくなると、肝の気を巡らせるというもうひとつの作用も低下して気が詰まります。詰まったところには熱が発生し、その熱が潤いを消耗させるので、潤い不足に陥るというわけです。すると、のぼせる、ほてる、のどがかわく、カッカするなどの症状が見られます。

ちなみに、このテーマに限ったことではないですが、気不足とは、気が１００％足りないわけではなく、たとえば気不足が70％、血不足が30％のように考えます。つまり、気不足の人は血不足でもあるわけで、逆もしかりです。僕ら専門家が「気不足ですね」と症状を伝えるときは、割合が大きいほうを見て判断しています。気、血、潤いは単体で減ることはなく、どれかが減ったら、どれかが不足分を補うという、補完しあう関係にあると考えます。

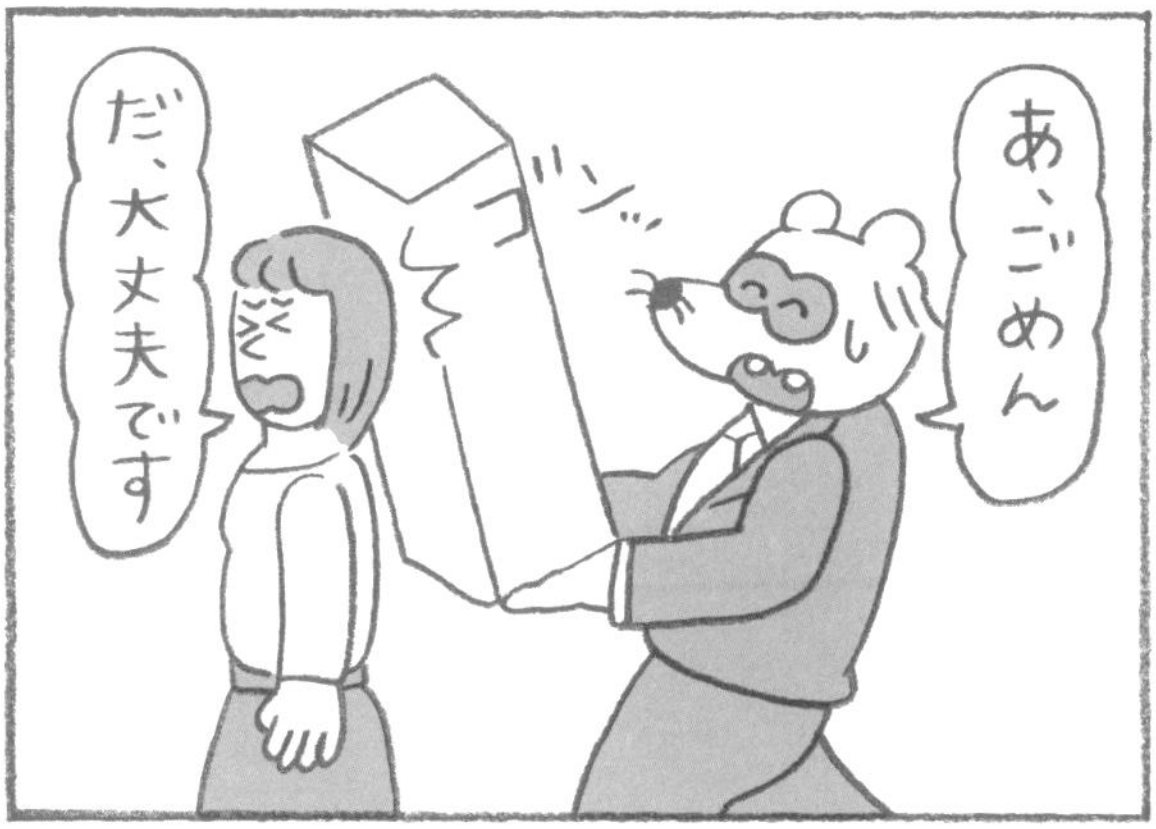
あ、ごめん
だ、大丈夫です

こころを軽くする方法

いずれのパターンも不足に陥るので、補うことが対策の基本です。足りないものを補うのは、食事の役割なので、気や血、潤いのもとになる食べものをとりましょう。詳しくはP222、223をご覧ください。食べものからのアプローチに加え、寝ることも大事です。気、血、潤いはいずれも、起きて活動していると消耗し続けるからです。遅くとも日付が変わる前には寝るようにしてください。

少し違った見方をすると、いい顔をすること自体は、人間関係や社会の流れをうまくいかせるための潤滑剤ともいえます。だから、ある程度いい顔をすることは、争いを避けるためにも必要なことではないかなとも思います。なので、全否定をしなくてもいいのではないでしょうか。ただし、あまり無理をすると、気や血、潤い不足になってしまうので、自分にも目を向けてあげることは必要です。それには、疲れすぎていると感じたら断る勇気を持つこと。常にYESの姿勢だと、あなたに難題がどんどんふりかかってきますからね。自分のできないことや無理をしていることは、あなたの状況をきちんと説明して理解してもらいましょう。「断るスキル」として学んでいくことが大事ですよ。

これもおすすめ!

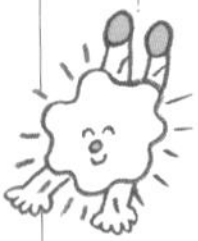

気の消耗を防ぐ⇩P68
目や頭を使いすぎない⇩P21
汗をかきすぎない⇩P33

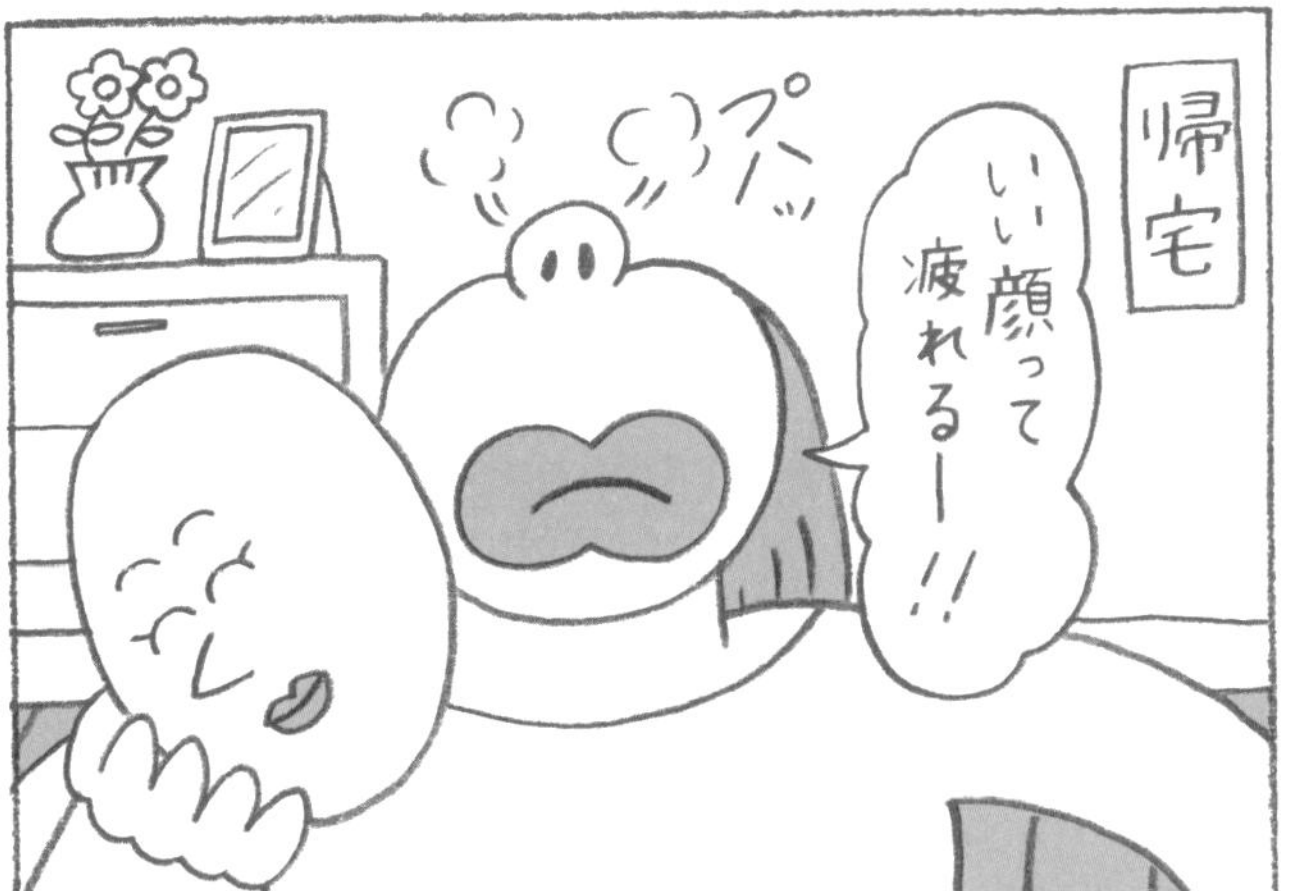

scene

28

できないことばかりに目がいく

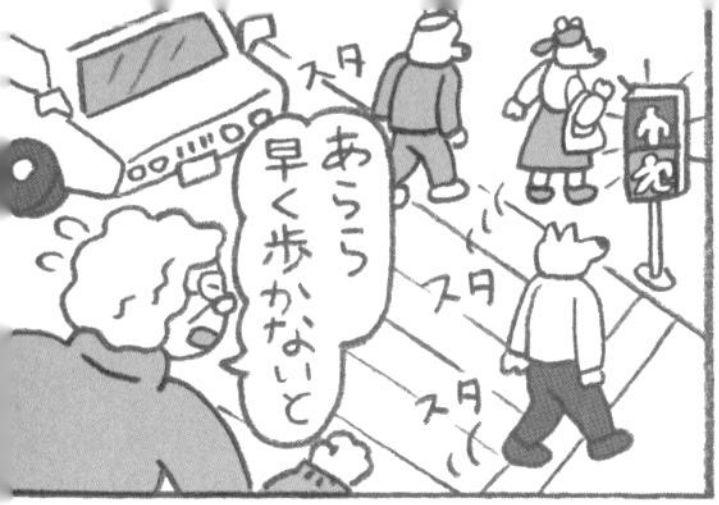

スタ
スタ
スタ
あらら
早く歩かないと

体で起こっていること

あなたは、きっと自己評価が下がっているのですね。実際にできていないのかはさておき、自分の中でそういう思考回路になってしまっているのでしょう。なぜそんなふうに自ら評価を下げてしまうのかというと、日常生活による疲弊が考えられます。働きすぎや寝ていない日が続いていて、疲れてはいませんか。強いストレスを感じてはいませんか。こうしたことで気（エネルギー）が消耗して元気がなくなり、悪いほうに考えてしまうのです。

こうした気不足が根底にあると、気持ちも不安定になりがちです。「あれもこれもできない…」という思考に陥り、どんな状態ですか。

□落ち込んでいる
□イライラしている
□悶々と考えている

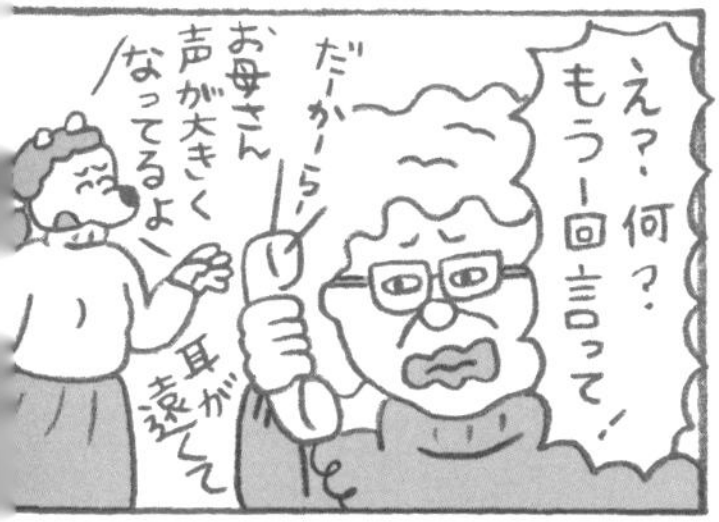

え？何？
もう一回言って！
だーかーらー
お母さん
声が大きく
なってるよ
耳が
遠くて

落ち込んでいる人は、肺の弱りが疑われます。肺は悲しみの感情を司っていて、肺が弱ると悲しみやすくなるからです。自暴自棄になる人も少なくないでしょうが、これも悲しみの感情に分類されるので、同じく肺が弱っていると捉えます。肺が弱る原因は空気が悪い、乾燥している、辛いものの食べすぎなど。悲しみすぎも肺を弱らせる一因になります。

イライラしている

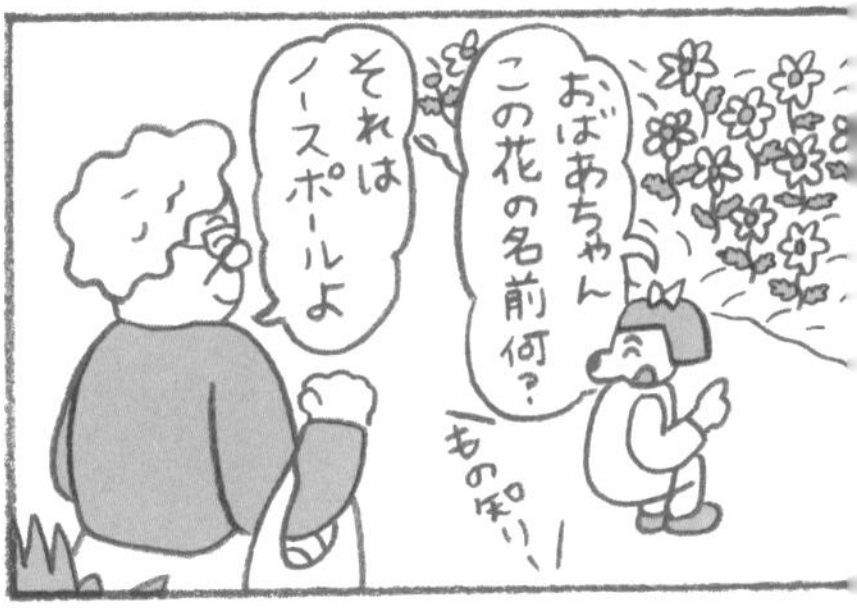
おばあちゃん この花の名前何？
それは ノースポールよ
もの知り!!

人は、肝が弱っているのでしょう。肝は怒りの感情を司っているためで、イライラは肝の弱りが表面化したものと捉えるからです。肝が弱るのは、精神的なストレスが大きな要因ですが、ほかに目の使いすぎ、考えすぎ、睡眠不足なども影響します。

　悶々と考えている人は、脾《ひ》が弱っているのかもしれません。脾は思う感情と関連しているので、悶々と考え続けてしまうのは脾が弱っているせいだろうと捉えます。脾を弱らせる原因は、暴飲暴食、湿度が高すぎることなどが挙げられます。また、今現在「できないことばかりだな…」と悩んでいるわけですから、その感情もより脾を弱らせます。

こころを軽くする方法

弱っている肺、肝、脾を養生して、自己評価を下げる思考回路を断ち切りましょう。

　肺が弱って落ち込む人に大事なのは、深呼吸。呼吸は「吸って吐いて」ではなく、「吐いて吸って」ですから、口からゆっくり吐いて、鼻からゆっくり吸うのをくり返します。吸うときは、肩が上がらないように、おなかで呼吸をしてください。鼻から吸った空気が背骨を通って下腹部に広がるイメージです。そのとき、肩が丸まっていると肺のスペースが小さいので、胸を開くことも大事です。空気のきれいな場所がベストなので、早朝に深呼吸しながら散歩をするなんて、いいですね。

　肝が弱って自分にイライラする人は、早く寝ること。夜中の1時から3時の間は、肝が働いて血液を浄化する時間なので、この間は寝ていてほしいです。そして、目を休めましょう。それには、寝室にスマホを持ち込まない。だらだらとテレビを見ない。あとは、いつまでも煌々と明かりをつけておかないこと。日が傾いたら蛍光灯ではないやわらかい光にして、部屋を暗めにするといいですよ。

　悶々と考えてしまう人は、暴飲暴食をやめること。食べている自覚がない人も多いので、口に入れたものをすべて書き出すのがおすすめです（P37）。そして、冷たいものや水分のとりすぎにも気をつけてください。冷蔵庫から取り出した水は2〜5℃なので、これが体内に入るとそれだけ体は冷やされます。体温との差は30℃以上もあるので、そんなにも温め直さなくてはいけません。だから、体温に近い温度で飲んでほしいのです。とはいっても、真夏の炎天下では冷たいものがほしくなるでしょう。そのときは、ペットボトルなどの容器を首筋にしばらく当てて頸動脈を冷やすのがおすすめ。こうすると、冷たいものを一気に飲みたい欲求が抑えられます。また、冷たいものは口の中でしばらく温めてから飲むのもいいですよ。

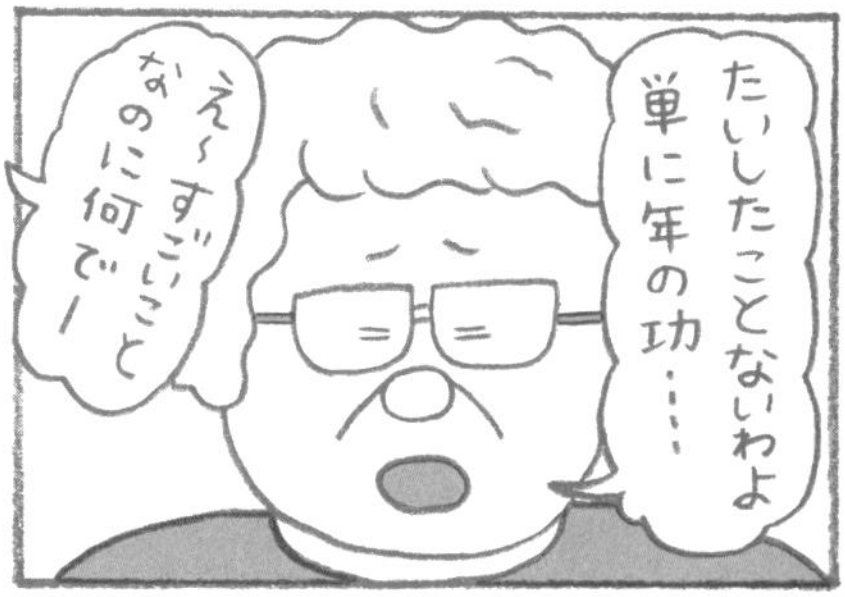

これもおすすめ！

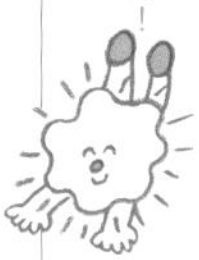

気を補う食材をとる⇩P222
気を巡らせる⇩P74

　最後に、性格的にマイナス思考の人へ、僕なりのアドバイスをお伝えしておきます。よく言われることではありますが、プラスに変える訓練をしてください。「今日も掃除をしなかった。だめな私…」ではなく、「掃除はできなかったけれど、ひとりの時間を楽しめた」「食事をしっかり作れた」に。「また寝て過ごして時間をむだにしちゃった…」ではなく、「1日寝て、疲れが取れてよかった」に。「ダイエットしてるのに0・5キロしか減らなかった」ではなく、「0・5キロ増えるよりいいじゃん！」に、ね。

scene 29

人と比べてしまう

体で起こっていること

人間とは、誰もが少なからず人と比べてしまう、そういう生きものです。それに、競争社会で生きているので、人と比べてしまうのは仕方ないともいえます。しかし、私たちは比べられるために生まれてきたのではありませんし、そればかりを気にしていたらつまらない人生になってしまいます。あなた自身が自分の人生を楽しく生きられているかどうかを大切にしてほしいです。これを大前提として、人と比べてしまうときのあなたの

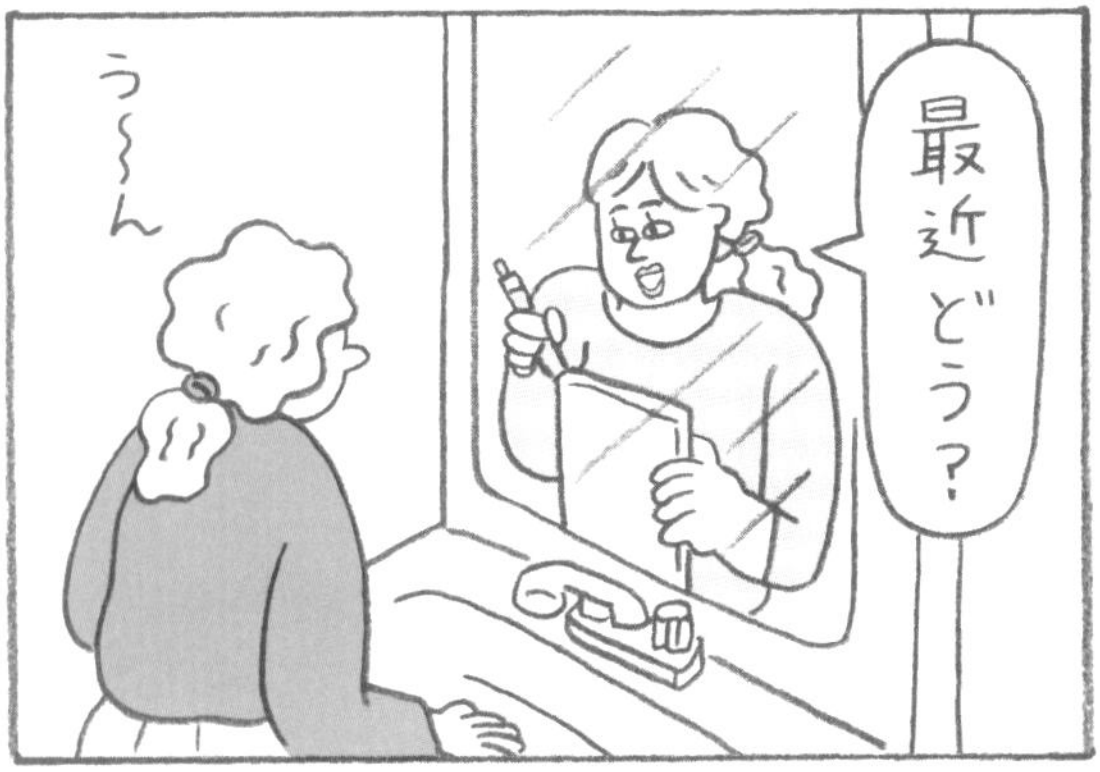

気持ちを探っていきましょう。

人と比べたとき、あなたはどんなふうに思っていますか。

A「あの人よりもできない」と落ち込んだり、悩んだりしている。

B「あの人にはあるものが自分にはない！」「あの人ばかり評価されている！」と怒っている。

Aは劣等感を抱いていて、Bは嫉妬を感じているのでしょう。

Aに該当した人は、脾《ひ》の弱りが疑われますが、くよくよ考えることに加え、次のような症状はありませんか。

□元気がない

□無気力
□疲れやすい
□日中によく眠くなる
□動悸がする
◇顔色が悪い
◇皮膚にツヤがない
◇目がかすむ
◇頭がふらつく
◇爪がもろい
○吐き気がする
○口がネバネバする
○下痢で、おなかがすっきりしない
○食欲不振
○体が重くてだるい

□に該当が多いなら、気（エネルギー）不足が脾の弱りの原因です。◇に心当たりが多いなら、血《けつ》不足で脾が弱っています。○に多くチェックがついたなら、脾に不要物がたまっていることで弱っているのでしょう。

Bの場合は、肝が弱っていると考えられます。肝の弱りの主要因は、日々のストレスです。たとえば、仕事場でパワハラを受けて精神的なストレスがある人が、SNSで誰かのきらびやかな生活を見て自分と比較し、イライラするといったように。

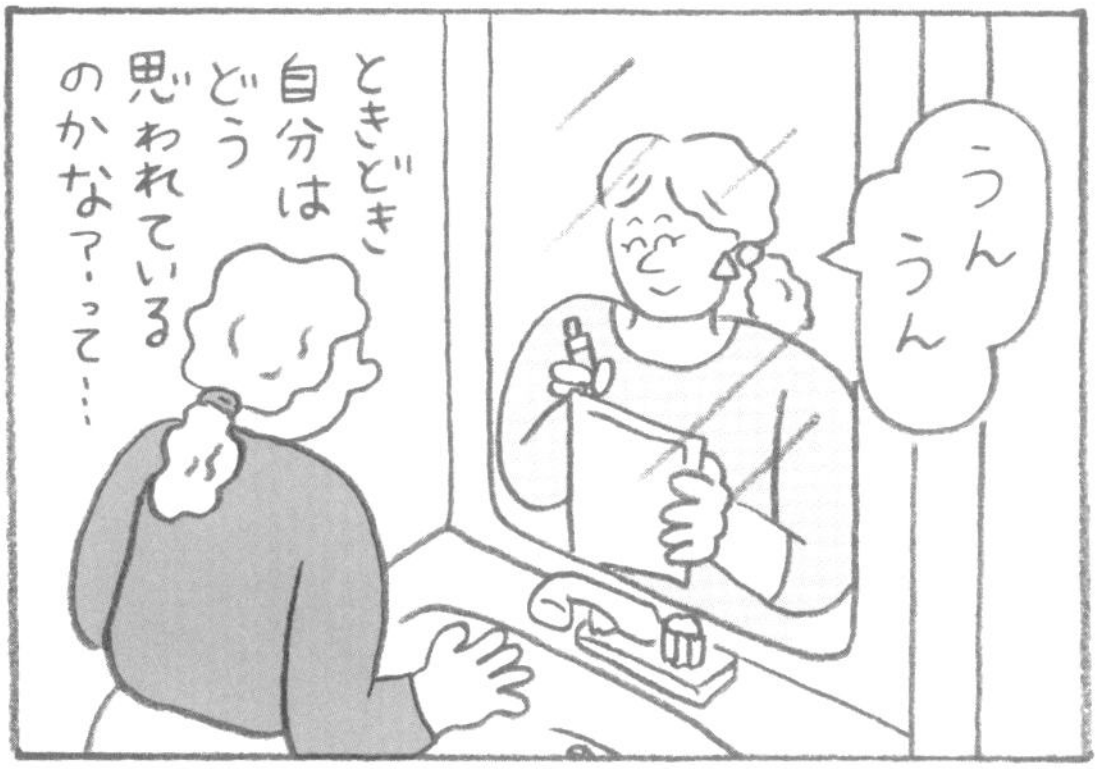
うん うん
ときどき 自分は どう 思われている のかな?って…

もうひとつ、AとBのミックスパターンもあります。肝が弱ったことで、脾も弱る共倒れパターンです。これは、中医学の五行説（P220）において、肝は脾を抑制する関係にあるからです。ストレスを受けすぎると、肝は暴走をはじめます。すると、脾への抑制力が強まり、その結果、脾が弱るというわけです。この場合は、イライラするし、くよくよもします。

ここまで中医学的観点から考察しましたが、人と比べてしまう思考が強すぎる人は、家庭環境も影

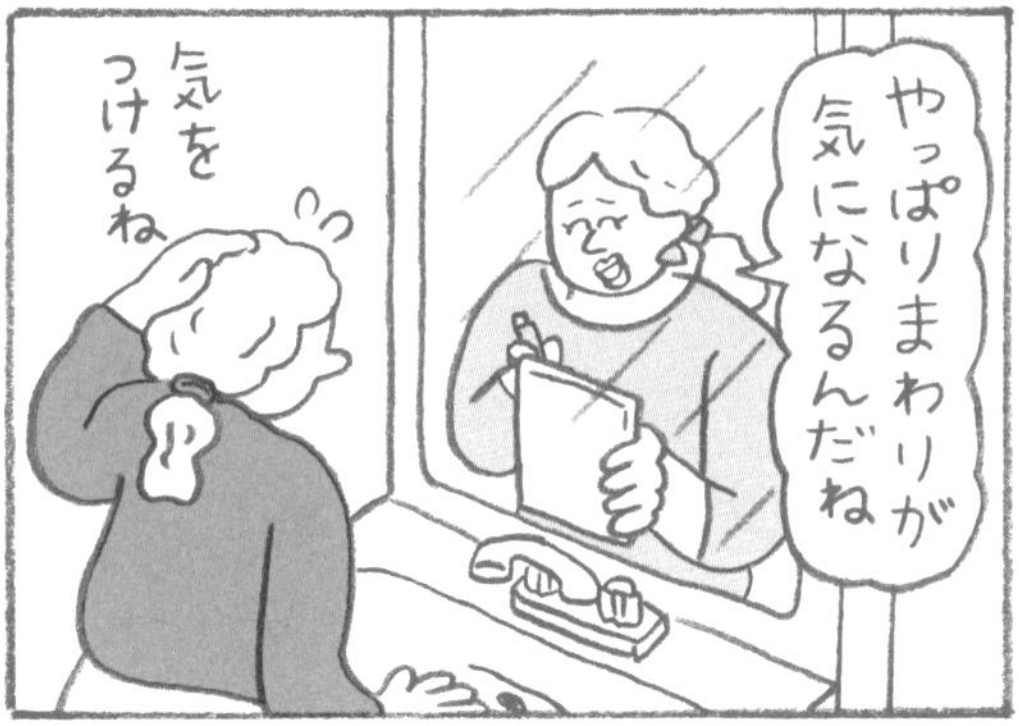
やっぱりまわりが気になるんだね
気をつけるね

響しているのではないかと僕は考えています。「お兄ちゃんは勉強ができる」「同級生のあの子はかわいい」「お隣の○○ちゃんは有名企業に入社したらしい」など、成長段階で人とさんざん比べられてきた人は、それ以外知らないのだから、何かを判断するときにどうしてもそれがベースになりがちです。これを打破するには、閉鎖空間から外に出て、環境を変えて、違う価値観の世界を知ることが大事です。それにより、別の選択肢もあることを少しずつ学び、トレーニングしていきましょう。僕の過去に照らし合わせても、そう感じます。

こころを軽くする方法

脾の弱りか、肝の弱りか、その両方かなので、これらの臓を元気にする対策をとりましょう。

脾の弱りには3パターンありますが、共通の対策は暴飲暴食をやめ、油っこい・味の濃いものは避け、休息をとること。そのうえで、それぞれの対策をとりましょう。

①気不足の人

補う気と書いて「補気《ほき》」の働きがある食べもの（P222）をとりましょう。エネルギーを補給したいからと、うなぎや焼き肉を食べる人がいますが、脾が弱っているときには負担をかけるだけで逆効果。動物性のものよりも、米やいもなど植物性のものがおすすめです。また、たくさん食べても消化できないので、少しずついろいろなものをとることが大事です。

②血不足の人

補う血と書いて「補血《ほけつ》」の働きがある食べもの（P223）をとりましょう。こちらも量をたくさんではなく少量で、多種類を。

③脾に不要物がたまっている人

排出作用のある食べもの（P94）をとり、不要物を体の外に出しましょう。

肝を回復させるには、ストレスの発散法を見つけてください。肝はストレスの影響をダイレクトに受けて弱るからです。人と比べてしまうのは、思考が内向きになっていて、自分のことばかりを考えているわけですから、その目を外に向ける、夢中になる対象物を持つことが大事です。アイドルでもプラモデルでも、キャンプでもかまいません。こだわりのスピーカーやプロジェクターをそろえて音楽や映画に熱中するのもいいでしょうし、コーヒーにこだわるのもいいですね。食べものからのアプローチなら、養う肝と書いて「養肝」の作用がある食べもの（P203）をとってください。それに加え、肝が弱ると気が巡らなくなるので、左記のような気を巡らせる働きのある食べものもとりましょう。

脾と肝の両方が弱っている人は、どちらの対策もとってください。

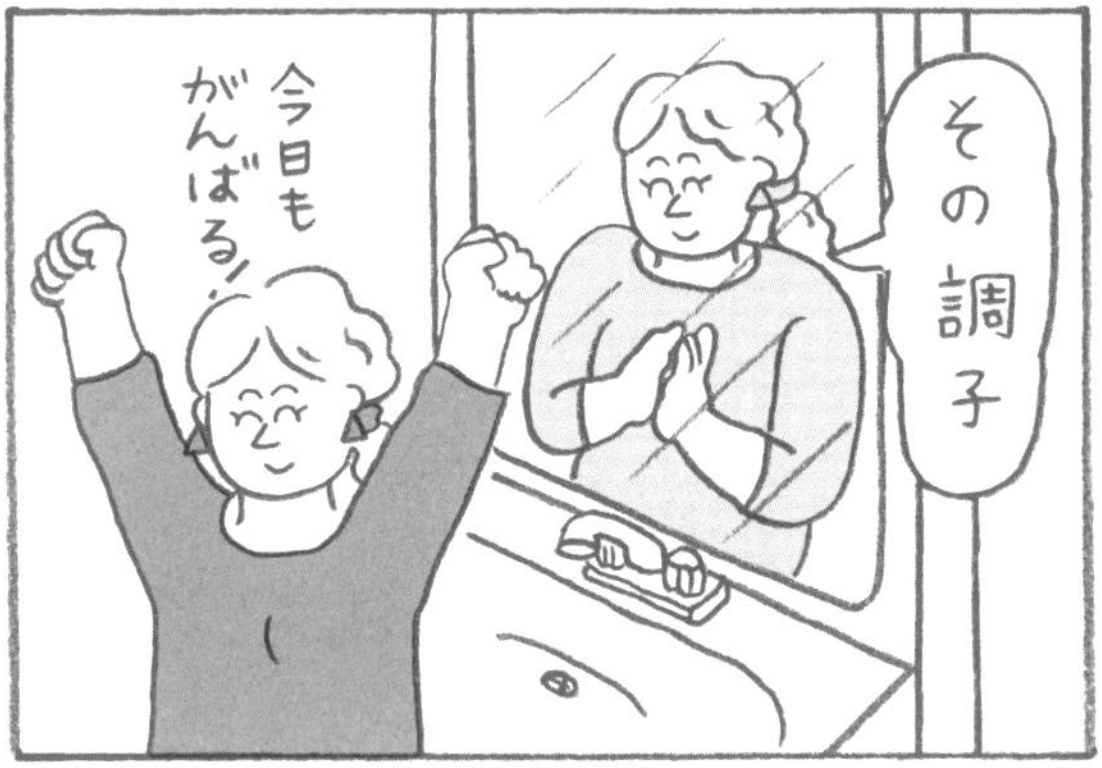

［気を巡らせる食べもの］

- 香りのよいもの（しそ、バジル、三つ葉、ジャスミンティー、ラベンダーティー、カモミールティー）
- 柑橘類（グレープフルーツ、みかん、ゆずの皮）
- その他（そば、かじき、玉ねぎ、ピーマン）

これもおすすめ！

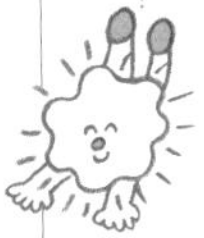

深呼吸する⇩P18、90
ストレスノートをつける⇩P148

scene 30

大切な人を亡くした

体で起こっていること

大切な人を亡くすことが鬱《うつ》病の一番の原因であることからもわかる通り、それほどこころへのダメージは大きいものです。

大切な人を亡くしたばかりなら、極端に気を消耗した状態でしょう。気はエネルギーとも言い換えられるもので、あなたの体を動かしたり、

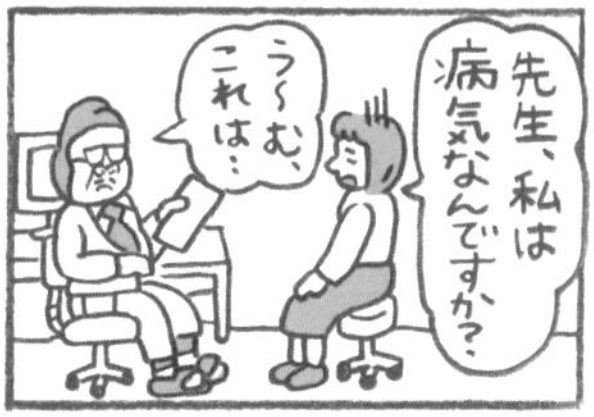

先生、私は病気なんですか？
う〜む、これは…

こころの安定を保ったりしています。大切な人を亡くしたことで、いろいろな思考が頭を巡るでしょうし、決めることが多かったり、やることが山積みでたくさん動かなくてはいけなかったりして、気を消耗する場面が多くあります。そうしたことによる気の急激な消耗があると、字のごとく気がない状態の無気力になり、気分がふさいで鬱状態になってしまいがちです。

大切な人を亡くしてしばらく経っていて立ち直れない状態なら、長きにわたっての気の消耗が考えられます。きっと悲しい気持ちでずっといることでしょうね。悲しみの感情は肺が司っていて、気は呼吸から生み出されています。ですから、悲しみが続くことで肺が弱り、気が作れなくなってしまいます。もしかしたら思い悩んで食べられなくなったり、眠れなくなったりしている人もいるかもしれません。気は呼吸からだけでなく、食べたものを原料にして寝ている間にも作られるので、それらもまた気が不足する要因になります。また、「受け入れられ

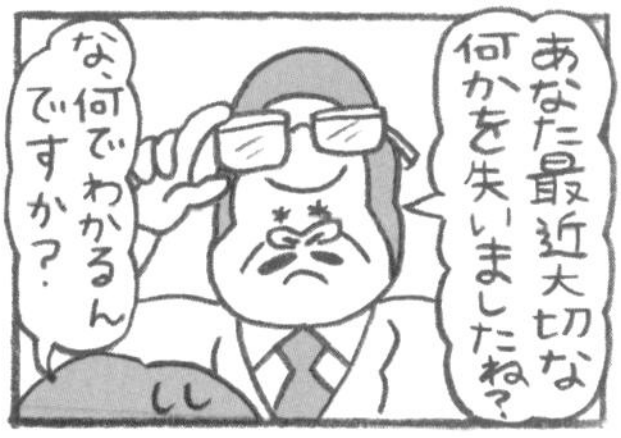

あなた最近大切な何かを失いましたね？
な、何でわかるんですか？

ない」「どうして…」といったようにずっと思い悩んでいると、脾《ひ》を弱らせます。脾は気を作り出している場所なので、その機能が衰えることでも気不足は起こります。見られる症状は、亡くしたばかりの場合と同じです。

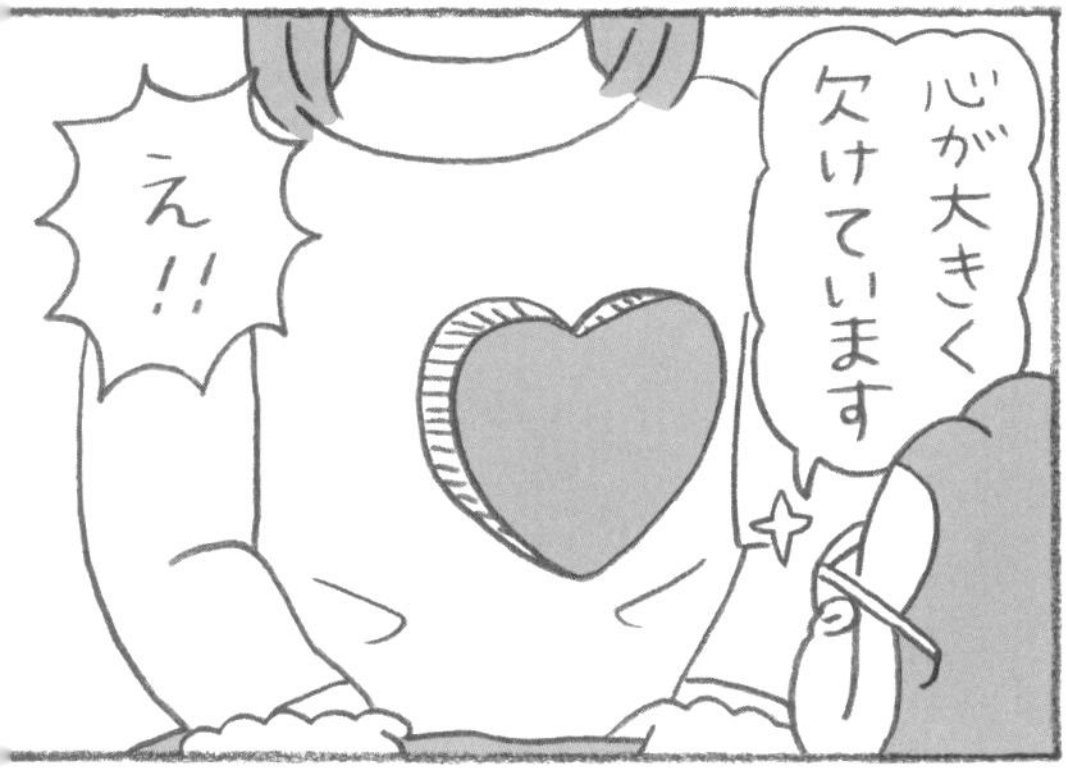
心が大きく欠けています
え!!

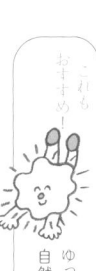

こころを軽くする方法

あなたが現実を受け入れて立ち直るには、実のところ時間しかありません。「時間が癒してくれる」というとあまりにも月並みかもしれませんが、これは事実です。あなたのこころが少しでも楽になれるよう、お伝えできることといったら、我慢せずに泣くことでしょうか。涙は肝と関連しているので、泣くという行為は肝の緊張を解くことにつながるからです。肝には気を巡らせる働きがあるので、気が全身にいきわたることでこころも安定してくるでしょう。もしこころの余裕があるのなら、気を補う食べもの（P222）をとるといいですね。しっかり休んで、気を回復させることも忘れないでください。

もしとても辛いなら、自分だけの力で乗り越えようとしないで、専門家に相談するのも大事なことです。専門家はこころや薬のプロですから。その人たちの力を借りて、時間が経つのを待ちましょう。

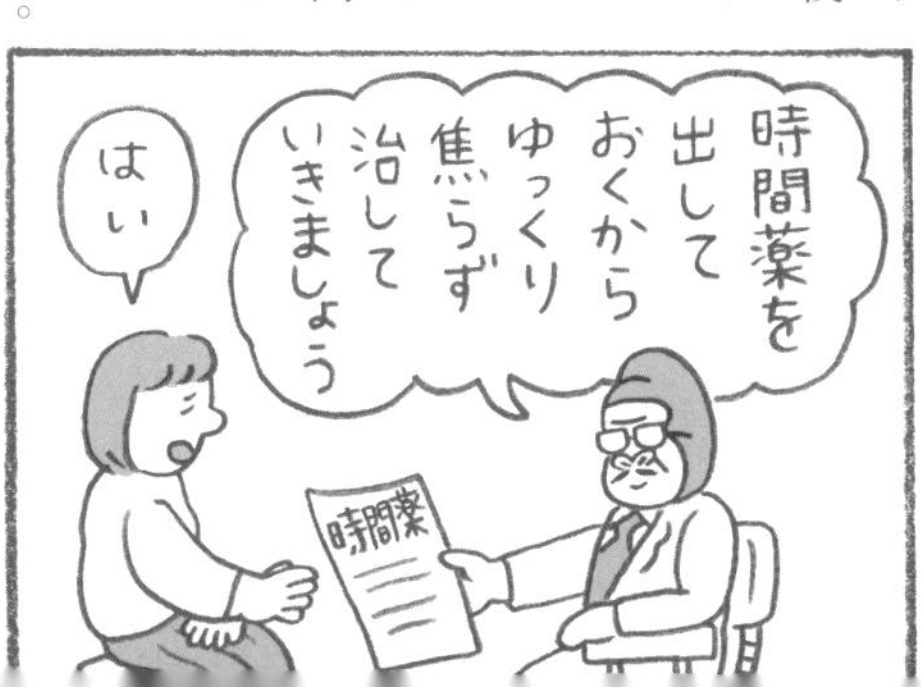
時間薬を出しておくから焦らずゆっくり治していきましょう
はい
時間薬

これもおすすめ！

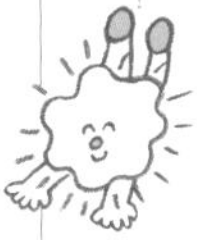

ゆったり過ごす⇩P63
自然の中に身を置く⇩P78

scene 31

加齢によってできなくなったことを受け入れられない

体で起こっていること

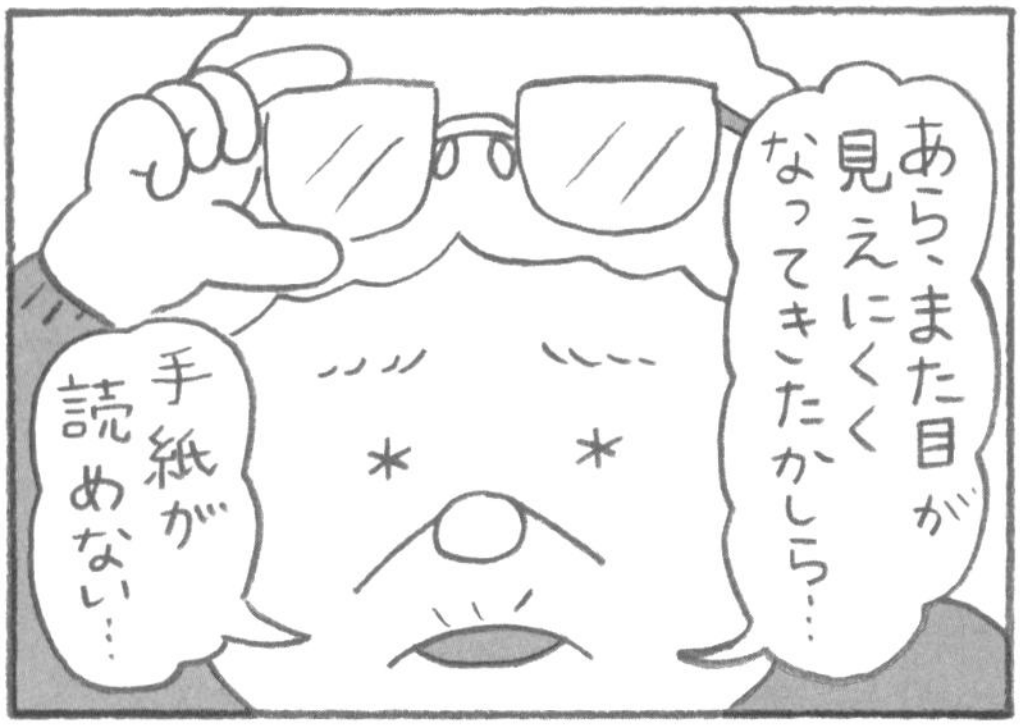
あら、また目が見えにくくなってきたかしら…
手紙が読めない…

　受け入れられないということは、誰しもに訪れる老化現象に対して拒否反応を示しているわけで、それは老いが怖いといった感情があなたの中にあるからではないでしょうか。恐れは腎が司っているので、腎の弱りが考えられます。

　腎が弱る主要因は加齢です。腎は骨、脳、耳、肛門、尿道を管轄しているので、腎が弱ると骨がもろくなり、記憶力や思考力が低下し、耳が遠くなり、頻尿になります。要するに、一般的に老化といわれていることです。なので、老化現象があらわれ、恐れの感情が強まるのは、自然な流れでもあります。加齢による腎の弱りは体にもこころにも影響を及ぼしますからね。

　加齢以外にも、腎を弱らせる要因はあるので、高齢者がしがちな行動をいくつか挙げてみましょう。次の項目に心当たりはありませんか。

□お尻に根が生えたようにテレビの前に座っている
□健康にいいからと、つい歩きすぎる
□起きていてもやることがないからと、寝すぎる

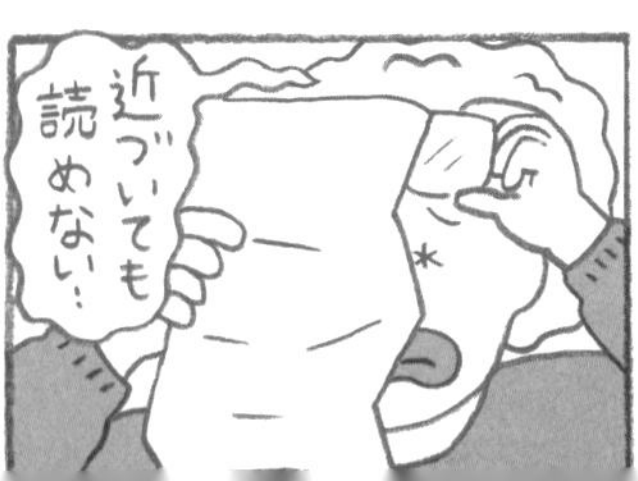
近づいても読めない…

1つ目の座りすぎは、脾《ひ》を弱らせます。すると、気（エネルギー）の生産能力が落ち、気が不足します。その結果、腎にエネルギーがいかなくなり、腎も弱ります。また、脾が弱ると思いわずらいやすくなるので、受け入れられない気持ちは、脾の弱りも影響しているかもしれません。

2つ目の歩きすぎは、立ちすぎも同じことです。本来歩いて腎に刺激を与えることはとてもいいのですが、過剰になると骨を傷めて、腎が弱ります。1つ目と相反することなので迷ってしまうかもしれませんが、使わなすぎも使いすぎも腎を弱らせる要因になります。

3つ目の寝すぎは、肺を弱らせます。肺は呼吸から気を生み出しているので、気が不足し、その結果、腎に活力源が届かず、弱ります。肺が弱ると悲嘆が強まるので、受け入れられない気持ちは肺の弱りも関わりがあるでしょうね。

こころを軽くする方法

年齢を重ねるにつれて体が衰えていくのは自然現象ですが、それでもそれ以上弱らせないようにすることは大事です。

まずは、腎を強化する対策をお伝えします。歩くことは腎にとってよい刺激になるので、心地よい疲れを感じるくらい歩くとよいでしょう。ただし、ヘトヘトになるまで歩きすぎると逆に腎は弱ってしまうので、気をつけてください。

歩くのが難しい人は、座る時間よりも立つ時間を増やすようにしたり、歯磨きをするときに足踏みをしたり、腰を曲げたり伸ばしたりして足腰を鍛えるといいでしょう。

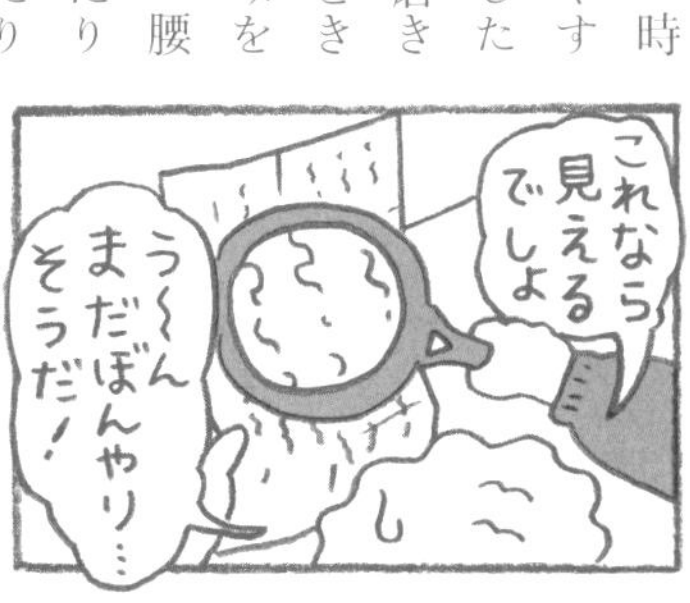

足の裏の土踏まずにある「湧泉《ゆうせん》」というツボは腎に効くので、青竹踏みもおすすめです。腎は冷えに弱いので、下半身が冷えないようにスカートや短いくつ下をはかない、春先にすぐに薄着にならない、薄い布団にすぐ替えないなどを心がけてください。そして、入浴はシャワーだけで済ませずに、湯船

にもつかりましょう。また、腰にある「腎兪《じんゆ》」というツボを温めるのもおすすめです。寒い時期には使い捨てカイロでもいいですが、熱すぎてもよくないので、蒸しタオルや電子レンジで温めて使える携帯カイロなどを当てて、じんわり温めましょう。

脾の養生でまず大事なのは食事です。高齢者に意外と多いのが、朝食に甘い菓子パンとコーヒーを飲んでいるパターン。菓子パンはパンではなくてお菓子ですからね。食べたらだめではありませんが、食事がわりにするのはやめましょう。おすすめは、温かいスープ、みそ汁、おかゆなど。また、脾は湿気に弱いので、梅雨から夏にかけては除湿をするといいですよ。

肺の養生は、深呼吸をしたり、白い食べもの（P100）をとったりするのがおすすめです。肺は乾燥に弱いので、秋から冬の乾燥にはとくに気をつけ、加湿を心がけましょう。

できなくなったことも増えているけれど、まだ若い人が経験していないことをたくさん経験してきているので知恵が増えていますよね。できないことよりもできることに着眼点を変えていくのが、精神衛生上すごく大事なことです。それに、「あれもできない、これもできない」は、言い換えれば「あれもしたい、これもしたい」でもあるわけで、興味がたくさんあるって、とてもすてきなことですよ。

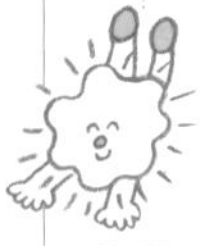

これもおすすめ！

腎を元気にする食べものをとる⇒P49、61
脾を労わる食事をとる⇒P136

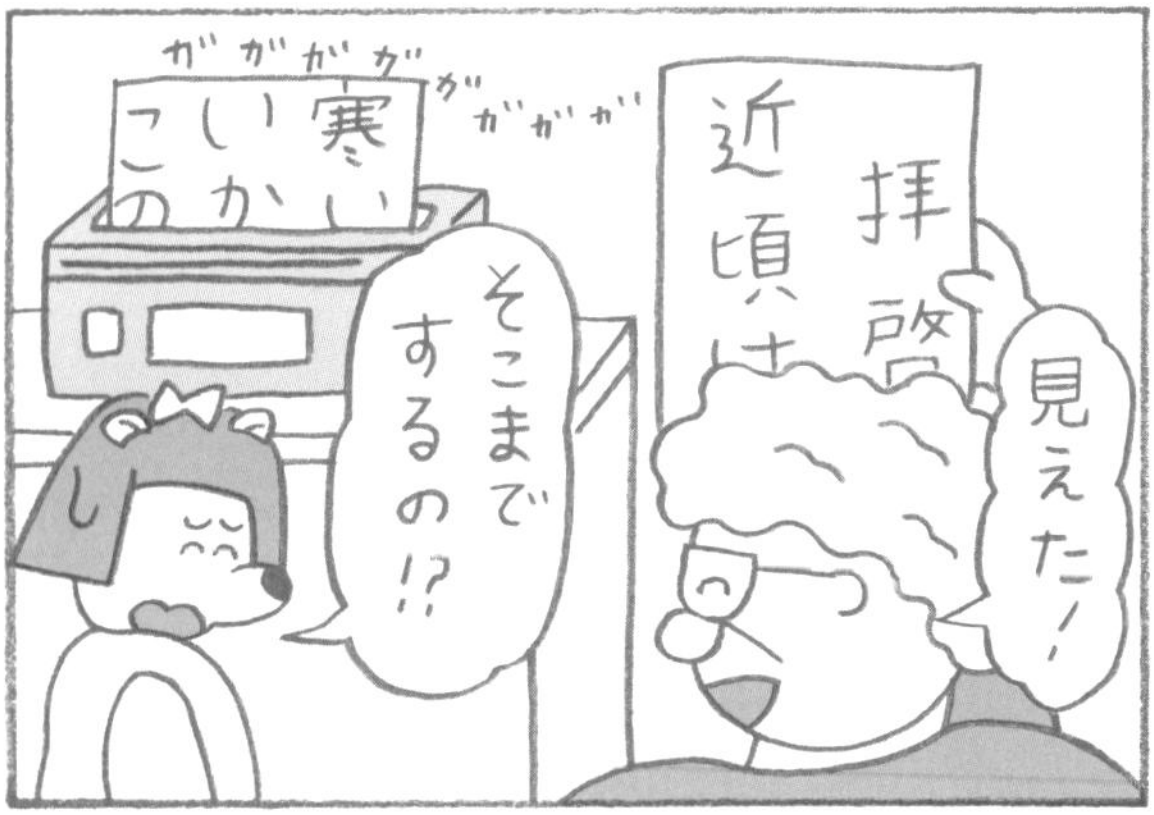

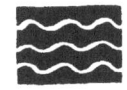

part 3

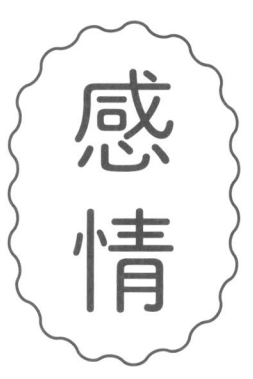

感情から探る

こころの悩み解決法

condition
1

イライラする

体で起こっていること

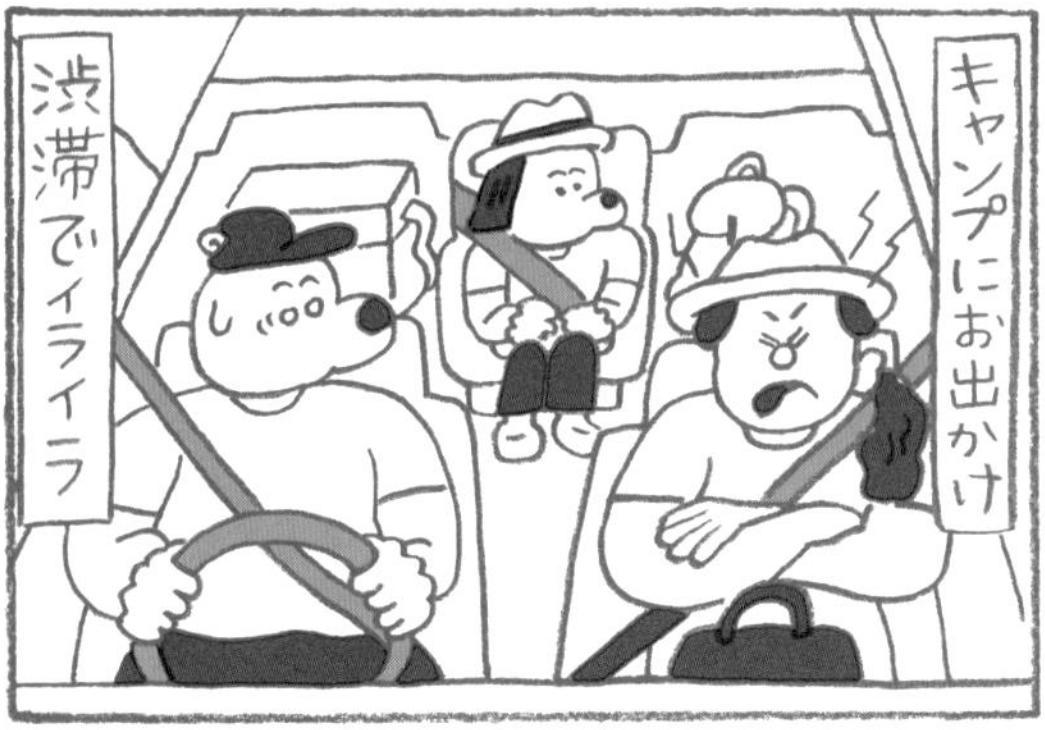
キャンプにお出かけ
渋滞でイライラ

イライラは「熱」の症状と中医学ではみなします。ですので、すべてのイライラは何らかの「熱」が関係しています。とすると、火種の原因をはっきりさせられるといいのですが、それは実にさまざま。ざっと資料をあたっても、8タイプもあります。なので、ここでは代表的な3つに絞って紹介することにします。

まず考えられるのは、潤い不足です。潤いが十分にあればイライラしても鎮静することができますが、それがないからちょっとした火種ですぐにわっ！と燃え上がります。空気がカラカラに乾燥していて、わずかな火で山火事になるのと同じです。火を消すための手段がなく、火がつきやすい状態にあるため、たいしたことのないことでもイライラしてしまうのです。

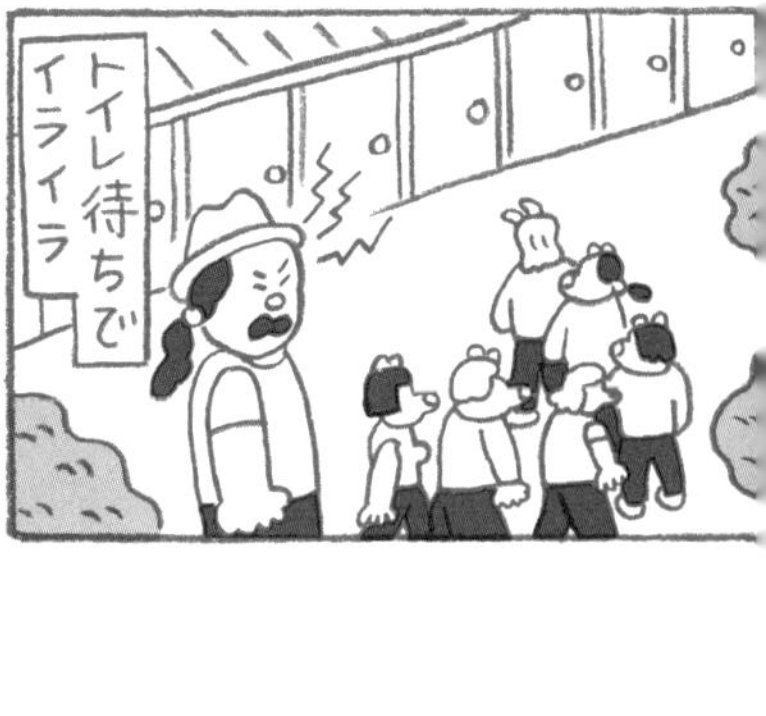
トイレ待ちでイライラ

次に考えられるのは、気の滞りです。気とはエネルギーのこと。ストレスを長期間にわたって感じることでエネルギーがよどみ、それが熱を生んでしまっていて、イライラにつながるというわけです。これには陥りやすいタイプがあり、完璧にしたい人や意思が強い人がそれに当たります。

３つ目に考えられるのは、体の中にドロドロとしたものができて熱がたまり、これに火がついた状態です。ドロドロは油っこいもの、甘いものをたくさん食べることで生じます。

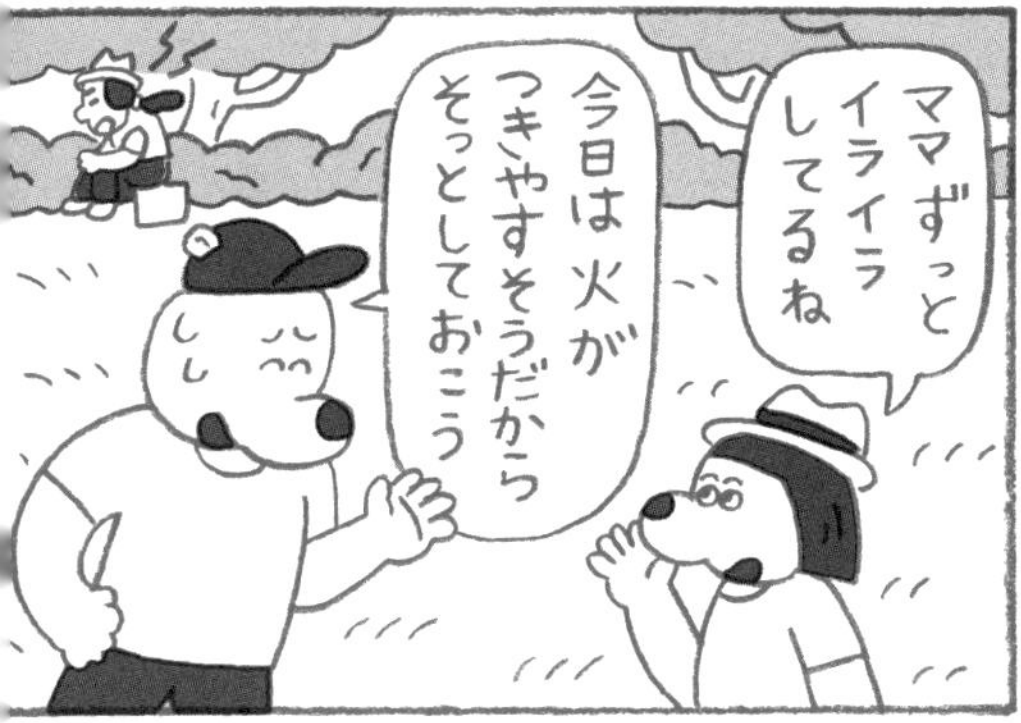
ママずっと
イライラ
してるね
今日は火が
つきやすそうだから
そっとしておこう

こころを軽くする方法

潤いが足りていなくてイライラする人は、潤いをさらに消耗させないことが大事です。発汗を促す行為、たとえばサウナ、ホットヨガ、岩盤浴、長風呂は避けましょう。熱を冷ます潤いは夜に作られるので、早く寝たほうがいいです。できれば23時前には寝ましょう。ただ、今まで深夜の２時に寝ていた人が23時までに寝るというのは難しいでしょうから、５分でもいいので少しずつ早く寝ることを心がけましょう。そして、潤いを補う食べもの（P223）で、減ってしまった潤いを補充してください。

気が滞っている人は、気を巡らせることが大事です。気はじっとしていては巡らないので、体を動かしましょう。とくに、ストレッチやマッサージはおすすめです。ストレスを感じると体の側面の気の流れが詰まりやすいので、とくにそこを意識し、こめかみから後頭部にかけてマッサージしたり、肩や腕、わき腹をさすったりしましょう。体の側面にストレッチポールを当ててゴロゴロするのもいいですね。そして、朝はカーテンと窓を開け、深呼吸をして気の動きを作り出し、巡りを促しましょう。柑橘類、香味野菜、ハーブティーなど香りのよいものも効果的です。食べものばかりでなく、アロマオイルやバスソルトなどもいいですよ。あとは、楽しむ時間を作るのも大事です。映画を見る、本を読む、散歩をするなど、ゆったりした時間を、なかば強制的にでも作り出してくださいね。

体にたまったドロドロが熱を生んでいる人に一番大事なのは、油っこい・味が濃い・甘いものをとりすぎないこと。これらをとりすぎると、ドロドロとした不要物が体にたまり、それがやがて熱を発生させるからです。また、お酒は「ドロドロと熱になる最たるもの」といわれるので、飲みすぎにも気をつけましょう。いっしょに食べるものも揚げものなど油っこいものが多いので、さらに熱がこもりやすくなってしまいます。潤い不足の人とは逆に、発汗して体から熱を出すことも大事です。

いずれの人も、唐辛子、しょうが、こしょうなどの辛いものをとるとカッカしやすくなるので控えてください。潤い不足の人は潤いを消耗してしまい、気が滞っている人は熱が強くなり、ドロドロがたまっている人は発する熱に火をつけてしまい、よいことがありません。ちなみに、ミントはスーッとして辛さも感じる食材ですが、発散の作用だけが力を発揮するので、イライラには効果的です。

これもおすすめ！
ストレスを発散させる⇩P36、75

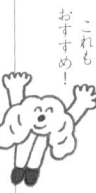

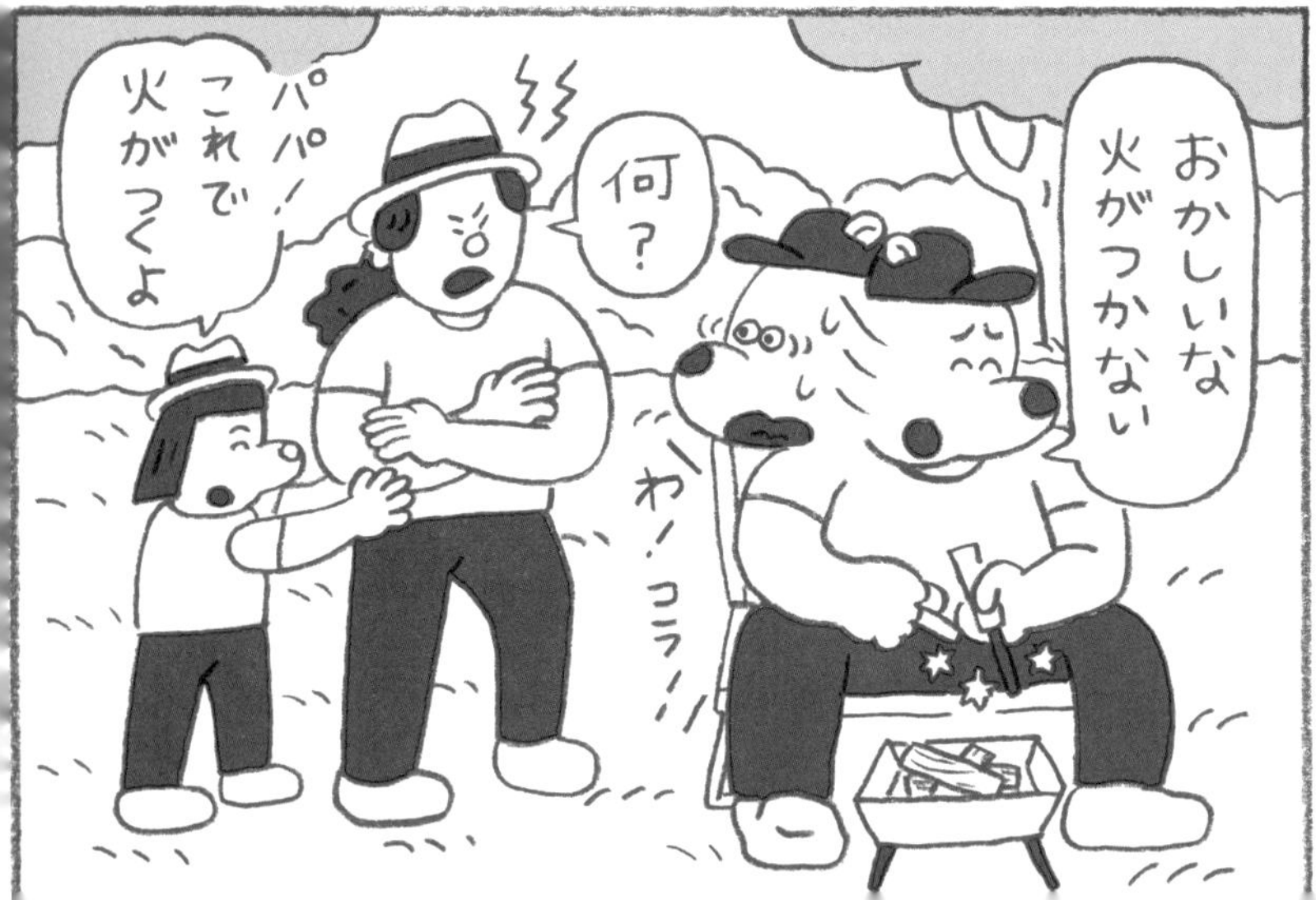
おかしいな
火がつかない
何？
わ！コラ！
パパ！
これで
火がつくよ

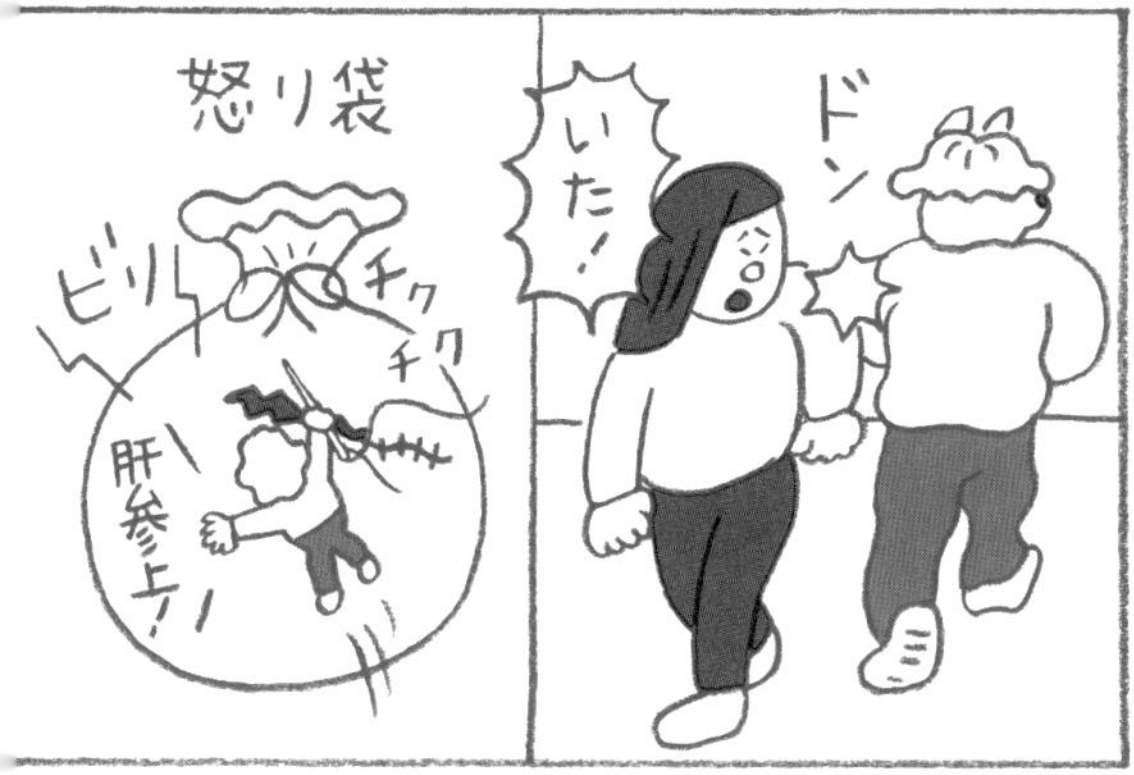

condition 2

カチンときた

体で起こっていること

P194の「イライラする」と似ていますが、イライラが継続的なのに対し、こちらは瞬間的に沸騰するイメージです。潤い不足がベースにあり、パサパサに乾燥していて、いつ火がつくかわからない危うい状態です。

気持ちの面で見てみると、怒りの感情が抑圧されてくすぶっている状態にあると考えられます。何かにぐっと圧力をかけるとそこに熱が発生しますが、感情も同じこと。本来ぐるぐる巡っているものが、抑えられた怒りの感情によってストップしてしまうと、止まったところには力がかかり、熱がたまります。その熱が、嫌なことを言われたなど何らかのきっかけで一気に燃え上がり、最後にドカン！と爆発するといったところでしょう。

要するに、体はパサパサで、こころは熱がくすぶっていて、「カチン！」の感情を生む態勢が整ってしまっています。いわば、爆発する可能性が高まっている状態といえるでしょう。

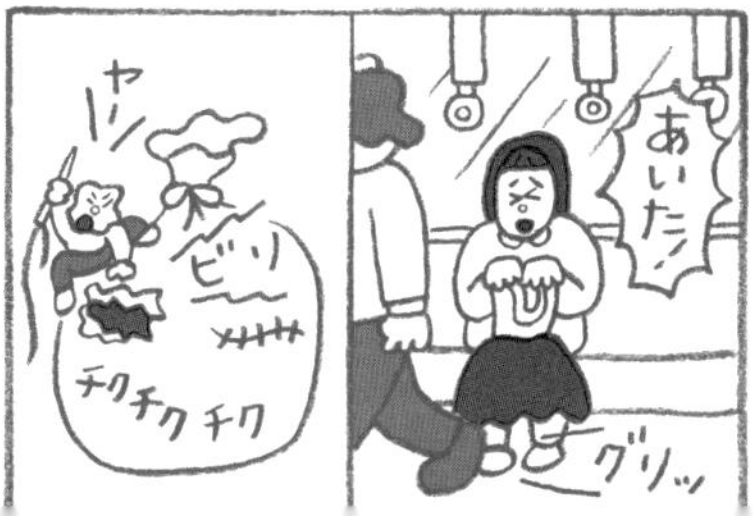

こうした状態を中医学では、気（エネルギー）の巡りが悪くなっているとみなします。気の巡りの調整役を担っているのは肝なので、疑われるのは肝の不調です。なぜならば、怒りの感情が肝に悪影響を与えるからです。それにより肝の働きが鈍くなり、肝がうまく動けないので気の巡りも悪くなるというわけです。

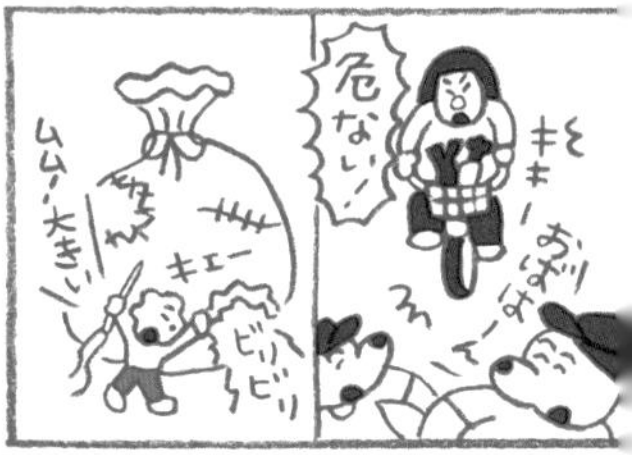

ところで、感情の爆発には「キレる」もあり、それと何が違うの?と思うかもしれませんが、「キレる」はいつもイライラしている人の爆発なのに対し、「カチン!」は普段はおとなしい人の抑圧されていた感情が一気に燃え上がるというイメージ。まさに「堪忍袋の緒が切れる」ですね。

こころを軽くする方法

潤いが十分にある状態にしておくことが大事です。そうすれば、たとえ熱が発生しても鎮静できるので、ひどく燃え上がることがありません。その方法はＰ１９５と同じです。

もうひとつ重要な対策が、熱を発生させる気の滞りを解消することです。手軽なのは、発散や鎮静させる作用のあるハッカ油。スプレー容器に入れておき、「カチン!」ときたときにシュッとひと吹きしましょう。

なす、トマト、ゴーヤー、ピーマン、豆苗など、「潜陽《せんよう》」という力を持った食材をとるのもおすすめです。潜陽とは、抑圧されたエネルギーが爆発しそうなとき、陽気を潜らせて落とすという意味です。要するに、発火によるイライラ感情を抑えてくれます。これらの食材には潤いを補う働きもあるので、熱除去にはうってつけです。

このように、気を巡らせるさまざまな方法があるなかで、僕がとてもいいなと思うのが、心理学者のガイ・ウィンチが提唱する「嫌なことがあったら2分間、違うことをする」というもの。嫌なことというのは、転んでけがをするようなものです。すりむいたひざの傷口を見ていても回復はしません。

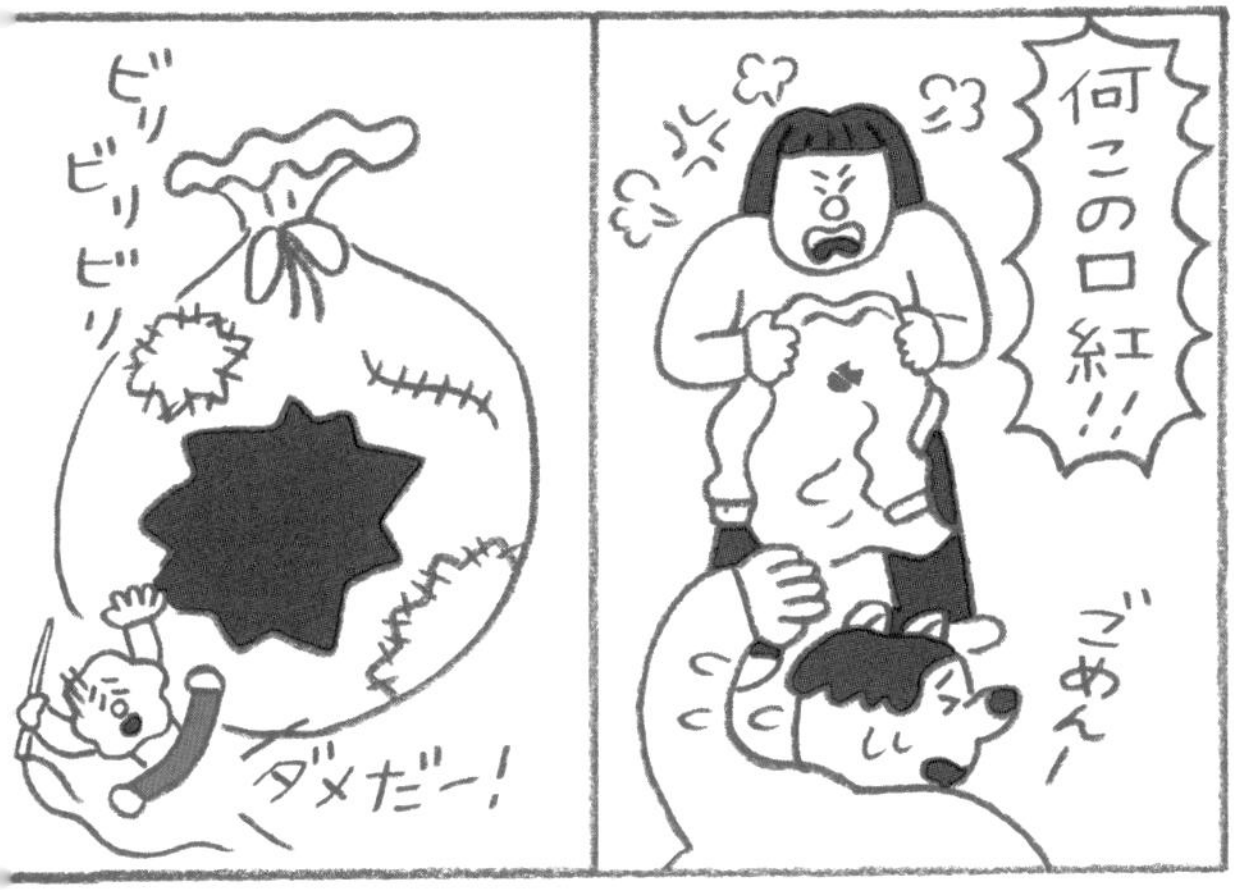

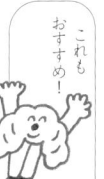

ムカついたからと地面を蹴っても何の解決にもなりません。できる応急手当といったら、気をそらすことくらいです。そうかといって、嫌なことをされた人が我慢すればいいわけでもありません。発散方法として、「怒る」という行為も悪くはありませんが、激しい怒りになると自分も相手も傷つける諸刃の剣になってしまいます。一番平和的な解決方法が、忘れる、受け流すことなんです。

1、2分違うことをして「まあ、いいか」と思える状況を作ることが大事です。そのためには、普段から発散できるものをたくさん用意しておきましょう。たとえば、2分間くらいの好きな動画、テンションが上がる曲、好きな写真集、クロスワードパズルなど、とにかく集中できる2分間の癒しをストックしておくのです。そうすれば、そのことを考えたり思ったり、調べたりすることで、カチン!を忘れられます。先日、たまたま見た動画で、「コーヒーとテニスがあればどうにかなる」という青年がいたんですが、こんなふうにシンプルに考えて、これだけあれば私は幸せだと思えるもの、それと身ひとつで引っ越せるぐらいのものを探してみてください。特効薬ともいえるこころのよりどころを持つのは、とてもよいことです。それがあれば、強くなれますから。まるで強靭な鎧をもらったみたいに、ね。

これもおすすめ!

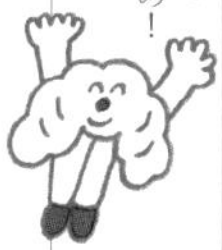

香りのよいものを取り入れる⇩P74
マッサージをする⇩P195

condition

3 くよくよする

体で起こっていること

くよくよ悩む一番の要因は、血《けつ》の不足です。血が不足すると不安感が強まるので、それにより、失敗したり嫌なことがあったりしたときに、そのことをずっと考えてしまう「くよくよする」という状態が起こるのです。

もうひとつ、気（エネルギー）が足りなくても、くよくよする症状は起こります。気が不足すると、元気がなくなって、くよくよする原因をはね返す力が低下します。くよくよ星人に襲われても戦うエネルギーがないから防衛もできず、簡単に支配されてしまうようなものです。さらにやっかいなことに、くよくよ星人にのっとられてくよくよ思考に迷い込み、悩みすぎると、「気が結ぶ」という状態が起こり、脾《ひ》の働きも悪くなります。すると食欲が落ちて、消化吸収力も低下し、もっと気が作れなくなってしまいます。脾は血も作り出しているので、同時に血の生産能力も低下します。気血は、私たちが心身ともに健やかでいるために必要なものなので、さらにくよくよしてしまい、無限ループに陥ってしまいます。

または、くよくよ思考のスタートが、脾の弱りによる可能性も考えられます。脾は「思い」の感情と関連しているので、ストレスなどで暴飲暴食をくり返して脾がすでに弱っていると、思い悩みやすくなります。それが、くよくよ思考を呼んでいる場合もあります。

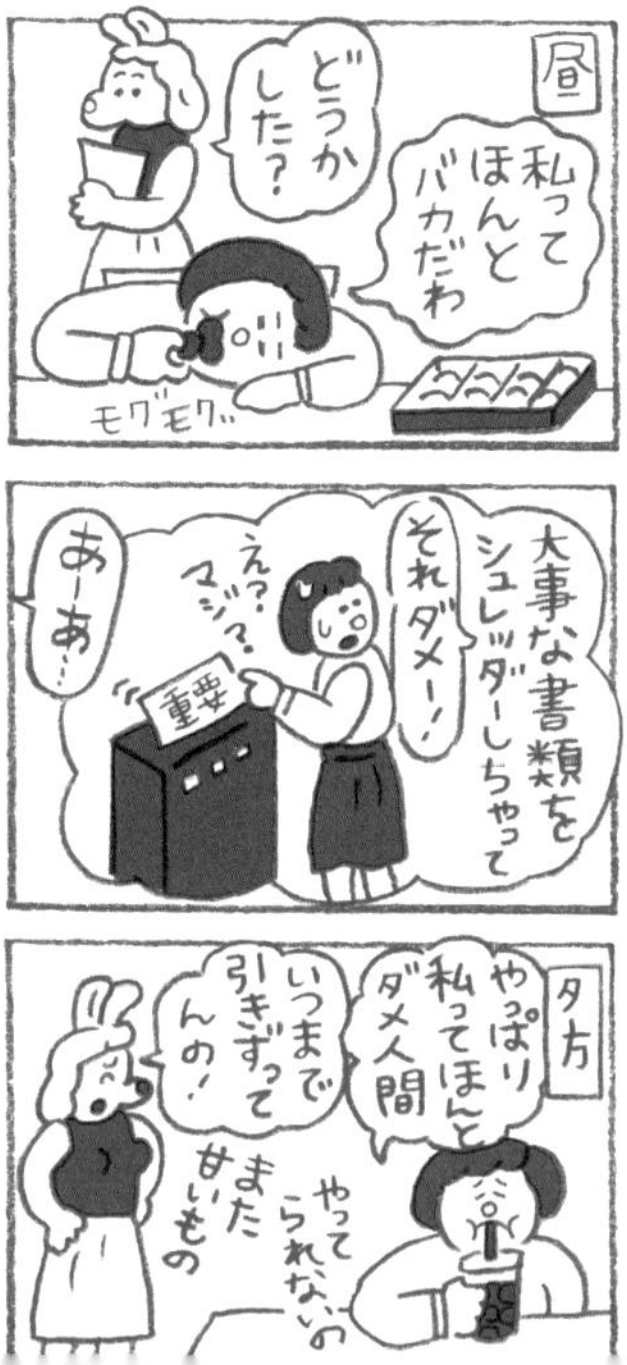

昼
どうかした？
私ってほんとバカだわ
モグモグ
大事な書類をシュレッダーしちゃって
それダメー！
え？マジ？
あーあ…
重要
夕方
やっぱり私ってほんとダメ人間
いつまで引きずってんの！
また甘いもの
やってられないの

こころを軽くする方法

まずすべきことは、脾の負担を減らすこと。それには、食べすぎ、飲みすぎをやめるのはもちろんのこと、甘い・冷たい・油っこいもの、生ものも避けましょう。とくに気をつけてほしいのが、甘い飲みもの。氷の入った甘い飲みものが街にあふれていますが、あれは要注意ですよ。そうはいっても、言うは易く行うは難しでしょう。僕も甘いものは好きなので食べることはありますし、食べすぎることもあります。そんなときはどうするかというと、甘んじて食べすぎます。これを僕は「やさしい堕落」と言っています。好きなだけお菓子を買ってきて、めいっぱい食べる日を作るのです。一番重要なのはゆるくして快適になることであり、ガチガチに厳しく行ってもそれは不健康ですから。ただし、大事なのは、それを続けないこと。今日食べすぎた、明日も食べすぎたでは、不調になっていきますから誤解のないように。

僕の経験上、脾のケアで重要なのは朝食だと思っています。「朝は春と同じだ。春によい種をまかないと、1日がうまくいかない。だから朝食を大事にしなさい」と教わったことが今でも基軸になっています。実際、朝食のパンを米に替えると、胃腸が整う人が多いと経験上感じています。朝に菓子パンを食べている人は、やめましょう。菓子パンはパンではなくお菓子です。トーストにジャムやはちみつをぬったり、甘いグラノーラを食べたりするのも、菓子パンと変わりませんよ。

おすすめは、砂糖が添加されていない米やいもなど。理想はすべての食事を脾にやさしいものにすることですが、まずは朝食の見直しからはじめてみてください。

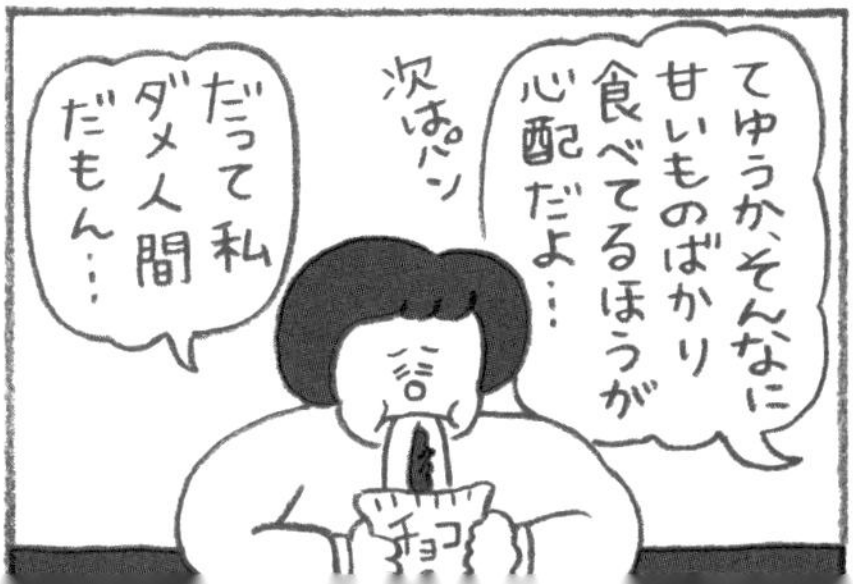
てゆうか、そんなに甘いものばかり食べてるほうが心配だよ…
次はパン
だって私ダメ人間だもん…
チョコ

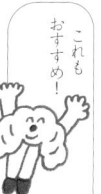

これもおすすめ！

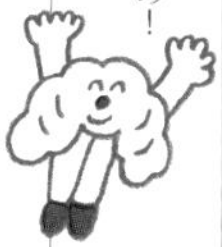

血を補う食べものをとる⇩P223
深呼吸する⇩P90

condition

4 びくびくする

体で起こっていること

五臓の腎、または肝と対になって働いている六腑《ろっぷ》の胆《たん》が弱っていることが疑われます。

腎の弱りを疑うのは、びくびくするという恐れやおびえの感情が腎と関連があるからです。つまり、腎が弱ると怖がりやすくなります。恐怖体験をして「腰が抜ける」と言いますね。あれがまさに、腎虚《じんきょ》（虚は「足りない」の意味）の状態です。腎は膀胱系に作用し、髪ともつながりがあるので、驚いて失禁したり、強い恐怖体験で髪が真っ白になったりする逸話があることからも、腎と恐れの感情がつながっていることがわかるでしょう。

もう一方の胆は、決断を司る場所です。それが弱ると決めることができなくなり、びくびくし、腹がすわらなくなるという状態が起こります。

そうはいっても、どちらの臓腑も自覚がしにくいでしょうから、腎や胆が弱ると見られる症状を挙げておきます。自分と照らし合わせるときは、腎の弱りを疑い、該当しなかったら胆の弱りを疑うという順に見てください。

まず、腎が弱ると、足腰に力が入らない、すぐ座りたくなるといった症状が出ます。胆の場合は決断ができなくなります。たとえば、レストランに行ってメニューをなかなか決められないとか、質問に対してずっと悩んでいて、決めても変更するというように優柔不断になります。

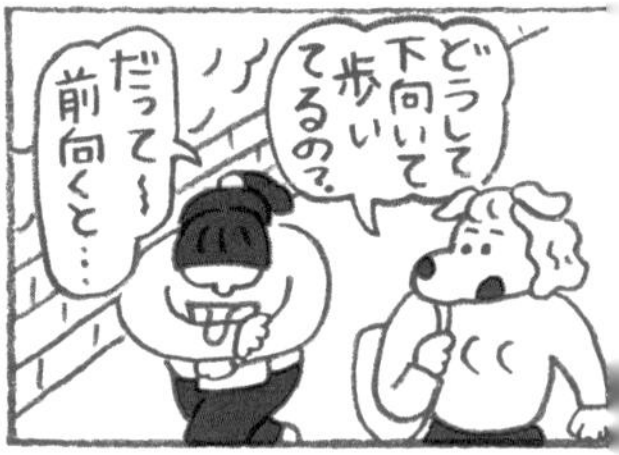
どうして下向いて歩いてるの？
だって～前向くと…

こころを軽くする方法

腎が弱っている人は、黒豆などの豆類、くるみや松の実、クコの実、栗などの実のもの、長いもや自然薯などのやまいも類、海藻類などのネバネバしたものを食べましょう。あとは歩くのも大事です。「階段はごほうびと思え」という言葉を胸に刻み、しっかり歩きましょう。屈伸もいいですよ。中医学には「腰は腎の器」という言葉があり、腎と腰は深い関係があるので、とにかく腰に刺激を与えることが大事です。そういう僕も、特別な運動はしていませんが、犬の散歩に1日3～4回行きます。これも腎を養う行動のひとつです。自転車もおすすめなので、

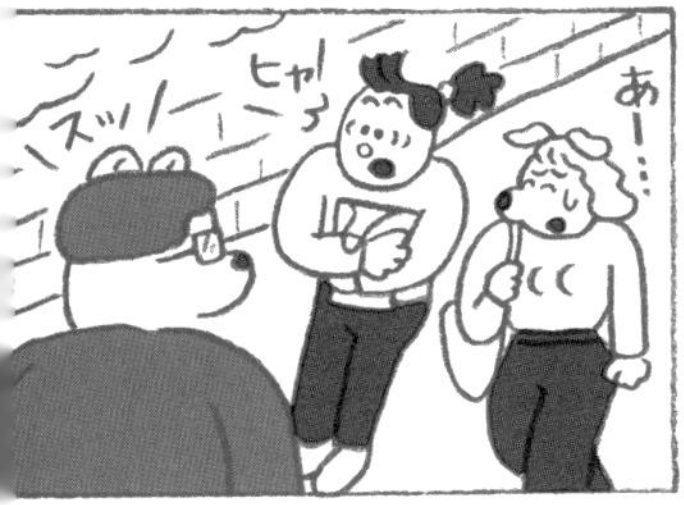

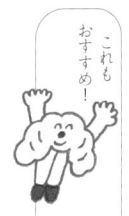

通勤手段を電車から自転車に替えるなんて、すごくいいですね。

胆が弱っている人は、肝を元気にする対策をとりましょう。肝と胆は表裏一体とされ、肝の養生は胆の養生につながります。肝の養生には、体の側面をマッサージするのがおすすめです。ストレッチポールを体の側面に当ててゴロゴロ転がすマッサージ法がありますが、あれは肝胆系の養生に

とてもいいです。食べものからアプローチする場合も、肝を養うことで胆にもよい影響を与えるという考え方のもと、肝を元気にするもの（左記参照）をとりましょう。そして、胆が元気に働く23時から1時にしっかり睡眠をとることもお忘れなく。

【肝を元気にする食べもの】

干ししいたけ、いちご、ししゃも、うなぎ、牛・豚・鶏レバー

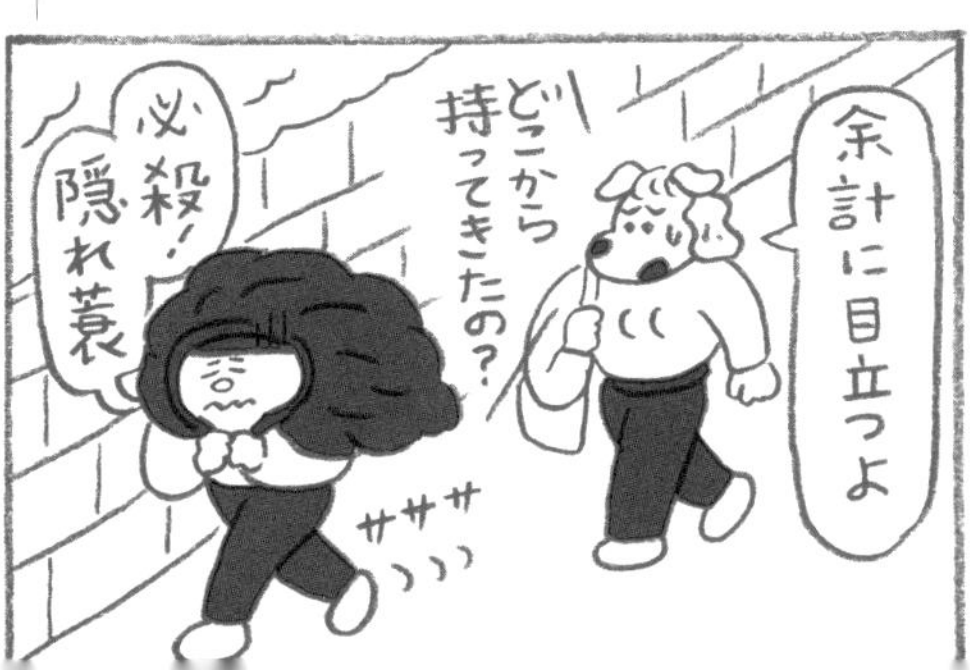

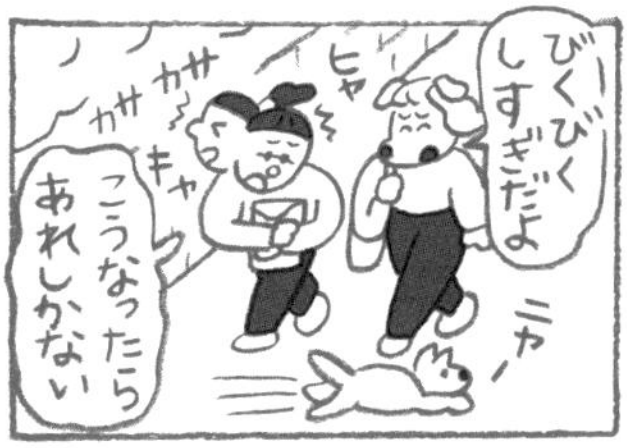

これもおすすめ！

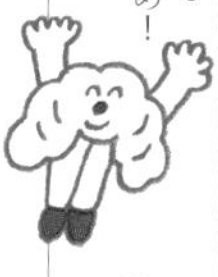

腎を元気にする食べものをとる⇩P49、61

condition

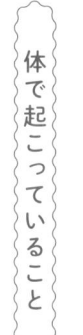

5 ざわざわする

体で起こっていること

何となく胸騒ぎがする、落ち着かない、いろいろなことに気持ちが持っていかれて何も手につかない。このような、こころが忙《せわ》しいこと、ありますよね。それを中医学では陰陽のバランスがおかしいと判断します。

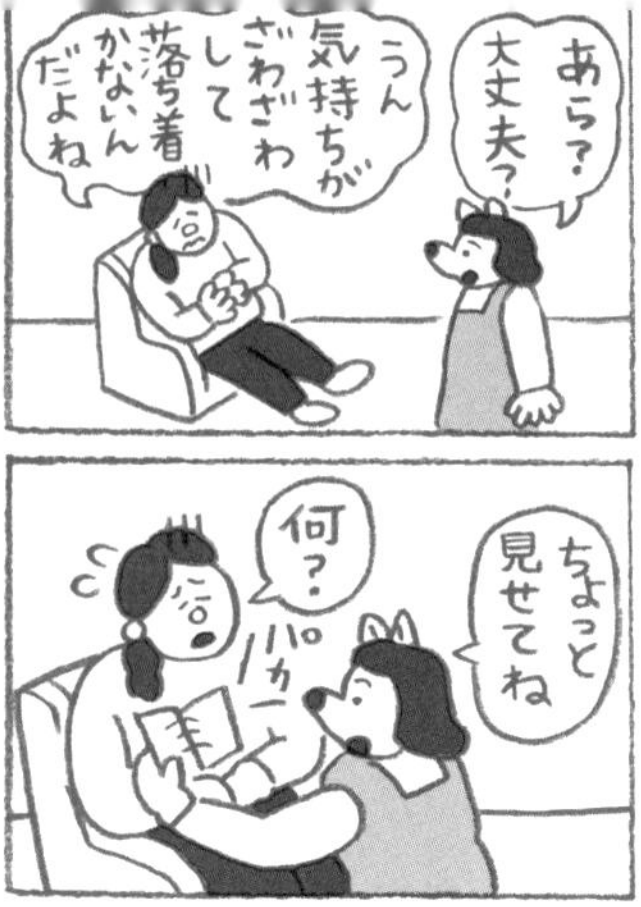

あら？大丈夫？
うん 気持ちがざわざわして落ち着かないんだよね
ちょっと見せてね
何？
パカー

中医学では、陰と陽というエネルギーを診断に用いることがあり、陰は鎮静のためのエネルギー、陽は活動のためのエネルギーです。本来は、陰と陽が半分ずつあればちょうどいいのですが、陽が強すぎると活動しすぎたり、ヒステリックになったりします。逆に陰が強すぎると、寝っぱなしで起きられないという状態になります。

「ざわざわする」のは落ち着けることができない、すなわち鎮静能力が弱くなっているわけですから、陰不足と捉えます。陰不足には陰自体が少ない場合と、陽が多すぎて陰が相対的に少ない場合の2パターンが考えられますが、この場合は前者でしょう。

陰は脾《ひ》で生まれて腎にためられるので、陰不足は脾または腎の弱りを疑います。暴飲暴食をしている、油っこい・甘い・味が濃い・冷たいもの、生ものをよく食べる、ストレスが多いなどに該当するのなら、ざわざわする原因は脾の弱りでしょう。働きすぎ、汗のかき

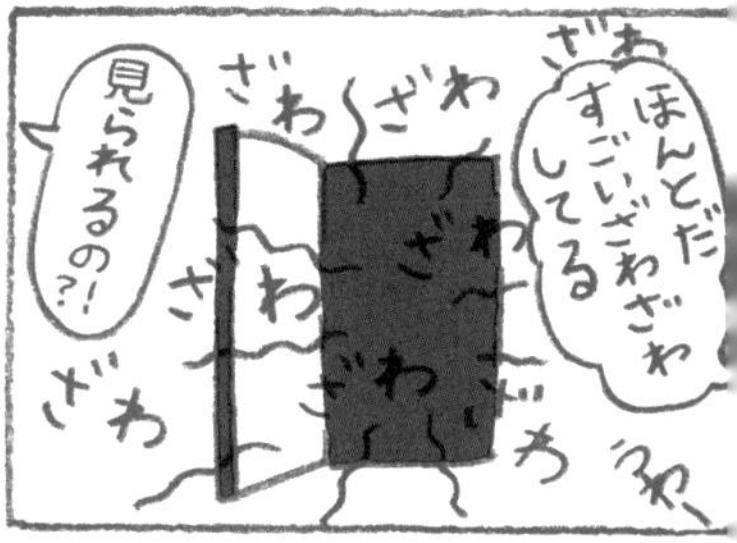

あ ほんとだ すごいざわざわしてる
見られるの?!
ざわ ざわ ざわ ざわ ざわ ざわ ざわ ざわ

すぎ、恐れの感情が強い、過度な緊張が続いている、すぐに座りたくなるなどに心当たりがあるのなら、腎の弱りが疑われます。

こころを軽くする方法

まずは、足りない陰を補給して、ざわざわする気持ちを落ち着けましょう。陰は静かにすることで養われるので、呼吸に集中して静かに座する「静座《せいざ》」を行うといいでしょう。また、中医学では、唾液を飲み込むことも陰を養う方法のひとつとされています。「金玉《きんぎょく》のごとき唾液」という言葉が古典にあり、唾液は非常に貴重なものとされ、唾液を飲み込むことは健康と長寿に有益であるといわれています。朝や寝る前に、目を閉じてこころを静めて静かに座り、舌先を歯の裏で左右に動かして口に唾液をため、それを2〜3回に分けて飲み込みます。ほかにも、陰を補う方法はいくつかあるので、P32を参考にしてください。

そして、陰の製造場所である脾と、ストック場所である腎の弱りを回復させる対策もとってください。腎は陰をためる袋のようなものです。ガチガチに固まっていると、十分に入りません。ゆるく保っておくためには、体をゆるませて気血の巡りをスムーズにできるようにしておくことが大事です。体をゆるめるとは、水にぷかぷか浮く、あの感覚です。実際にお風呂で体を浮かせてもいいですよ。あとは、散歩などで外を歩いているときは思考を止めて、耳からは音を、鼻からは香りを、目からは景色を、全身の感覚で周囲を感じてください。そうすることで思考が止まり、全身がゆるみ、気血がすみずみまで巡り、腎の袋もゆるく保てます。腎は恐れが強いと弱るので、怖い話を聞かない、怖い映画を見ないなど、恐れの機会も減らしましょう。脾の養生は「これもおすすめ！」を参照してください。

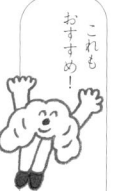

これもおすすめ！

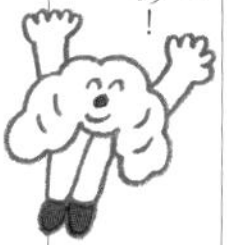

- 脾を労わる食事をとる⇩P136、201
- 思い悩みすぎない⇩P66
- 腎を元気にする食べものをとる⇩P49、61

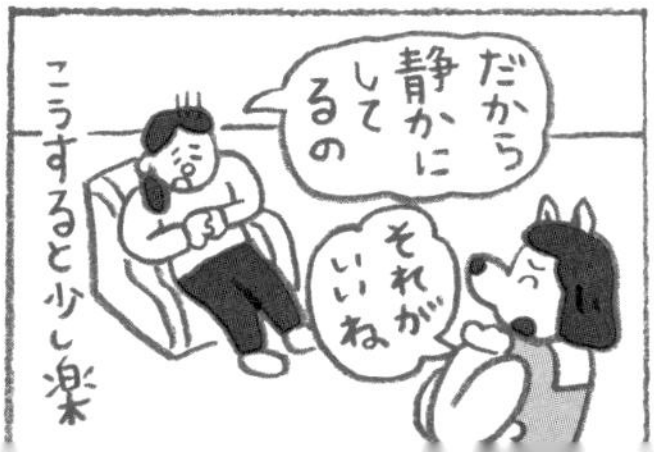
こうすると少し楽
だから静かにしてるの
それがいいね

condition 6

もやもやする

体で起こっていること

気がかりなことが常にあって、それについて考えるという点で、P200の「くよくよする」と似ていますが、「もやもやする」は、自分の思い通りにいかなくて、何となく不完全燃焼というニュアンスも含みます。「なんだか、嫌なんだよね…」と、よくわからない気分の悪いものが心にずっとあるといった状態でしょう。

それには、脾《ひ》の弱りが考えられます。脾は「思い悩む」という感情と関係が深く、脾が弱っているから考えすぎてしまい、もやもやしているのでしょう。脾が弱るとは、食欲不振になったり、軟便になったりすることを指しますが、おもな原因は、油っこい・甘い・味の濃いもののとりすぎです。それに加えて、1日に水を2～3Lも飲んでいるといった過剰な水分摂取、冷たいもののとりすぎも脾を弱らせます。

これの逆パターンも考えられます。すなわち、何か気がかりなことがあり、もやもやが消えず思い悩み続け、その感情が脾を弱らせてしまったという場合です。中医学では、「思えば気は結ぶ」と考えるので、もやもやが続くと、おのずと気（エネルギー）の循環に支障をきたし、気が滞ります。気には脾を動かす作用があるので、気

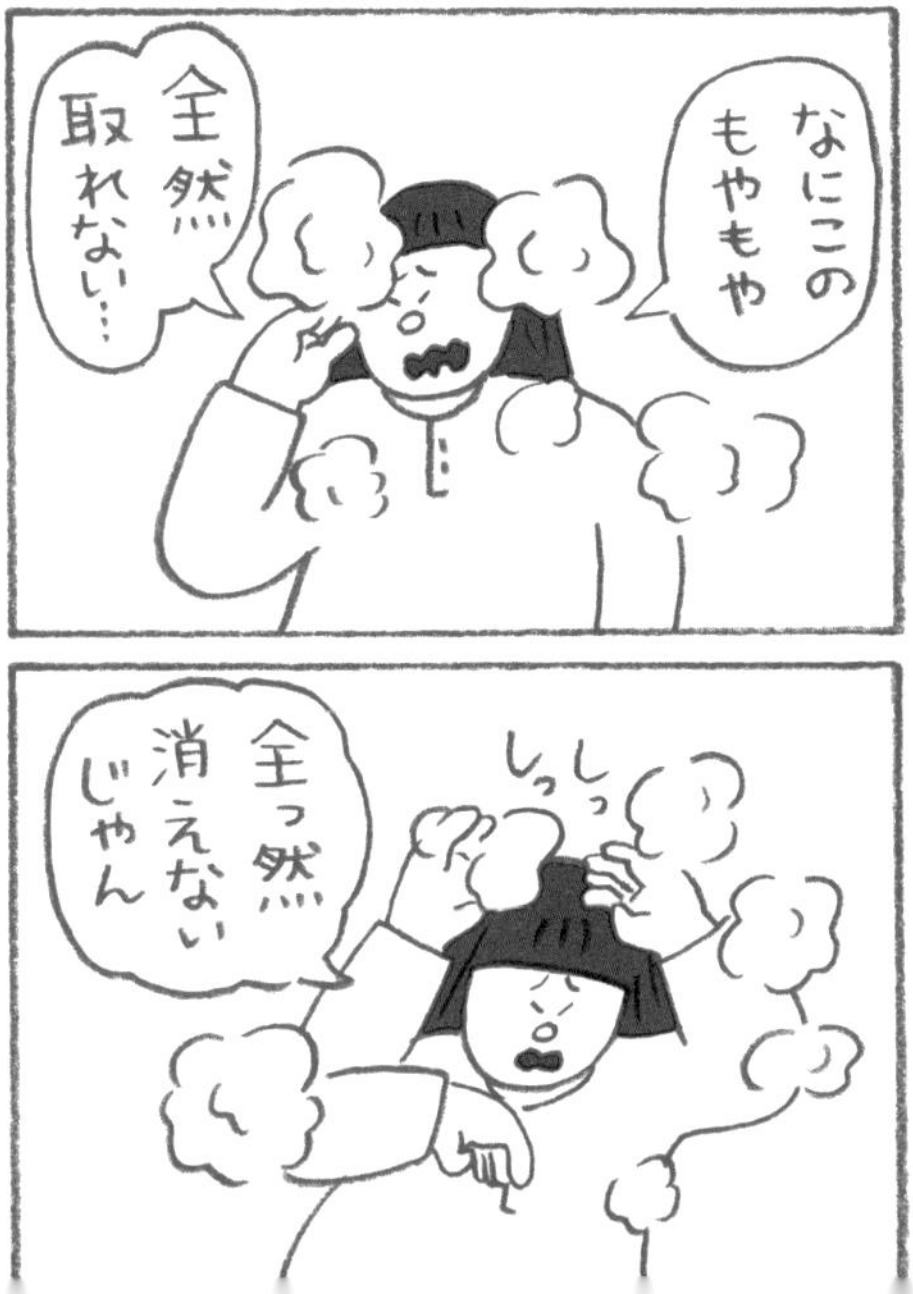
なにこのもやもや
全然取れない…
しっしっ
全っ然消えないじゃん

がストップしてしまうと脾も動かなくなります。悩みがあって食欲が落ちた経験をしたことがあるでしょうが、これを考えると、思い悩むことが脾の弱りに直結することがわかりやすいでしょう。

　脾の弱りが先か、思い悩みが先かは人それぞれでしょうが、いずれにせよ、あなたの体では、脾が元気をなくしています。

こころを軽くする方法

　弱っている脾を労わることが、対策の第一歩です。脾を弱らせる大きな原因は、油っこい・甘い・味が濃い食べもののとりすぎです。僕がよく例に出すのは、朝はサラダとスムージー、冷たい牛乳とグラノーラ、菓子パンなどが多い人。昼はパンとサラダ、またはパスタだけで、小腹がすいたらチョコレートを食べるといった人です。ツイッターでも「菓子パンはお菓子であり、食事じゃない」と定期的につぶやいていますが、食事がわ

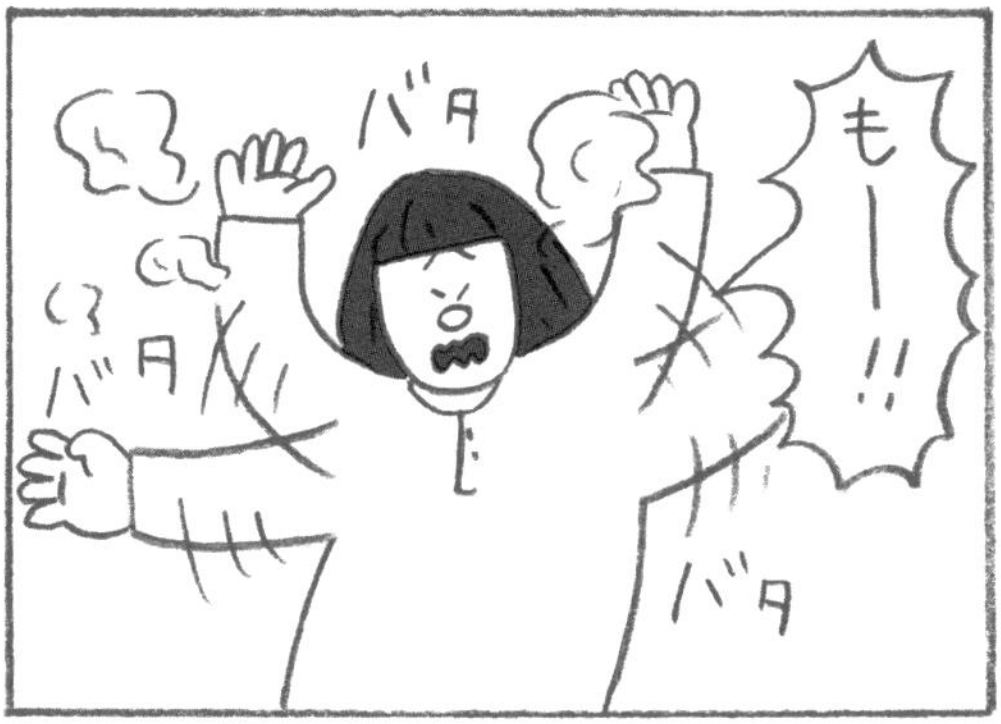

りに菓子パンをよく食べている人は脾を弱らせる土台ができているようなものなので、もやもやする可能性が高いといえます。ほかに、焼きそばやラーメン、焼き肉ばかりを食べ、お酒もがんがん飲む人も、脾が弱って、もやもやしやすくなります。両者はまったく違うタイプの食生活ですが、同じ結果を招きます。ですから、こうした食生活をまずは見直しましょう。

　次に、思い悩みすぎて脾が弱っている場合についてです。脾が弱ると、気血を作る働きも止まるので、そこから無気力になっていきます。元気がなくなり、やる気が失せ、記憶力が悪くなり、不安感が強まり、動揺しやすくなります。ではどうすればいいのかというと、

もやもやは、いつでも誰にでも起こり得ることで、回避はできません。思い悩みのもとは、外からもたらされるものに限らず、仕事やお金のやりくり、進路、恋愛など自分自身の問題も含むからです。のどに刺さった小骨のように、こころに何か引っかかっているものすべてが「もやもや」です。どうせ避けられないのなら、もうやり過ごしましょう。もやもや自体は悪いものではなく、継続することが問題なわけですからね。実は、私たちの体は、よい状態でいられるように常に修復や改善をしています。何もなければ勝手になおしてくれますから。

　脾へのちょっと変わったアプローチとして、火を見つめるなんていう方法も考えられます。それによりすぐ脾が元気になるわけではないですが、おもしろい考え方なので参考程度に読んでください。

　これは五行説（P220）において、脾は土を、心《しん》は火を伴うとされ、脾と心は子と母の関係にあることからの策です。心が好む行動で先に母を元気にし、子である脾に働きかけてもらおうというわけです。ろうそく、たき火、暖炉などの火を見つめることで、思い悩みが解けていくようなイメージです。

これも
おすすめ！
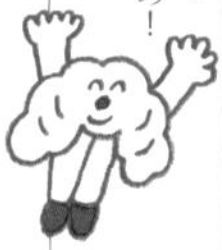
思い悩みすぎない⇩P66

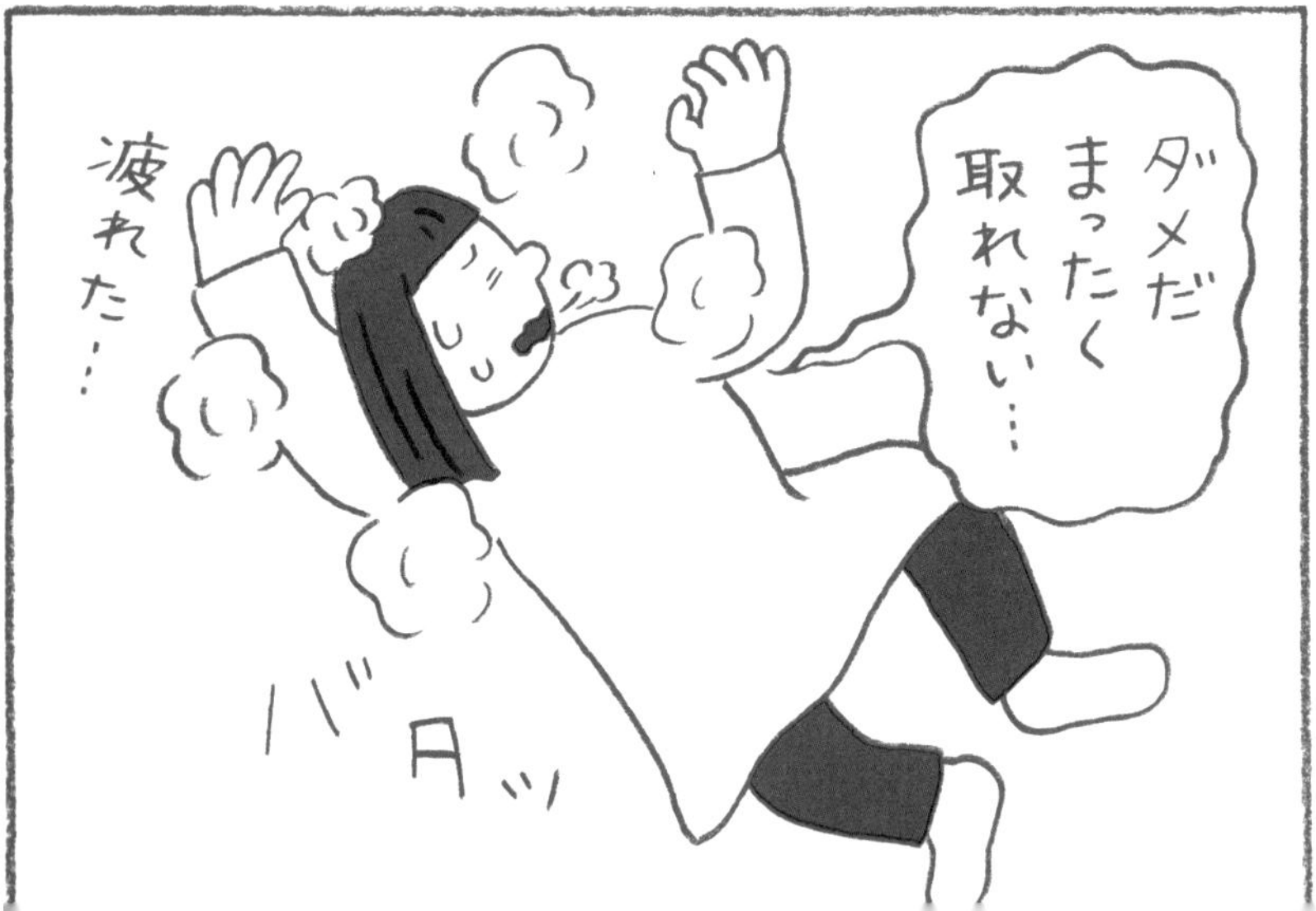

condition

7

気分が落ち込む

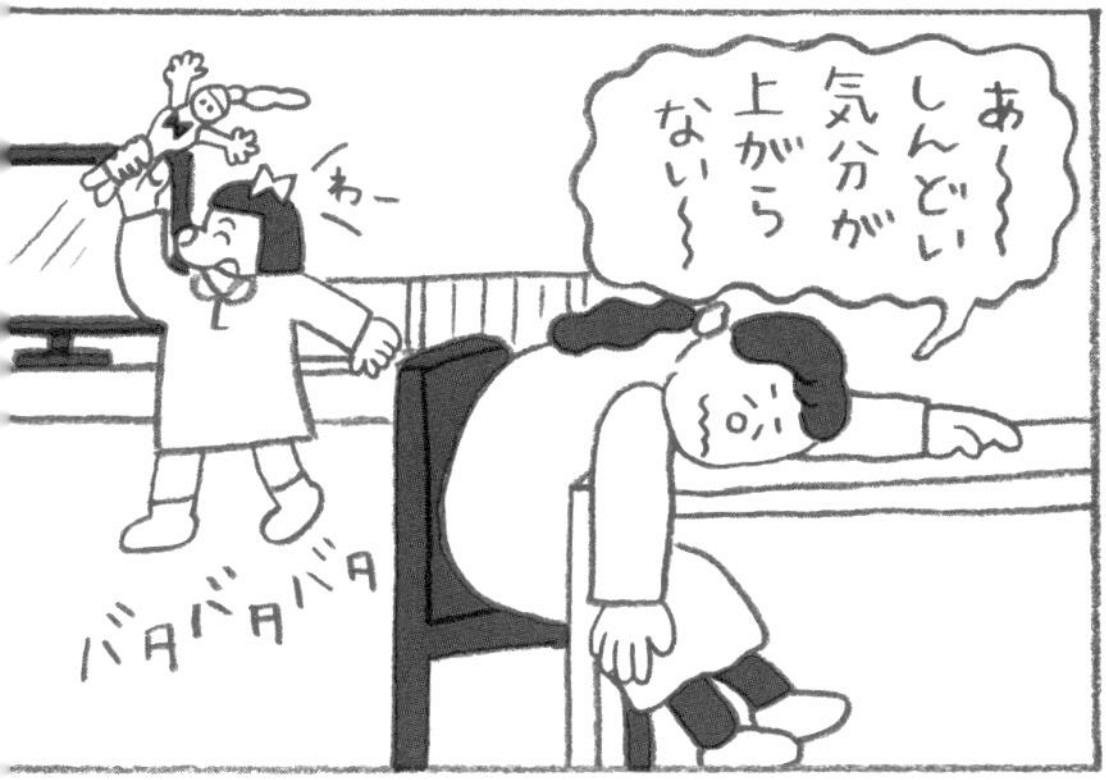
あ〜〜しんどい
気分が上がらない〜〜
わー
バタバタバタ

体で起こっていること

体をスムーズに動かすために必要なエネルギーである気が、滞っているか、足りないかのどちらかの状態だと考えられます。

　気が滞っている場合、栄養が行き届かないので、体はもとよりこころもうまく動かすことができません。そのため、感情のアップダウンが激しくなって精神が不安定になりやすく、イライラしたり、ふさぎ込んだり、落ち込みが強くなったりします。気が足りない場合は、気がなくて力がない無気力状態に陥り、元気がなくなり、落ち込みやすくなります。

　そういわれても、なぜ気が滞ったり、不足したりしてしまうのかと思いますよね。気が滞る主要因はストレスです。気の不足は消耗しすぎているか、供給できていないかのどちらかです。消耗は働きすぎ、動きすぎ、

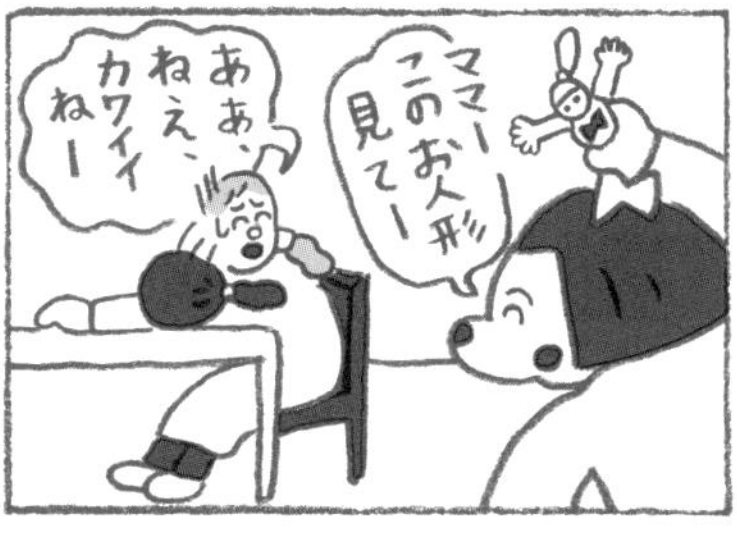
ママー このお人形見てー
ああ、ねえ、カワイイねー

休まなすぎなどによる過労のほか、睡眠不足も要因のひとつ。供給不足は食事の内容が悪かったり、偏りすぎていたりが原因です。たとえば、朝はコーンフレーク、昼はサンドイッチ、夜はお菓子を適当に食べて1日が終わっていくなんていう食生活では、気のもとになる食材が足りません。また、「思い悩みすぎ」という感情も気が不足する要因のひとつです。ストレスがかかって怒りが強くなったり、鬱々《うつうつ》とした気持ちになったりして、思いすぎてずっと考えていると、脾《ひ》の動きが悪くなり、食べたものから気を作り出す力が弱まります。それにより、気の不足が起こります。

気の滞りと不足は併発することもあります。たとえば、睡眠時間を削って仕事をしすぎた結果、気が足りなくなります（これが消耗です）。こうしたときは、ストレスもたまります（これが気の滞りを招きます）。そして、悩みも多いでしょうが、思いすぎる行為は脾を弱らせ、気を作り出す力が低下します（これは供給不足です）。過労や疲労で食事がおろそかになったり食べられなくなったりすることも少なくなく、そうすると気の原料が不足して作れなくなります（これも供給不足です）。こうした生活スタイルに心当たりがあるのなら、併発パターンに陥っているかもしれません。

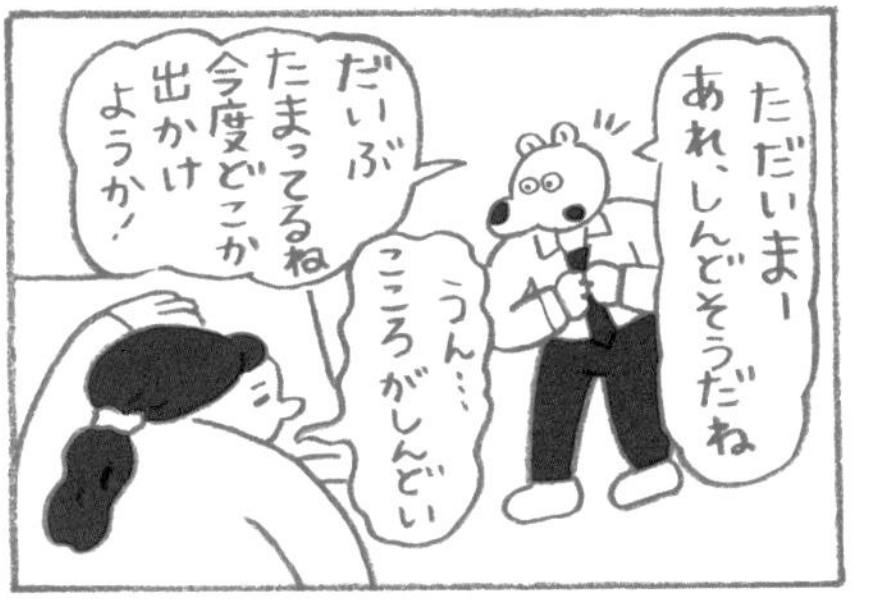
ただいまー
あれ、しんどそうだね
うん…こころがしんどい
だいぶたまってるね 今度どこか出かけようか！

こころを軽くする方法

気が滞っている人は精神状態を安定させることが大事なので、趣味を持つなどして「楽しむ」ことが重要です。落ち込むとそればかりにとらわれてしまうので、対象をほかに向けさせるのがねらいです。方法はさまざまですが、自然に触れて、字のごとく「気を晴らす」のも一案です。気は動くことで巡るので、散歩やストレッチもいいですよ。また、ぴたっとした服装よりもゆとりのある服装にし、髪の毛はポニーテールのようにきゅっと結ぶのではなく、ゆるい髪形を心がけましょう。これらは無関係なようですが、ポイントは「ゆるい」こと。気は体中に張り巡らされたホースを通るとイメージしてください。ホースをぎゅっと押さえつけられていると詰まってしまうので、通路をふさがない、ゆるくすることが大事なのです。

　気が足りていない人は、こまめに食べて休むことが大事です。疲れていると消化力がないせいで、一度にたくさん食べても消化しきれません。だから、1日3食しっかり食べるよりも、5食など小分けにしたほうがいいです。また、消化吸収力が落ちると気が作れないので、脾を弱らせないよう心がけてください。それには、生ものや冷たいものは避けること。サラダなんて、もってのほかですよ。あとは、体力を回復させるために欠かせない睡眠をしっかりとりましょう。夜は早く寝て、朝は太陽の光を浴びて体を覚醒させ、深呼吸をしましょう。朝に光を浴びるのは覚醒させて夜にしっかり眠る準備をするためで、深呼吸をするのは気が呼吸からも作り出されているためです。

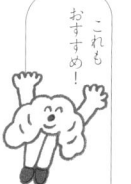

これもおすすめ!

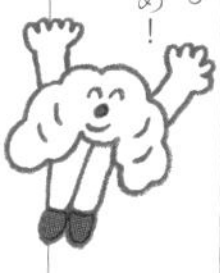

ゆったり過ごす⇩P63
マッサージをする⇩P75

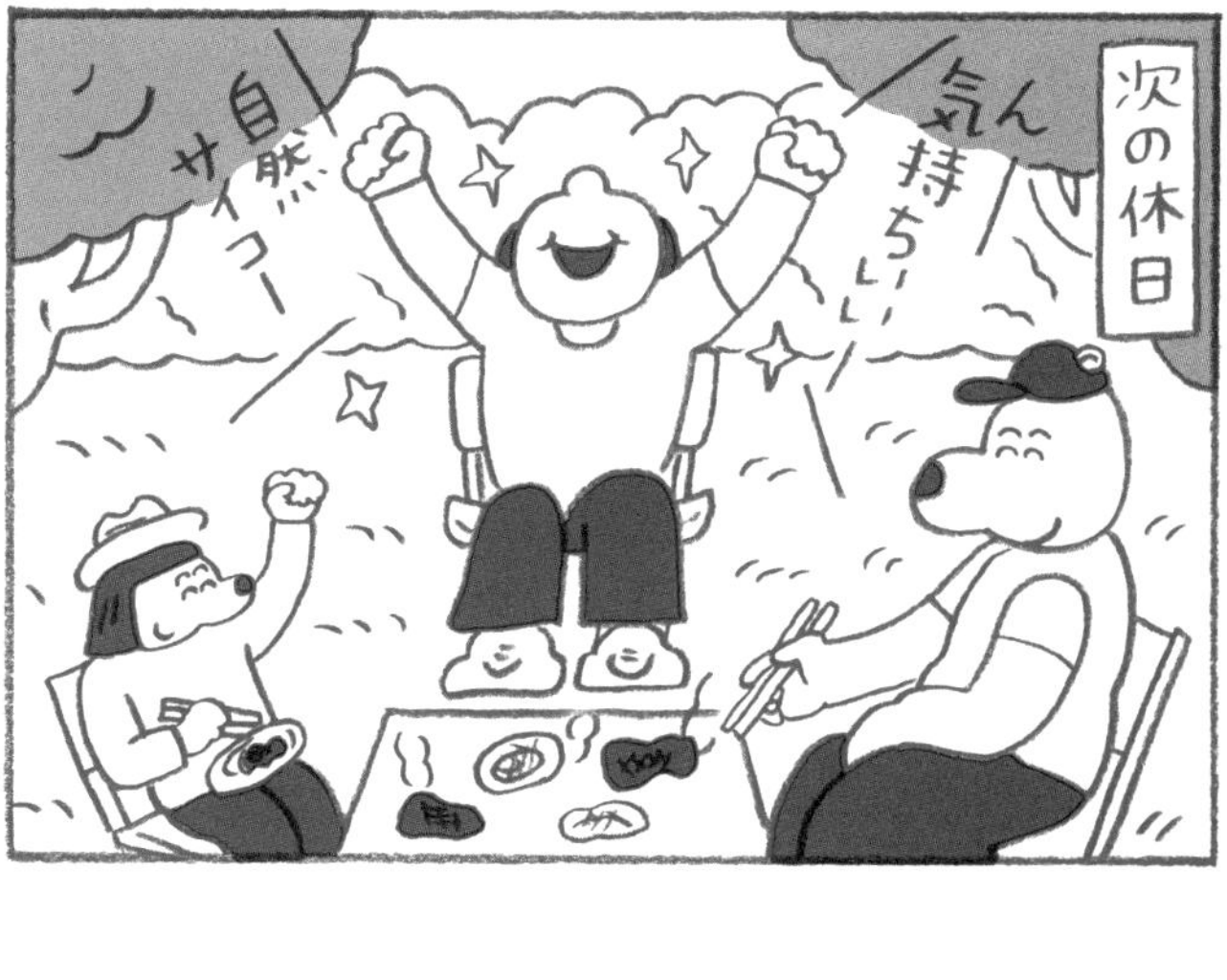

condition 8

気分の浮き沈みが激しい

体で起こっていること

日々の中で気分がアップダウンするのは、気の巡りが悪い典型的な症状です。こうした状態に陥っているということは、肝の調子が悪いのかもしれません。なぜならば、肝には全身に気を巡らせ、自律神経系や精神情緒の働きなどをスムーズに動かす役割があるからです。肝の調子が悪いと、この機能が低下し、気がいきなり流れたかと思ったら、急に止まってしまうというようにスムーズに巡りません。車でいうならアクセルを踏んだり急ブレーキをかけたり、ブレーキを踏みながらアクセルを踏んだりしているようなもので、だから気分が不安定になるのです。

　では、なぜ気の巡りが悪くなってしまうのかというと、精神的なストレスが一番大きいです。感情は、何らかの外的刺激、たとえば怒られたなら、その反応として生じるものであり、勝手には生まれません。だから、ストレスが強いとその分、悲しみ、怒り、恐れなどの感情が激しくなり、鬱々《うつうつ》と思い悩むことも多くなります。こうした感情は肝を弱らせるので、肝が担っている気を巡らせる作用も低下します。ちなみに、ストレスは対人関係から生じるばかりではなく、環境の変化も要因となります。寒暖差が激しいとイライラし

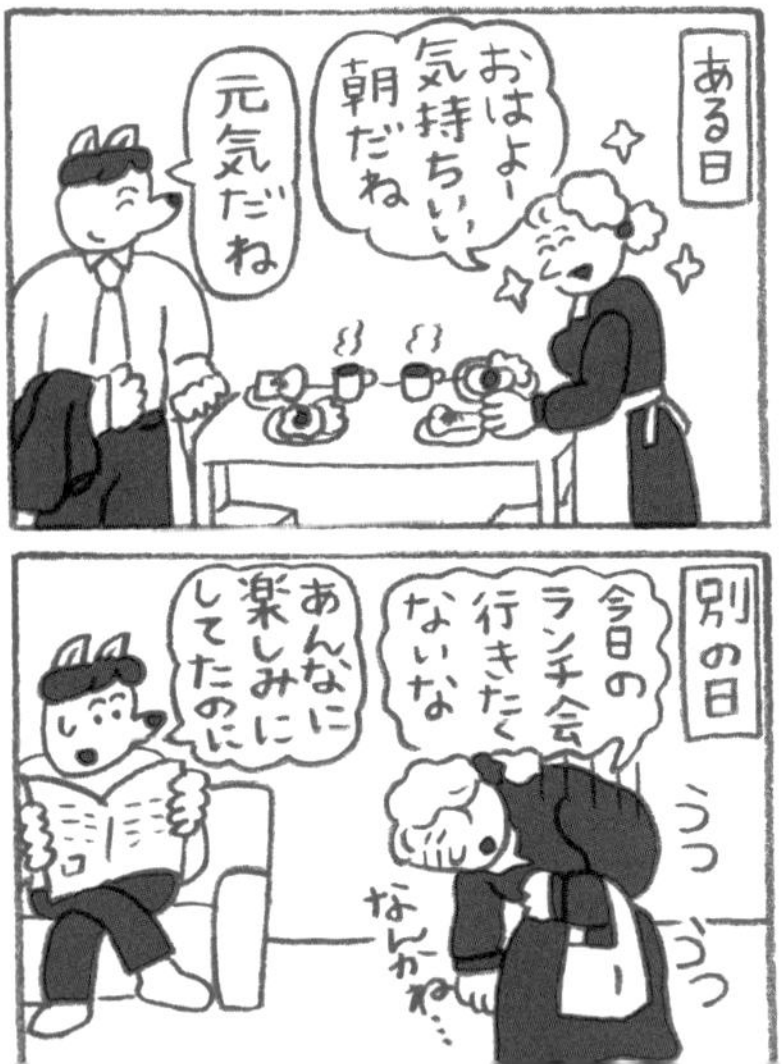

ある日
おはよー 気持ちいい朝だね
元気だね
別の日
今日のランチ会行きたくないな
あんなに楽しみにしてたのに
うつ うつ
なんかね…

たり、気分がふさいだりすることがあるでしょう？　季節の変わり目、とくに春は環境の変化で不安定になりやすい季節です。

こころを軽くする方法

外的刺激であるストレスをどれだけ避けられるかがポイントです。それには、ストレス源が何かをわかっておく必要がありますが、自覚している人は多くはないでしょう。そこで、おすすめなのが、「ストレスノート」をつけることです。それにより、ストレスの傾向と対策が見えてきます。ただ、ずっと続けるのはしんどいので、まずは1～2週間でいいのでやってみてください。詳しくは、P148をご覧ください。

ところで、話が少しそれますが、中医学では人の感情は7つあるとされ、それを七情《しちじょう》といいます。すなわち、「怒、喜、思、悲・憂、恐・驚」です。これらの感情は、どれが強すぎても、弱すぎてもよくないと考えます。たとえば、よいイメージの喜びと笑いだけがあってもだめで、悲しみや怒りも大事だし、憂いや恐れもなくてはならないものです。使わない感情は、放置された機械や家のようなものです。機械は使わないと劣化していきますし、家も人が住んでいないと荒廃していきます。感情もこれと同じで、使わないとどんどん弱くなってしまいます。いろいろな感情がバランスよく存在することで、こころが安定していられるのです。

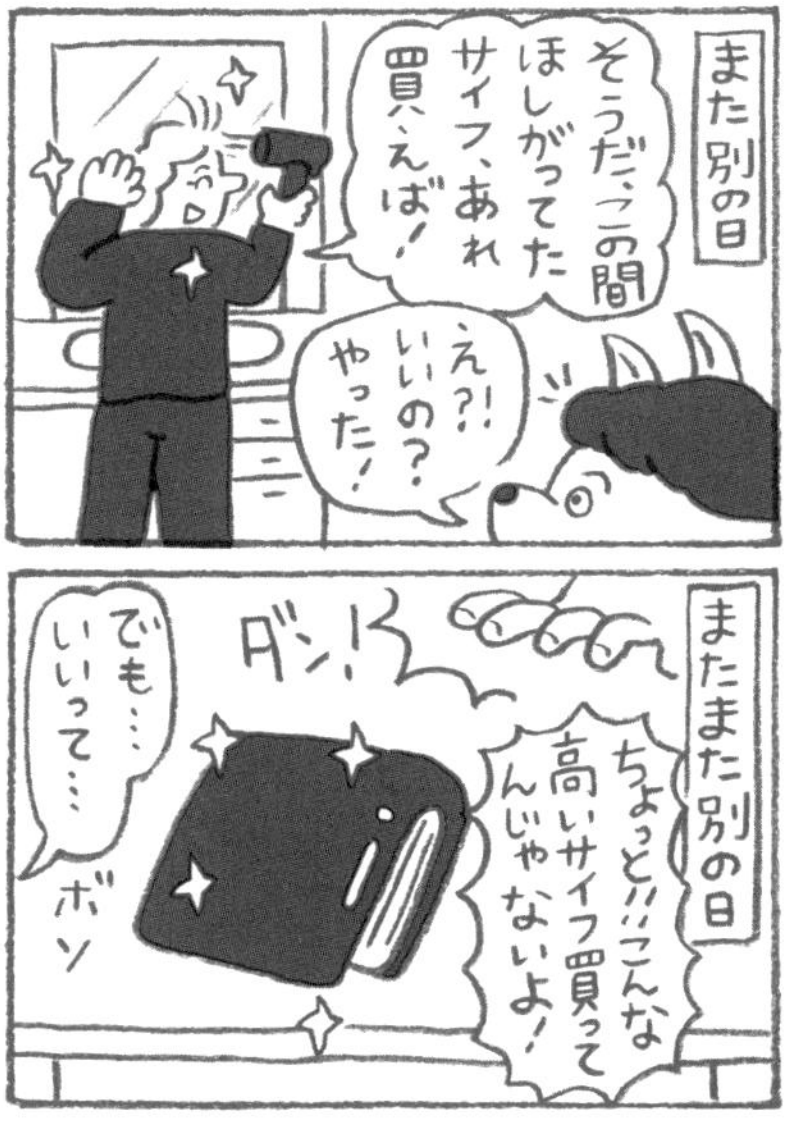

また別の日
そうだ、この間ほしがってたサイフ、あれ買えば！
え?! いいの？ やった！
またまた別の日
ダン!
ちょっと!! こんな高いサイフ買ってんじゃないよ！
でも…いいって…
ボソ

これもおすすめ！

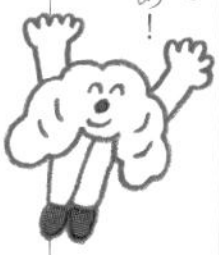

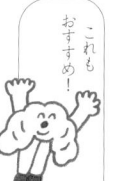

香りのよいものを取り入れる⇩P74
マッサージをする⇩P195
楽しいと思える時間を作る⇩P75

condition

9

自己嫌悪に陥る

体で起こっていること

自己嫌悪は、「なんであんなことを言ってしまったのだろう」「あんな態度よくなかった」と、ずっとくよくよ考えて、悩んで、自分のことが嫌になる状態を指します。これを中医学では血《けつ》が不足している「血虚《けっきょ》」と判断します。なぜならば、血は考えすぎることで消耗するからです。

血虚になると、「これでいいのだろうか」と不安感が強まり、思い悩んで落ち込みやすくなります。悩むという行為は、解決策を見出しているわけではなく、ああしてこうしてと筋道を立てて考えることができず、思考が堂々巡りしている状態です。つまり、頭が明快に働かず、まともに考えられていないということです。これを中医学では、血（栄養）が届いていないから脳がきちんと働いていないと考えます。

また、心《しん》にある精神をコントロールしている部分（これを神《しん》といいます）に血がいきわたっていないことも、判断ができずに思い悩んでしまう要因のひとつです。神は血でできた祠《ほこら》に住んでいると中医学では考えますが、血が少ないと祠がペラペラになってしまうので、ちょっとしたことで動揺し、「どうしよう、どうしよう」と不

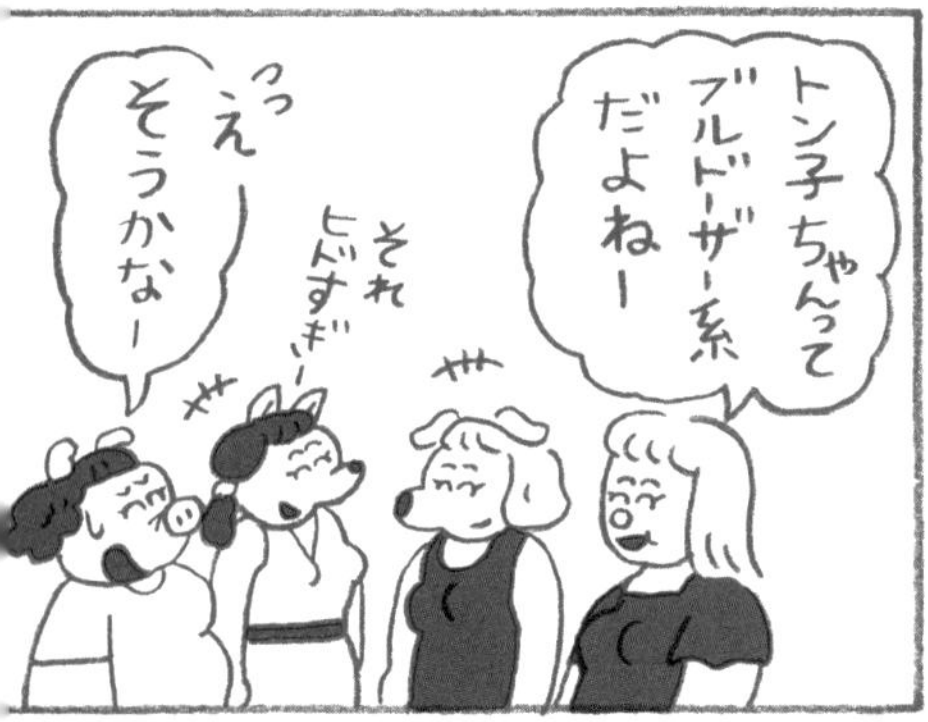
トン子ちゃんって ブルドーザー系 だよねー
それ ヒドすぎー
えっ そうかなー

安感が強くなり、「私ってだめな人間だ…」と落ち込みやすくなります。また、神は魂《こん》（精神活動の根源）、意《い》（思考や注意力などの精神活動）、魄《はく》（肉体活動の根源）、志《し》（記憶の維持や経験の蓄積などの精神活動）などを統括しています。いうなれば、感情すべての総指揮官です。だから、神が弱ると最終決定ができず、くよくよ悩み続けてしまうのです。

実は、自己嫌悪に陥りやすい性格があります。それは完璧主義の人です。自分がちゃんとしているから相手にも完璧を求める。でも相手は自分の思い通りにならなくて、怒りをぶつける。その結果、自己嫌悪になるという流れです。中医学ではこれを「気滞《きたい》」とみなします。気がうまく巡らないことによってイライラし、そのイライラが誰かに向いてしまい、傷つけてしまったという状態です。完璧主義については、P150をご覧ください。

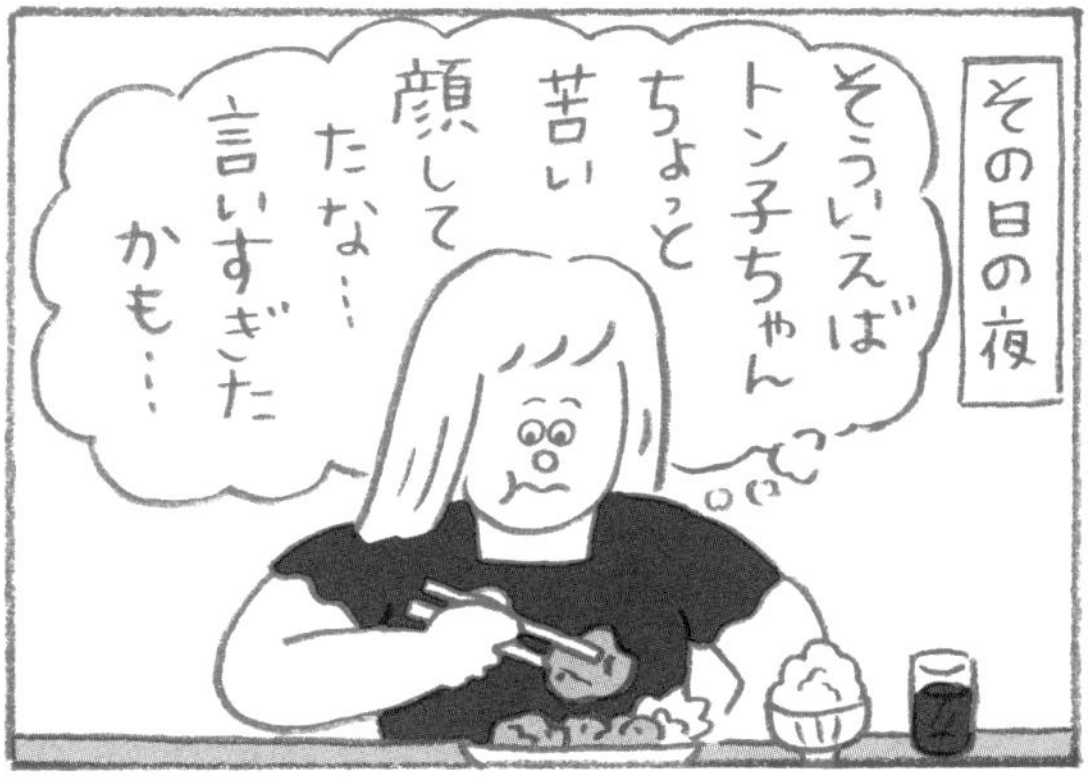
その日の夜
そういえばトン子ちゃんちょっと苦い顔してたな…
言いすぎたかも…

こころを軽くする方法

考えすぎが血の不足を招いているので、この時間を少なくすればいいわけですが、そうはいっても、つい考えてしまうのでしょうから、なかなか簡単にはいかないものです。そこで、ひとつのやり方として、悩む時間や考える時間をきっちり決めることをおすすめします。僕の場合、この時間は相談の時間、ここはインタビューの時間というように細かく分けていて、それ以外の時間はまったく考えず、仕事が終わったらもうそれ以上考えるのをやめます。こんな

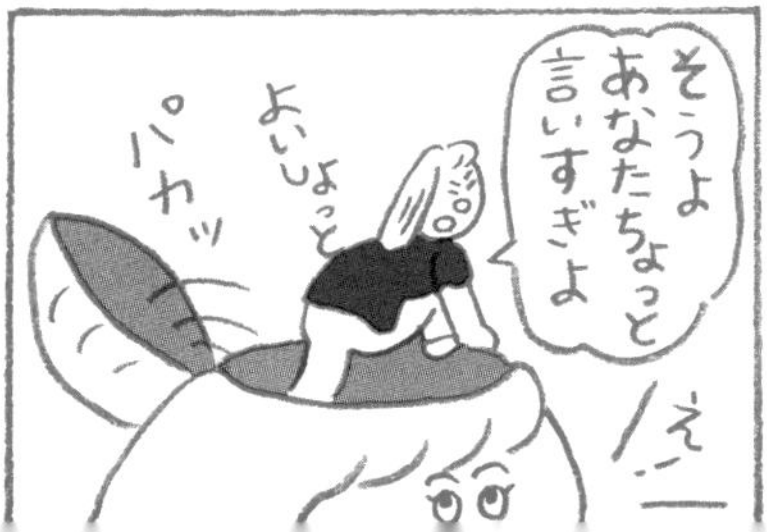
そうよ あなたちょっと 言いすぎよ
よいしょっと
パカッ
え

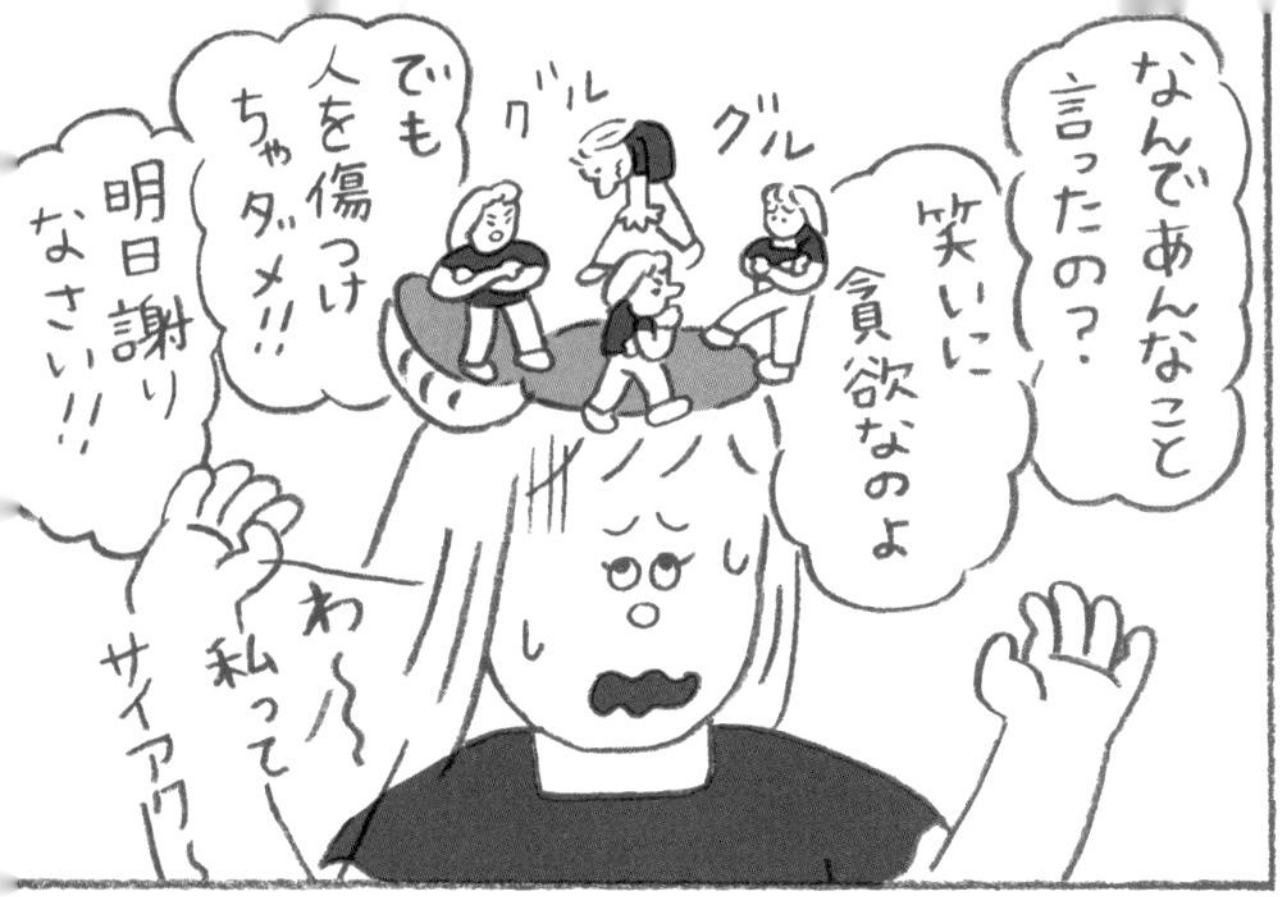
なんであんなこと言ったの？
笑いに貪欲なのよ
グル
グル
でも人を傷つけちゃダメ!!
明日謝りなさい!!
わ～
私ってサイアク～

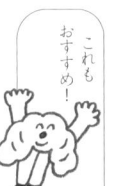

ふうに意識してスケジュールを分けるのも手でしょう。

考えごとの数を減らすのも、ひとつの方法です。そのためには、ものごとをシンプルに捉えてYES、NOで考え、書き出してみてください。つまりは極論化するということです。何ごとも、続けるかやめるかに達するので、続けるには、またはやめるにはどうしたらいいのかを、YES、NOで分けて考えていくのです。たとえば、会社の悩みなら、続けるのか、やめるのかと、極端な選択肢にしてしまいます。すると、たとえばやめるのなら、別の職を探したいのか休みたいのか、探すならハローワークに行くのか否かというように、次の設問が出てきます。これをくり返すと、やりたいことが明確になってくるはずです。もしかしたら、それで満足して「やめなくてもいいかな」となることもあるかもしれません。

自己嫌悪のようにネガティブな思考になっているときは、とにかく考えていることを全部書き出すという行為が、とても大事です。なぜならば、可視化すると落ち着くからです。頭の中だけでもやもやしていると、見えないものがぐるぐる回っている状態なので、落ち着きません。それを書いて吐き出し、頭を整理整頓することが必要です。この方法はP116で詳しく説明しました。

これもおすすめ！

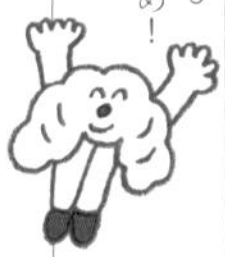

血を補う食べものをとる⇩P223
目や頭を使いすぎない⇩P21

condition 10

自暴自棄になる

体で起こっていること

ある日糸が切れたように何もかもがどうでもよくなり、投げやりになるのが、自暴自棄でしょう。そうなってしまう理由は、仕事が忙しすぎる、精神的なストレスが多い、プレッシャーがかかりすぎる、がんばっているのに認められない、大切な人を失ったなどさまざまでしょうが、中医学的には2つのパターンが考えられます。

ひとつは、忙しすぎ、働きすぎなど、おもに過労により、気（エネルギー）がどんどん消耗していく、気の不足パターンです。たとえるなら、ロールプレイングゲームで体力値を示すHP（ヒットポイント）がゼロになるようなもの。タンクが空になって、動けなくなってしまう状態です。そうすると、まともな判断や、何かを建設的にやるというエネルギーがわかなくなります。エネルギーがないと、健康への意識を持つ余力さえも残っていないので、「もうどうでもいいよ。とりあえず食べて寝る」と投げやりになり、気は減るばかり。最終的には、エネルギーが底をついて働けなくなる、活動さえできなくなってしまうかもしれません。

もうひとつは、ストレスなどにより気がうまく巡らなくなり、それが蓄積して、爆発してしまうパターンです。たとえば、上司の暴

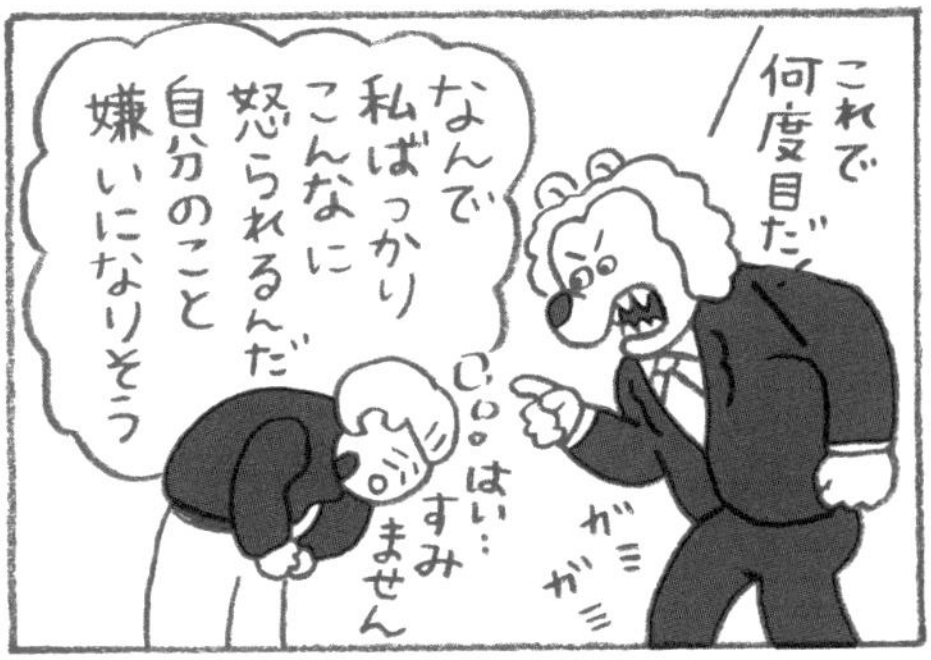

これで何度目だ!
なんで私ばっかりこんなに怒られるんだ自分のこと嫌いになりそう
はい…すみません
ガミガミ

言を浴びまくるといった精神的ストレスを日々受けていて、気の巡りが悪くなり、それがたまりにたまって、ある日突然暴力的な行為に走ってしまうというように。

もちろん、併発パターンもあります。オーバーワークで気がどんどん減っていき、同時に精神的ストレスが積み重なって気がうまく巡らなくなるという状況は、珍しいことではありません。

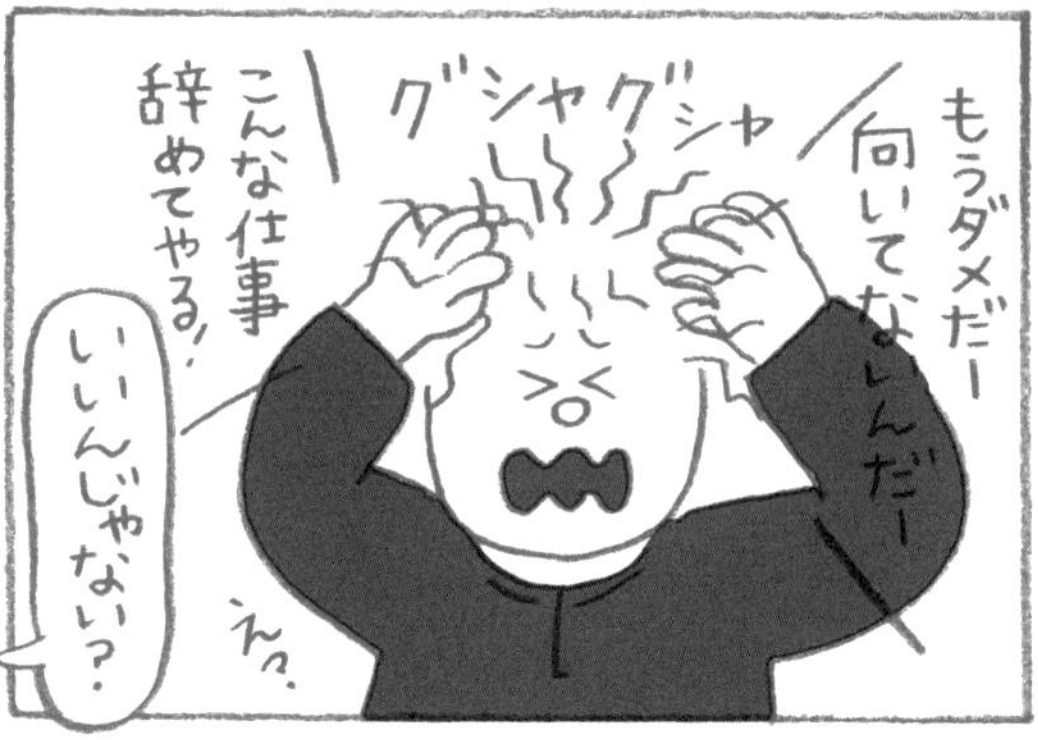
もうダメだー
向いてないんだー
グシャグシャ
こんな仕事辞めてやる!
いいんじゃない?
え?

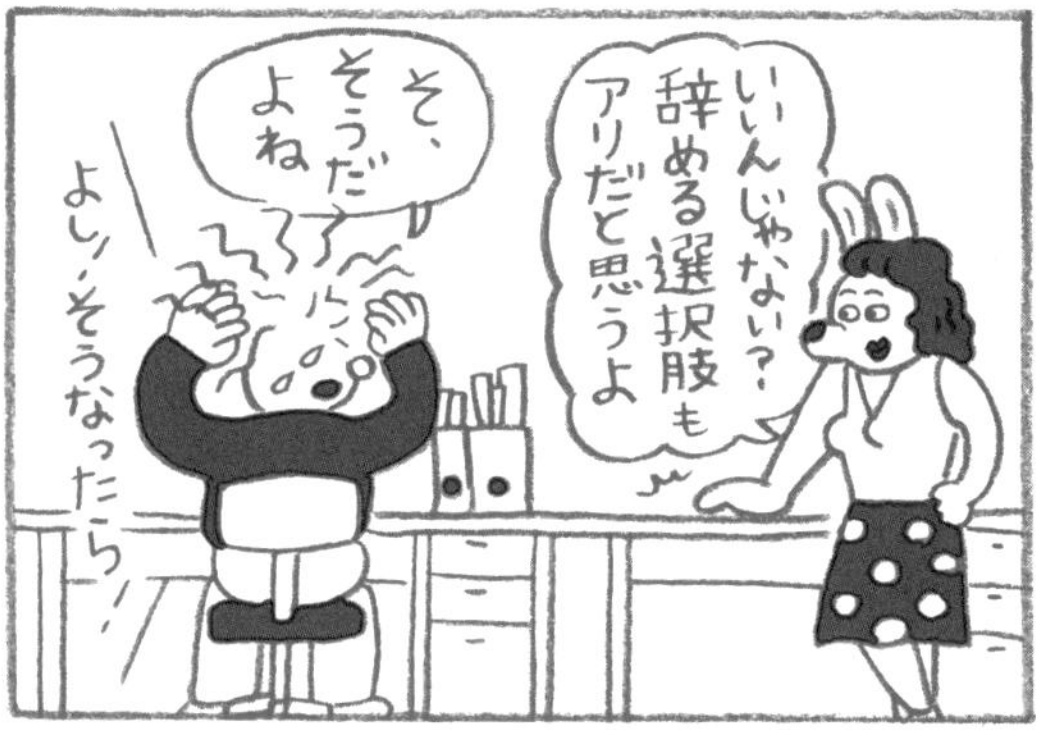
いいんじゃない?
辞める選択肢もアリだと思うよ
そ、そうだよね
よし、そうなったら

こころを軽くする方法

何よりすべきことは、気の補給です。その方法はさまざまですが、自暴自棄になっている人は体を休めることがもっとも重要です。ほかの方法は心身を整えてから行いましょう。休暇を取るのが難しければ診断書を書いてもらい、強制的にでも休む環境を作ることも、ときには必要です。会社であれ学校であれ、休んでもいいし、やめてもいいんですよ。そんなに追い込まれるまでがんばらなくてはいけないことなんて、ないはずですから。「やめる」というと、どうしてもネガティブなこととして捉えがちです。けれど、決してそんなことはありません。たとえば、会社や学校などひとつの閉鎖空間にいると、世界はそこにしか存在しない感覚に陥りがちですが、会社も学校も数えきれないほどあるし、その中にいろんな世界と人間関係があるわけです。自分の世界は自分で見ることのできる範囲内だけなので、そこが変われば世界も変わります。なぜならば、価値観が変わるからです。Ａの世界では必要とされなかった自分が、Ｂの世界に入ると重宝されたりもします。そういう意味で、世界を変えるスタートとして、「やめる」という選択肢がマイナスではないことがわかってもらえたでしょうか。ロールプレイングゲームの「戦う」「やめる」「逃げる」のボタンのように、単に選択肢のひとつにすぎないだけで、マイナスではありません。つまり、価値観は絶対的なものではないので、今いるところがすべてだと思わないほうがいい。これは僕が常に思っていることです。

健全な精神は健全な体に宿るので、自暴自棄思考から脱するためには、体もこころも休める必要があります。それには、体をしっかり休めましょう。こころは直接触れて横にさせることはできませんが、体ならできます。体を休めれば、こころもそれに付随して自然と休まるので、どうぞ安心してください。

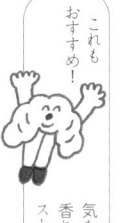

これもおすすめ！

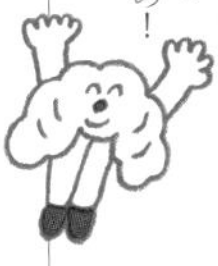

気を補う食べものをとる⇩P222
香りのよいものを取り入れる⇩P74
ストレスノートをつける⇩P148

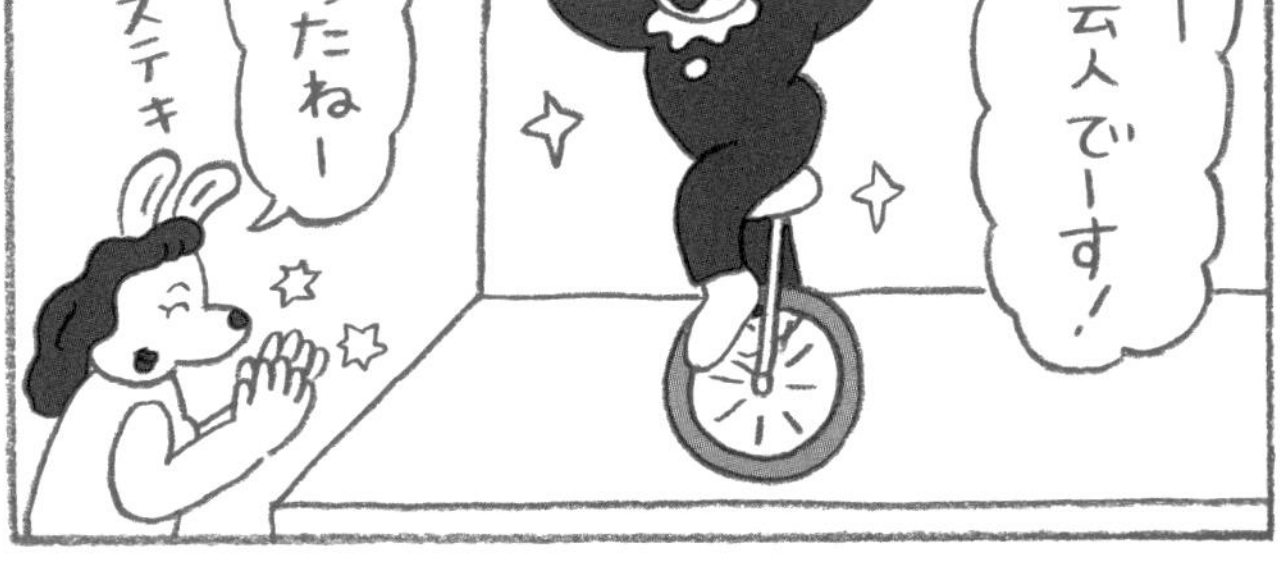
どうもー
脱サラ芸人でーす！
思いきったねー
ステキ

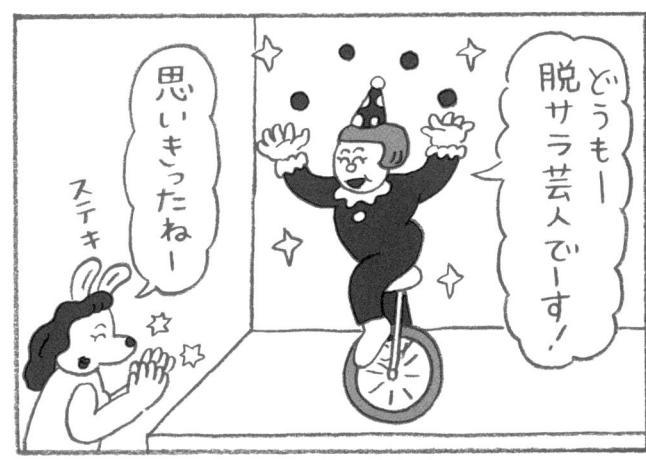

漢方用語のざっくり解説

五行説《ごぎょうせつ》

この世界を構成しているのは「木《もく》、火《か》、土《ど》、金《ごん》、水《すい》」の5つの要素であるという中医学の基礎となる考え方です。これら5つは「五行」といい、それぞれ助けたり（「相生《そうせい》」といいます）、抑制したり（「相克《そうこく》」といいます）する関係にあり、どれかが突出しないようにバランスを取っています。この関係を表したのが**図1**です。五行は、五臓（肝、心《しん》、脾《ひ》、肺、腎）、五志（怒、喜、思、悲、恐）など、さまざまな要素と呼応しています。それを示したのが**表1**の「五行色体《しきたい》表」です。

中医学ではこの2つを用い、診断や治療に役立てます。たとえば、次のような具合です。

食欲不振や下痢が見られる。

← 消化系である脾の弱りを疑う。

← **表1**を見ると脾は土に該当し、**図1**の通り、木によって抑制されている。

← **表1**を見ると木は肝に該当する。

← 脾の弱りは、肝の不調の影響かもしれないと考える。すなわち、肝（木）の調子が悪くて暴走したことで、脾（土）への抑制力が強まり、脾が弱ったのかもしれないということ。

← 肝を元気にする対策を考える。たとえば、**表1**を見て、肝は筋《すじ》と関連しているので、ストレッチをして筋を伸ばすことをすすめる。

← 肝が正常に動き出して抑止力が弱まり、脾も元気になる。

図1　五行の相互関係

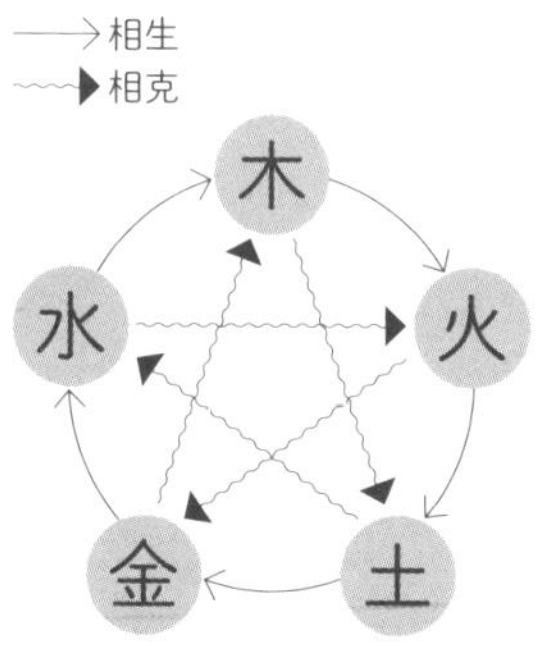

五臓《ごぞう》

肝、心、脾、肺、腎のこと。これらは解剖学の指す内臓とイコールではなく、感情を司ったり、体のほかの部分に影響を及ぼしたりし、もっと広い機能や概念を担っています。ですから、五臓が弱ったときに取る

表1　五行色体表

五行	木	火	土	金	水
五臓	肝	心	脾	肺	腎
五腑	胆	小腸	胃	大腸	膀胱
五臓の状態が表面化する部位	目	舌	口	鼻	耳
五臓の状態が見える体の表面	爪	面（顔面）	唇	体毛	髪
五臓が司る組織	筋（腱）	脈	肉（筋肉）	皮毛（皮膚、うぶ毛、汗腺）	骨
体液	涙	汗	涎《てい》（よだれ）	涕《てい》（鼻水）	唾《つば》
五志（感情）	怒	喜	思	悲	恐
五色	青	赤	黄	白	黒
五味	酸	苦	甘	辛	鹹《かん》（塩からい）
季節	春	夏	土用	秋	冬
気候	風	熱	湿	燥	寒

べき対策も、そうした関連をもとに考えます。たとえば、**表1**を見ると「肺」は「秋」に活動的になるので労わる必要があります。秋は乾「燥」するときであり、乾燥に弱い肺はダメージを受けます。そこで、関連のある「白」い色の食べもので潤いを補給し、「辛」みのあるものをとって肺を活発にさせる、という具合です。

六腑《ろっぷ》

五臓に付随する胆、小腸、胃、大腸、膀胱《ぼうこう》、三焦《さんしょう》のこと。五臓と六腑はペアの関係にあり、一体となって働いています。五臓が元気だと、六腑もしっかり働くことができるといった関係です。なお、三焦は全身の水液分布を司る場所で、現代医学が指すリンパ管のような働きをし、五臓のすべてとつながりがあります。

肝《かん》

血《けつ》を貯蔵し、気や血流量をコントロールして体に巡らせ、ほかの臓腑の機能がスムーズに行えるように調整しています。その影響はこころにも及び、精神情緒の安定も担っています。また、ストレスを受け止めるクッション役としても機能していて、ストレスから身を守ってくれています。

心《しん》

栄養である血《けつ》を集めて体のすみずみに送るポンプとしての作用があり、そのおかげで私たちはいきいきと活動ができます。ほかに、精神や意識を安定させる作用も併せ持ちます。また、心はすべての臓腑を統括しており、心が弱ると、すべての臓腑の機能も低下してしまいます。

脾《ひ》

胃、小腸、大腸で吸収した栄養を取り込み、集めて、体の各部に送るのが仕事です。口→食道→胃→小腸→大腸→肛門という一本の管があり、そこから細い管が脾につながっているイメージです。そうして取り込んだ栄養分から気血のもとになる成分を作り出します。また、水分代謝を調整する役割も担っており、血液を血管内にとどめる働きもしています。

肺《はい》

新鮮な空気を取り入れて気を作り、全身に送り出す働きがあります。そのほか、潤いや栄養、エネルギーなどの運搬・分配も担っています。また、皮膚や粘膜などの生体バリア機能や、免疫とも深く関係しています。

腎《じん》

「人体の生命力の源を蓄える場所」とされ、成長や発育、生殖を司る働きがあります。また、全身の不要な水分を尿として排出させるほか、潤いをため込むタンク役と、それを適切なところに送り込む役も担います。そのほか、体を温めたり、血《けつ》の生成の一部に関わったり、性欲や呼吸にも関与しています。

気《き》

生きていくために必要な活動を支えるエネルギーのこと。全身を巡って五臓六腑のエネルギーとなり、それらがスムーズに働けるように作用します。体を温めたり、病気を防いだり、栄養（血《けつ》）や潤い（水）が漏れないようにする働きもあります。気は、飲食物が消化されてできた栄養成分と、肺から呼吸を通じて得た空気によって作り出されます。

【気を補う食べもの】
米、もち米、牛肉、鶏肉、豚肉、いわし、えび、かつお、鮭、さば、ぶり、まぐろ、大豆、豆腐、納豆、アスパラガス、かぶ、かぼちゃ、さつまいも、じゃがいも、やまいも、きくらげ、しいたけ、しめじ、ナツメ

血《けつ》

中医学でいうところの血は、血液とイコールではなく、血管内を流れる赤色の液体のこと。人体を構成し、生命活動を維持する基本物質で、栄養や潤い、酸素を含みます。そして、これらを血にのせて体のすみずみに運ぶ働きをしています。また、精神を安定させる働きも担っています。血は、口から入った飲食物をもとにして脾で作られます。

[血を補う食べもの]
牛肉、牛・豚・鶏レバー、卵、あさり、いわし、牡蠣、かつお、鮭、さば、ぶり、まぐろ、小松菜、にんじん、ほうれん草、しめじ、黒きくらげ、ナツメ、黒ごま、黒豆、ひじき

水《すい》、津《しん》液《えき》

血液以外の体液のこと。体に潤いを与える物質であり、栄養成分に富んでいて透明です。津液ということもあり、この2つは同義です。水は飲食物を原料にして脾で作られます。

[水を補う食べもの]
米、豚肉、卵、いか、ぶり、豆腐、豆乳、アスパラガス、トマト、にんじん、ほうれん草、もやし、れんこん、やまいも、エリンギ、すいか、梨、ぶどう、りんご、牛乳、ヨーグルト、白きくらげ、黒ごま

五《ご》志《し》

人の5つの感情、「怒、喜、思、悲、恐」のこと。これらは五臓とつながりがあり、強すぎる感情によって五臓が弱る場合もあれば、五臓が弱っているからその感情に陥りやすくなることもあります。たとえば、P221の**表1**の通り、肺は悲しみを司りますが、悲しみが強いと肺が弱りやすく、肺が弱っていると悲しい気持ちになりやすいという具合です。五志に「憂」と「驚」を加えたものが人のすべての感情とされ、これを「七情《しちじょう》」といいます。

陰《いん》陽《よう》論《ろん》

陰陽の考え方は、中医学に限ったことではなく、古来中国の思想です。山があって太陽があり、日が照っているほうが陽、影は陰です。太陽が高く昇れば明るい部分が増え、低くなれば暗い部分が多くなるように、割合が変化するものでもあります。大事なのは、陽がよくて陰が悪いわけではないということ。両方が存在してはじめてひとつのものになると考え、陰と陽が必ず存在します。陰と陽は等分にあるのがベストですが、夏は日が長く、冬は短くなるように、状況によって割合は変わります。この概念をもとに、世の中のものを2つに分けていきます。たとえば、空は陽、地面は陰。早く動くものは陽、ゆっくりは陰。熱いものは陽、冷たいものは陰というように。この考えを中医学に落とし込むと、人間は陽があるから活動でき、陰があるから眠れます。陽だけでは動きっぱなしで止まれなくなり、陰だけだと寝たまま起きられません。両方が必要な存在なのです。

著者　櫻井大典（さくらい　だいすけ）

漢方家・国際中医相談員。漢方薬局の三代目として生まれ、アメリカ・カリフォルニア州立大学で心理学や代替医療を学び帰国。イスクラ中医薬研修塾で中医学を学んだ後、中国・首都医科大学附属北京中医医院や、雲南省中医医院での研修を修了し、国際中医専門員A 級資格を取得。日本中医薬研究会に所属。年間5000 件以上の相談をこなし、より健やかに生きるための中医学の知恵をわかりやすく伝えている。Twitter で発信するやさしいメッセージと実践しやすい養生法が大人気で、フォロワー数は16万人超。

公式Twitterアカウント　@PandaKanpo

公式ホームページ　https://yurukampo.jp

デザイン　芝　晶子（文京図案室）
イラスト　栗山リエ
校正　株式会社鷗来堂
編集協力　荒巻洋子
編集担当　柳沢裕子（ナツメ出版企画株式会社）

本書に関するお問い合わせは、書名・発行日・該当ページを明記の上、下記のいずれかの方法にてお送りください。電話でのお問い合わせはお受けしておりません。
・ナツメ社webサイトの問い合わせフォーム
https://www.natsume.co.jp/contact
・FAX 03-3291-1305　・郵送（下記、ナツメ出版企画株式会社宛て）
なお、回答までに日にちをいただく場合があります。正誤のお問い合わせ以外の内容に関する解説・個別の相談は、一切行っておりません。あらかじめご了承ください。

ゆる〜く、ととのう
こころ漢方《かんぽう》

2023年1月2日　初版発行

著者　櫻井大典《さくらいだいすけ》
発行者　田村正隆

発行所　株式会社ナツメ社
東京都千代田区神田神保町1-52 ナツメ社ビル 1F（〒101-0051）
電話　03-3291-1257（代表）　FAX　03-3291-5761　振替　00130-1-58661

制作　ナツメ出版企画株式会社
東京都千代田区神田神保町1-52 ナツメ社ビル 3F（〒101-0051）
電話　03-3295-3921（代表）

印刷所　ラン印刷社

ISBN978-4-8163-7300-8　Printed in Japan